明清《太医院志》考释与研究

主　编　郑　洪
副主编　吴静妍　徐晓聪　吴东杰

科学出版社

北　京

内 容 简 介

　　明代朱儒所著《太医院志》及清代任锡庚所著《太医院志》，是仅存的两种关于明清两朝国家最高医药行政机构太医院的专门志书，有重要的史料价值。本书上、中篇分别对明、清《太医院志》进行校注和考证，同时与《明史》《清史稿》《明会典》《清会典》等历史文献中的有关内容进行互勘比照，辑集诸多方志、文集中的资料作为旁参，为深入研究二书提供了翔实材料。下篇以二书为中心，参考各种资料和研究成果，对明清两朝医药行政机构的沿革、制度、医官、著述和药材等情况进行专题探讨。

　　本书可供明清医药史、社会史和典章制度史研究者参考。

图书在版编目（CIP）数据

明清《太医院志》考释与研究 / 郑洪主编. —北京：科学出版社，2022.5
ISBN 978-7-03-071926-3

Ⅰ．①明… Ⅱ．①郑… Ⅲ．①太医院–研究–中国–明清时代
Ⅳ．①R-092

中国版本图书馆 CIP 数据核字（2022）第 046312 号

责任编辑：刘　亚 / 责任校对：蒋　萍
责任印制：徐晓晨 / 封面设计：蓝正设计

科 学 出 版 社 出版

北京东黄城根北街 16 号
邮政编码：100717
http://www.sciencep.com

固安县铭成印刷有限公司　印刷
科学出版社发行　各地新华书店经销

*

2022 年 5 月第　一　版　　开本：787×1092 1/16
2022 年 5 月第一次印刷　　印张：15
字数：344 000
定价：98.00 元
（如有印装质量问题，我社负责调换）

前　言

　　中国古代历代封建政府都设有皇家医疗机构。先秦时期的《周礼》记载了我国最早的宫廷医疗制度，周代宫廷中有"医师"一职，设在"天官"系列，由六卿之首的天官——冢宰直接统领，其职责"掌医之政令，聚毒药以共医事"，下面的医生为四科，即食医、疾医、疡医、兽医。秦汉时期，宫廷中有太医令，管理为皇室及中央官吏诊治疾病的太医。两晋南北朝各国也有类似设置。隋唐时期进一步加强宫廷医药管理，既设有为帝王服务的尚药局，也有为太子服务的药藏局。北宋时期，政府设立翰林医官院（局）管理医疗人员，其中优秀者通过考核选拔才能入值宫廷。元代对医药的重视更加突出，成立了总掌医政和医学教育的太医院，太医院负责官员级别为二品，为封建王朝中医官级别之最，并且实施医户制度，被隶属医户者，有义务以医服役，而且必须世袭。明清时期，更加注重巩固封建皇权，对宫廷医疗的建制进一步完善。两朝皇家医疗机构沿用了"太医院"这一名称，注重培养和选择医官以供奉皇家医疗。

　　明清是我国封建社会发展的成熟期，也是医学发展的集大成时期，学者们对于这一时期的皇家医疗情况颇感兴趣，进行了多方面的研究。各种研究明清时期的医学史通史或专题史的著作，都必然要涉及到明清太医院的情况。比较有代表性的是陈邦贤的《中国医学史》（商务印书馆，1936）、李经纬主编的《中国医学通史（古代卷）》（人民卫生出版社，2000）、李经纬的《中医史》（海南出版社，2007）等。专题性的著作则有梁峻的《中国古代医政史略》（内蒙古人民出版社，1995），陈可冀主编的《清宫医案研究》（中医古籍出版社，1990），陈可冀、李春生主编的《中国宫廷医学》（中国青年出版社，2009）。由于太医院同时是教育和考试机构，所以梁峻主编的《中国中医考试史论》（中医古籍出版社，2004），王振国主编的《中国古代医学教育与考试制度研究》（齐鲁书社，2006）也都有较大篇幅涉及明清太医院的情况。

　　近年来，对明清时期太医院的专门研究著作也纷纷出现。当然，由于现存资料以清代太医院为多，所以研究集中在清朝。有代表性的是张其成的《太医院医事春秋》（中国中医药出版社，2016），其他还有关雪玲《清代宫廷医学与医学文物》（紫禁城出版社，2008）、恽丽梅《清宫医药与医事研究》（文物出版社，2010）。

　　著作之外，学术界发表的有关学术论文和硕博士论文也很多。关于明代太医院的研究，日本学者土屋悠子的博士论文《明代太医院制度之研究》（日本中央大学，2015）颇有深度，论文第一部分对明朝太医院的官制、成化和弘治朝的太医医事活动、太医院十三科教育进行了系统介绍，第二部分重点研究太医院医官的社会地位，从医籍和太医院籍出身的科举士人、太医院院使的传奉授官等角度分析和评述，第三部分研究明代太医编修《本草品汇精要》事件及相关影响。中国也有夏逸群的《明代太医院制度研究》（山东中医药大学硕士论文，2013）和郭昌远的《明代太医院研究》（福建师范大学硕士论文，2014），根据史料概述了明代太医院的设置、太医院官的选任和管理、医生的来源及培养管理、宫廷医疗制度以及太医院与其他衙门的关系等。李秋月的《明代太医院官医研究》（河南师范大学硕士论文，2019）对明太医院医官与医役人员进行了考察。

关于清朝太医院，黄旭的《清代太医院制度探究》（兰州大学硕士论文，2009）和翟文浩的《清代太医院诊疗制度研究》（北京中医药大学硕士论文，2014）都做了较为全面的研究。韩晋的《任锡庚与〈太医院志〉》（东北师范大学硕士论文，2016）注意到太医院志书的重要价值，李婕的《清光绪朝太医职业生涯考察》（中国中医科学院硕士论文，2019）还运用《大清缙绅录集成》的资料对太医的从业情况进行了考察。也有的研究将明清太医院作为一个整体，如段乃粲的《明清太医院医官培养制度研究》（山东师范大学硕士论文，2017）研究了明清两代太医院的医生培养，从招生、教学、考核升迁角度、民间医生补充等角度较为详细地记录了太医院的医学人才培养制度。

此外还有许多研究涉及太医院的药材供应[①]、医官制度[②]、祭祀制度[③]等多个方面，一些研究还发掘了不少明清太医的史料[④]。

太医院理论上代表着国家最高的医疗水平，所以医学界也很注重总结太医院的医疗经验。这方面以陈可冀院士牵头的一系列研究影响最大。陈可冀先后主编有《清宫药引精华》（人民卫生出版社，1992）、《清宫代茶饮精华》（人民卫生出版社，1994）、《清宫外治医方精华》（人民卫生出版社，1996）、《清宫医案集成》（科学出版社，2009）、《清宫配方集成》（北京大学医学出版社，2013）、《清宫膏方精华》（科学出版社，2015）。

---

① 如林枚. 明代太医院药材采购研究[D]. 南宁：广西师范大学硕士论文，2017；李园园. 明代太医院的中草药材进贡问题研究[J]. 吉林广播电视大学学报，2019（12）：113-115.

② 如程彩萍. 明代中后期宫廷医官生存状态探微[J]. 历史档案，2018（3）：61-68；刘小朦. 皇明异典：明中期传奉医官的身份、迁转与政治文化[J]. 历史研究，2017（03）：40-56；王云鹏，崔永胜. "传奉官"中的医官及明初太医院医官——读《"传奉官"与明成化时代》[J]. 潍坊学院学报，2013，13（3）：75-78.

③ 张凯文，沈艺，翟文浩，等. 北京太医院祭祀制度考[J]. 中医药文化，2014，9（6）：58-61；刘桂海. 明代先医祭祀考述[J]. 历史教学：下半月刊，2020（3）：38-44.

④ 如高毓秋. 明代御医顾定芳及其随葬品[J]. 中华医史杂志，2001，31（2）：100-103；李婕，牛亚华. 末代太医院院使张仲元[J]. 中华医史杂志，2018，48（2）：91-97；张云燕. 明太医院御医任萧墓志考释——兼谈明中期太医院管理制度之变革[J]. 中医药文化，2020，15（3）：73-79.

此外，其他研究者也从不同角度进行了总结和挖掘，如屈维英《皇家医事：清宫医疗档案揭秘》（国际文化出版公司，2007），林珠的《清宫御医佟氏医术承袭录》（北京联合出版公司，2015），李顺保《清太医院代茶饮和五官科医方精选》（科学技术文献出版社，2018）等。杨叔禹的《清太医院医家研究》（人民卫生出版社，2015）则探究和分析了清宫医家这一群体的医疗特色。

以上有关明清太医院的研究中，大都提到了明代朱儒与晚清民国任锡庚的两种《太医院志》。这是我国仅有的两部《太医院志》，是有关研究必不可少的参考资料。不过这两本著作流传不广，从文献学角度对它们的研究还不是很多。为此本书拟对两种《太医院志》进行校注，以便于研究者参考。另外，朱儒和任锡庚的《太医院志》虽然弥足珍贵，但也有过简之嫌。明清史料留存丰富，文献资料中关于太医院的情况记载颇多。如能并列比勘，可以更完整地反映两朝太医院的情况。因此，本书对两种《太医院志》除了作文字上的整理，还尽可能地爬梳文献，考证有关史料附于每节之后。

朱儒和任锡庚《太医院志》的有关研究见本书下编，主要就两种书的内容进行评析，并对明清太医院的医员、医著和药材等相关问题进行探讨。其中部分内容曾作为论文独立发表，在收入本书时做了增补和订正。

最后说明有关整理的情况。朱儒《太医院志》以上海图书馆藏清抄本为底本，以1941年合众图书馆蓝晒本为校本。任锡庚《太医院志》以1923年石印本为底本，以1940年《中和月刊》整理本为校本。对于底本繁体字、异体字、俗字、古今字等径改为现代标准简体字。正文每篇之后分为【校注】【考证】两部分。【校注】中对底本文字有必要说明的地方加以说明，对整理者认为必要加注的疑难字、典故制度进行简要注释。【考证】主要辑集其他文献中与正文相关或互补的资料，以供参考研究。

本书引用的文献，均注明出处。其中引自二十四史、明清实录、明清会典、明清方志以及"十通"等常见古籍之处很多，由于文中均已列出引文具体卷目，不难查考，为免繁冗，不再一一出脚注。

编　者

2020 年 10 月

目　录

前言

上篇　明《太医院志》考释

序（朱儒） ··· 3
序（罗必炜） ··· 8
建官考 ·· 10
恩异考 ·· 14
秩禄考 ·· 48
习业考 ·· 50
铨补考 ·· 54
采访考 ·· 57
侍直考 ·· 59
差委考 ·· 60
药材考 ·· 65
著述考（存目） ··· 68
谏诤考 ·· 69
应试考 ·· 71
礼仪考 ·· 72

中篇　清《太医院志》考释

序（鲁仁） ·· 85
序（张仲元） ·· 88
弁言（任锡庚） ··· 90
职掌 ·· 91
官名 ·· 93
学位 ·· 95
品级 ·· 97
额缺 ·· 98

殊恩 ……………………………………………………………… 100

特简供奉 ………………………………………………………… 103

内直供奉 ………………………………………………………… 104

外直供奉 ………………………………………………………… 105

驻署 ……………………………………………………………… 106

办公 ……………………………………………………………… 107

医学 ……………………………………………………………… 108

制药 ……………………………………………………………… 110

随扈 ……………………………………………………………… 113

随侍 ……………………………………………………………… 114

特派差务 ………………………………………………………… 115

奏派差务 ………………………………………………………… 116

咨派差务 ………………………………………………………… 118

征取 ……………………………………………………………… 120

考试 ……………………………………………………………… 123

升迁除授 ………………………………………………………… 126

章服 ……………………………………………………………… 129

俸禄 ……………………………………………………………… 130

考满 ……………………………………………………………… 132

京察 ……………………………………………………………… 133

衙署公所 ………………………………………………………… 135

先医庙制 ………………………………………………………… 138

昭穆次序 ………………………………………………………… 140

祭礼略 …………………………………………………………… 141

圣济殿 …………………………………………………………… 143

药王庙 …………………………………………………………… 144

铜神 ……………………………………………………………… 145

土地祠 …………………………………………………………… 147

跋（任锡庚） …………………………………………………… 148

太医院同寅录 …………………………………………………… 149

御药库同寅录 …………………………………………………… 151

下篇　明清太医院史事略考

第一章　明清《太医院志》略考 ………………………………… 155

第二章　明清太医著述略考 ……………………………………… 164

第三章　明清太医院医员略考 …………………………………… 191

第四章　明清太医院药事略考 …………………………………… 212

上　篇
明《太医院志》考释

序（朱儒）

国有史，郡邑有志。志者，识事者也，则贤与不贤，皆当辨其大小。余不贤，滥竽医林，念上之不能阐明道德，以绍明圣之传；次之又不能摛藻[1]掞葩[2]，以畅文明之化；下之又不能述所业，演成一编，发前贤所不发。独谓今六部诸司各辑有《职掌》，医院无有也。将无谓医药之书，自《素》《难》《本草》[3]而下以至诸禁方，则秦皇[4]之所不忍烧而龙宫[5]之所不能秘，彰彰著者邪？虽然，医院在宋，列之翰林[一]；明兴，斟酌至再，始定今制[二]。非谓保皇躬以寿国脉，因寿天下，责綦[6]重乎哉！故禄秩列于卿寺[三]，而恩赍宠锡往往出异数。即如习业、铨补、采访、侍直、差委诸事，载在《会典》[7]矣。语云：奉法循理，亦可以为治[8]。凡籍院中者，尤所当竞竞[9]，是何可无述焉？遂不揣而志医院事，非敢比于贤也。若夫医学，自有《素》《难》诸方书在，余实不能更编演矣。

万历甲申[10]岁春月

太医院院使檇李[11]朱儒宗鲁甫[四]撰

【校注】

[1] 摛（chī 吃）藻　铺陈辞藻。汉·班固《答宾戏》："虽驰辩如涛波，摛藻如春华，犹无益于殿最也。"

[2] 掞（shàn 善）葩　亦作掞藻。铺张辞藻。

[3]《素》《难》《本草》　指中医古代经典著作《素问》《难经》《神农本草经》。

[4] 秦皇　即秦始皇嬴政。《史记·秦始皇本纪》载，公元前213年秦始皇下令焚毁书籍，"所不去者，医药、卜筮、种树之书"。

[5] 龙宫　用唐代孙思邈典故。《太平广记》载，孙思邈曾救昆明池龙，得龙宫仙方三十首。

[6] 綦（qí 其）　极，很。

[7] 会典　指《大明会典》，有正德、万历两种。

[8] 语出《史记·循吏列传》，原文为"奉职循理，亦可以为治，何必威严哉"，意为按规矩、法度，就可以实现良好的管理，不必严刑竣法。

[9] 竞竞　小心谨慎貌。明张居正《请稽查章奏随事考成以修实政疏》："百执事亦皆竞竞务修其职业。"

[10] **万历甲申**　公元 1584 年。

[11] **檇（zuì 最）李**　古地名，今浙江嘉兴，嘉兴在春秋时期称檇李。

【考证】

[一]《宋会要辑稿》职官三六载，北宋设翰林医官院，隶礼部，元丰五年（1082）改为翰林医官局，掌供奉医药及承诏视疗众疾。"所掌自祗候至和安大夫二十二阶医官宿直看验诸般差使，奏荐、封赠、磨勘、酬奖、升改服色、致仕、遗表、臣僚举试医人、注拟诸州驻泊、去失审实、叙理官资等。"① 其职责相当于明清时期的太医院。

[二] 明朝太医制度几经变化。朱元璋初建立政权时，沿袭元朝制度，实行医户制，设医药提举司管理医户人员。医学提举司设提举（从五品）、同提举（从六品）、副提举（从七品）、医学教授（正九品）、学正、官医与提领（均为从九品）等。不久，"医药提举司"改为"太医监"，设官有少监（正四品）、监丞（正六品）。在朱元璋称帝之前的吴元年（1366），又改称为"太医院"，设官有院使（正三品）、同知（正四品）、院判（正五品）、典簿（正七品）。洪武十四年（1381）太医院主管官员改为设太医令一人，丞一人，吏目一人，属官御医四人。洪武二十二年（1389）又改太医令为院使，改太医丞为院判。此后基本未变。

[三] 太医院属礼部管辖。礼部下有太常寺、光禄寺、鸿胪寺，其主管官员称为"卿"。按《明史·职官志》，太常寺卿为正三品，光禄寺卿为从三品，鸿胪寺卿为正四品。太医院使后来虽为正五品，但与各寺并行，故称"禄秩列于寺卿"。

[四] 朱儒（1515—1591），字宗鲁，浙江嘉兴人。是本志的作者。曾任东阁大学士、首辅及太子太师的申时行为其撰墓志铭，现附于后。据记载朱儒幼时家贫，后得僧人杨时升教其医术。嘉靖时，其同族朱恭担任太医院院判，将朱儒招入太医院为医士。隆庆辛未年（1571）授太医院吏目，万历丁丑年（1577）任御医，万历己卯年（1579）任院判，万历甲申年（1584）任太医院院使。其子朱国祚在癸未科（1583 年）获廷试第一，后拜礼部尚书兼东阁大学士，入阁参理机务。又加太子太保，进文渊阁大学士。朱儒因朱国祚得赠太保大学士。

附　奉政大夫太医院院使朱君墓志铭（申时行《赐闲堂集》卷 29）②

嘉靖中，余为史官，适内子病，欲遍求长安中医，无所遇。已得檇李东山[1]朱君，投数剂，竟愈。余于是始交欢君，久而益习，与之言，竟日不厌。色温而气和，恂恂[2]如也，视其息，深深[3]如也。时或称引典故，衡事当否，扬扢[4]当世士，微婉而曲中，乃益知君蕴抱[5]类有道者。越三十年，君既以积资为院使，称大夫[6]，而季子修撰[7]君登第。君鞿然[8]谓余："吾始愿不及此，若幸满考徽[9]，恩及先人，即奉骸骨以去。"余时亦抗疏乞归[10]，因谓君："得命之日，与子偕往。"比余既获请，而君以前一日卒，悲夫！卒之明年，修撰君奉君以葬，而手事状来征铭。余之交君父子间谊至笃也，铭恶可已？

君讳儒，字宗鲁，东山其号。先世家苏之吴江，后徙嘉兴之秀水，自高祖煜始。煜生

① 徐松. 宋会要辑稿[M]. 北京：中华书局，1957：3123.

② 申时行. 赐闲堂集[M]. 四库全书存目丛书（集部第 134 册）. 济南：齐鲁书社，1996：609-611.

福缘，福缘生恭。恭生彩，号慕萱处士，以君贵，赠太医院使，母王氏赠宜人。君自少端雅，有异人奇其相曰：法当贵。比长，弃举子业，习岐黄家言。数为里中人治病，病良已，名称籍籍[11]然。君雅欲游京师，一昔[12]梦捧日，日光煊赫而不甚重，私自念轻清体固尔耶？觉以语人。占者曰：此近君之象也。乃装如京师。适大疫，君所治无不立起，蹿[13]门求治者甚众。而最奇验者，慈溪少傅袁公[14]病腹痛不可忍，诸医环侍，莫能治，君药之，诘朝[15]而愈。宗伯秦公[16]欲试君术，令遍视其家人，至公伯子，乡进士，惊曰：脉有死法，当不踰旬。时伯子固无恙，相视而笑。及旬，果卒。秦夫人病若娠十有四月，君脉之曰：积痰也。下之而愈。一时名声大噪都下。

嘉靖甲寅[17]，乃以医士入院，给事重城工所[18]及会同馆[19]，凡六年。隆庆辛未[20]试礼部最，授太医院吏目，供事内殿。万历丁丑[21]，以秩满授御医，己卯[22]擢院判，寻进院使。

上尝览方书中奇药，及左右以秘方进者，数诏问君。君言诸药多燥，非至尊所宜服，再疏陈不可状，乃止。上尝御文华殿暖阁，召君切脉，脉已，君奏言：圣体病在肝肾，宜宽平以养气，安静以益精。上首肯之，命左右记其语。

上尝静摄宫中，或非时召君，或令内侍传旨，命君和剂以进，靡不立奏功。上喜，尝赐食内殿诸医，至君独曰：朱某勤劳，特与一席。其见宠遇如此。潞王[23]疾，受诏往治，寻愈，有白金之赐。自两宫太后及后妃公主，率令中涓[24]言状，从君受方。凡所治疗，别有籍，多不载。盖出入禁掖[25]调护上躬者二十有一年，而卒年七十有七。其生为正德乙亥[26]，卒之日则万历辛卯[27]某月日也。

配唐氏，赠宜人。子男四人。长国祯，庠生，娶杨氏，继施氏，次国祥，庠生，娶杨氏，继金氏、贾氏，唐宜人出；次国祚，翰林院修撰，娶何氏，封安人，其生母曰王氏，以子贵，赠安人；次国礼，聘缪氏，侧室钟出。孙男五人：大启娶陆，大谟聘徐，大烈聘茅，大猷聘包，大观聘李，余外孙也。孙女二人，曾孙女一人，尚幼。其葬以万历壬辰[28]某月日，墓在郡城长水之原。

余观史迁[29]传仓公，称其人圣儒，治病皆有神验，而独以无后自伤。班史[30]称楼君卿能诵方书十万言，顾以遍交五侯，为世所诋。乃君用方术显，公卿争折节致君，君投剂而退，一无所濡迹[31]，当世多其长者。而又以经术教修撰君，有闻于时，其福泽未艾也。非醇德至行，畴能[32]当此者乎？是宜铭。

铭曰：医术致身，而轨于儒，抱朴含和，闇然[33]若愚。出入禁庭，翼翼[34]瞿瞿[35]，执艺献规，天子曰俞[36]。优锡宠褒，梦日之符。亦有嗣贤，奋于天衢，降福穰穰[37]，德音不渝。我铭其藏，贲于幽墟[38]。

【校注】

[1] **东山**　朱儒号东山。
[2] **恂恂（xún 旬）**　恭谨温顺貌。
[3] **深深**　深沉貌。《庄子·大宗师》："古之真人，其寝不梦，其觉无忧，其食不甘，其息深深。"
[4] **扬挖（jié 洁）**　扬抑，褒贬。
[5] **蕴抱**　怀藏抱负。

[6] **大夫** 此指奉议大夫，文散官衔。明制，正五品初授奉议大夫，升授奉政大夫（《明史·职官志一》）。朱儒初任太医院使，当为奉议大夫。

[7] **修撰** 指朱儒第三子朱国祚（1559—1624），字兆隆，万历十一年（1583）中状元后，授翰林院修撰。

[8] **辗（chǎn 产）然** 笑的样子。

[9] **考徽** 即考核。徽，当作"覈"，即"核"的异体字。

[10] 《明史·申时行传》载，万历十九年（1591），众多大臣上表要求神宗立储，内阁也上疏，并列申时行名字于首，实则申时行并未参与。事情触怒神宗，将原定立储的计划再推后。后申时行上书密奏，说明不知此事，并认为皇帝不必受众臣影响。其他官员得知后上表弹劾申时行排陷同官，神宗虽处分上表官员，但申时行极力要求罢职，后被允准。

[11] **籍籍** 形容名声盛大。

[12] **昔** 当作"夕"。

[13] **踖（jí 脊）** 小碎步，形容小步急行。

[14] **少傅袁公** 指袁炜（1507—1565），字懋中，号元峰，浙江慈溪人。曾任礼部尚书，后晋少傅兼太子太傅、建极殿大学士。

[15] **诘（jié 结）朝（zhāo 招）** 早晨，亦指次日晨。《左传·僖公二十八年》："戒尔车乘，敬尔君事，诘朝将见。"杜预注："诘朝，平旦。"。

[16] **宗伯秦公** 指秦鸣雷（1518—1593），字子豫，号华峰，浙江临海县人。嘉靖二十三年（1544）进士第一名，授翰林院修撰，隆庆五年（1571）任南京礼部尚书。礼部尚书又称宗伯。

[17] **嘉靖甲寅** 公元1554年。

[18] **重城工所** 修筑城墙的工程部。《日下旧闻考》卷38引明《工部志》载："嘉靖三十二年（1553）筑重城。"同卷引《明世宗实录》："四月……（严）嵩等乃自诣工所视之。"朱儒被太医院派驻工所从事医疗。

[19] **会同馆** 明朝接待藩属贡使的机构。朱儒曾被派驻会同馆从事医疗。

[20] **隆庆辛未** 公元1571年。

[21] **万历丁丑** 公元1577年。

[22] **己卯** 公元1579年。

[23] **潞王** 指朱翊镠（1568—1614），万历帝同母兄弟。隆庆四年（1570）受封潞王，万历十七年（1589）二十二岁时就藩卫辉府。

[24] **中涓（juān 娟）** 原指宫中负责清洁洒扫的太监，后多指宦官。

[25] **禁掖（yè 夜）** 宫中旁舍。亦泛指宫廷。

[26] **正德乙亥** 公1515年。

[27] **万历辛卯** 公1591年。

[28] **万历壬辰** 公1592年。

[29] **史迁** 指司马迁《史记》。书中《扁鹊仓公列传》载名医淳于意被诬陷入刑，将押送长安，"意有五女，随而泣。意怒，骂曰：'生子不生男，缓急无可使者！'"

[30] **班史** 指班固《汉书》。书中《楼护传》载楼护（字君卿）少年时就读过数十万

字的本草、医经、方术书籍，医术高明。任京兆吏时，结交外戚王谭、王根、王立、王商、王逢"五侯"。

[31] **濡迹**　滞留。

[32] **畴能**　犹"安得"。

[33] **阒然**　沉默貌。

[34] **翼翼**　恭谨貌。

[35] **瞿瞿**　勤谨貌。

[36] **俞**　指上古名医俞跗，后世作为良医的代称。

[37] **穰穰**（ráng瓤）　丰盛貌。语出《诗经·周颂·执竞》："降福穰穰。"

[38] **贲**（bì必）**于幽墟**　贲，文饰。幽墟，指坟墓。

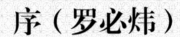

序（罗必炜）

自巫彭[1]肇作医，轩皇[2]使岐伯尝味草木、典药疾，而经方、本草之书咸出焉。晋郭景纯谓之为鸿术[一]，故曰："上医医国。"《周礼》设官，医师之制独详[二]，宋命其院曰"翰林"，斯荣甚矣！

国朝不啻再三更定，着为令。然而殊恩异赉，有非他司所敢望者。赠少宗伯[3]朱公以医起家，视院事最久，有良史才，足以铺张盛美，著为《太医院志》一卷，分十有三考：曰建官、曰恩异、曰秩禄、曰习业、曰铨补、曰采访、曰侍直、曰差委、曰药材、曰著述、曰谏诤、曰应试、曰礼仪，详哉！其言之其意，欲人习医国之事者，以究极于经方之旨，寿国以寿天下，斯称鸿术，以毋负其官哉！会与宾甫罗君[三]校而梓之，不揣谫劣，序其首简如此。

万历丙辰[4]冬月之吉
太医院使加四品服俸鸿胪寺少卿万安罗必炜光国[四]甫撰

【校注】

[1] **巫彭** 上古巫医。《说文解字》："巫彭初作医。"
[2] **轩皇** 即黄帝，姓轩辕氏。
[3] **少宗伯** 礼部侍郎为少宗伯。
[4] **万历丙辰** 公元 1616 年。

【考证】

[一] 晋朝学者郭璞（276—324），字景纯，作《巫咸山赋》云："盖巫咸者，实以鸿术为帝尧医。"① 巫咸也是上古巫医。鸿术指高超的方术。

[二] 相传为周公旦所撰的《周礼》，详载周朝官制。其中天官篇有医师一职，下设士、吏、工、徒，医分疾医、疡医、食医、兽医 4 科，是我国最早的医事卫生制度。

[三] 罗成名，字宾父，湖北石首人。曾任南京太医院院判。明末孙承宗（1563—1638）《高阳集》卷16《制词〔下〕》有《南京太医院院判罗成名》一文如下：

---

① 郭璞著，聂恩彦校注. 郭弘农集校注[M]. 太原：山西人民出版社，1991：27.

"勅曰：比者岁时失和，灾沴频生，元元时厉，非咎朕倘？然念之有能执一匕以调我元化，其靳褒荣之典？尔南京太医院院判罗成名，艺苑名英，儒绅重品，器形而上，精艺入神，早擅誉于岐黄，遂策勋于南北。几年禁御，闻长乐之钟声；数载江城，阅吴宫之芳草。尚思医谏，特简留都，兹以覃恩，授尔阶承直郎，锡之勅命。古豪杰不得意于时，多托之卜药，以孤行其介，迩者借尔曹以以（疑衍字）为荣梯，养交游、结通显而已。以尔供事三朝，积资甚久，其尚永保终誉，以广朕如□至意。钦哉。"①

　　[四] 罗必炜，字光国，江西万安人，曾任太医院院使，校定刻行《珍珠囊药性赋医方捷径》《医门初学万金一统要诀》等书。万历朝内阁辅臣叶向高《纶扉奏草》卷11《问安揭》记载万历三十八年（1610）罗必炜等曾入宫诊治皇帝："顷闻圣躬违和，宣召太医院官罗必炜等进宫诊视圣脉，臣等从而询之，云是饮食停滞，湿痰流注，微觉作痛……"②

---

① 孙承宗著，李红权辑录点校. 孙承宗集（中）[M]. 北京：学苑出版社，2014：507.
② 叶向高. 纶扉奏草·续纶扉奏草·后纶扉尺牍[M]//沈乃文主编. 明别集丛刊（第4辑　第64册）. 合肥：黄山书社，2015：266.

建 官 考

按，《周礼·天官》，有医师掌医之政令，以共[1]医事，养万民之疾病[一]，则其所治者不特王宫以内而已。秦、汉有太医令丞[二]。唐因隋置太医署，令立医药，凡针灸、按摩、咒禁，各有博士[三]。宋因五代制，设翰林医官院，掌供奉医药、承诏视疗众疾之事[四]。崇宁中，诏医官有劳转皇城使，又十年依次详除遥郡刺史、团练、方[2]御使，医官则有和安、成和、成安、成全大夫之名，而医正以下皆官以翰林[五]。政和初，始易其名，然犹十有四阶。至绍兴后，员稍省[六]。

【校注】

[1] 共　通"供"。
[2] 方　当作"防"。防御使为官称。

【考证】

[一]《周礼·天官》："医师掌医之政令，聚毒药以共医事。""疾医，掌养万民之疾病。"孙诒让《周礼正义》："疾医，若今之内科医也。"①

[二] 秦汉医官有太常、少府两个系统。《汉书·百官公卿表第七上》："奉常，秦官……景帝中六年更名太常，属官有太乐、太祝、太宰、太史、太卜、太医六令丞。""少府，秦官……属官有尚书、符节、太医……十六官令丞。"陈邦贤指出："其属于太常的，盖如后之太医院之职。其属少府者，则如后之药房官之隶于内务府的。"②太医令，为主官；太医丞，为副手。

[三]《隋史》卷二十八《志第二十三》载："太医署，有主药（二人）医师（二百人）、药园师（二人）医博士（二人）、助教（二人）、按摩博士（二人）、祝禁博士（二人）等员。"《旧唐书·职官志》："太医署，令二人，从七品下；丞二人，从八品下……太医令掌医疗之法，丞为之贰。其属有四，曰医师、针师、按摩师、禁咒师，皆有博士以教之。"

[四]《宋会要辑稿》职官三六："翰林医官院，在宣佑门内之东廊，掌供奉医药，及承诏视疗众疾之事。"

① 孙诒让. 周礼正义（第 1 册）[M]. 北京：中华书局，1987：32.
② 陈邦贤. 中国医学史[M]. 北京：团结出版社，2006：100.

[五] 元·马端临《文献通考》卷 55《职官九》："崇宁元年（1102），诏医官有劳转皇城使，实及五年，方许除遥郡刺史，又七年，除遥郡团练，又十年以上，方许除遥郡防御使。医官有和安、成和、成安、成全大夫（旧为军器库使）、保和大夫（旧为西绫锦使）、保安大夫（旧为榷易使）、翰林良医（旧为翰林医官使），和安、成和、成安、成全郎（旧为军器库副使）、保和郎（旧为西绫锦副使）、保安郎（旧为榷易副使）、翰林医正（旧为翰林医官副使）、翰林医官、翰林医效、翰林医痊、翰林医愈、翰林医证、翰林医诊、翰林医候、翰林医学。……政和初，既易武阶，而医官之名亦遂易焉，凡十有九阶。"

宋代医官授武官职衔。1102 年宋徽宗规定了升皇城使和诸遥郡官的办法。正任的皇城使为正七品，刺史、团练使、防御使均为从五品官。但医官所受均是虚职，如"遥郡"带某州之名，但并不履某州之任，仅代表官阶，作为铨叙、升迁的依据。据《宋大诏令集》卷 163《改武选官名诏》，宋徽宗政和二年（1112），设立医学官阶，最高的和安大夫、成和大夫、成安大夫为从六品，以下至翰林医正从七品，共 14 阶，政和三年（1113）又增添了 8 阶，共 22 阶。

[六] 元·马端临《文献通考》卷 55《职官九》："旧额，和安大夫至良医二十员，绍兴二年（1132）五员；和安郎至医官元额三十员，绍兴二年四员；医效元额十员，绍兴二员；医痊元额十员，今一员；医愈至祗候、大方脉，元额百五十员，绍兴十五员而已。"南宋高宗绍兴年间医官员额大为减少。

国初设医学提举司[一]，寻改为太医监[二]。洪武二十二年[1]定令制，改为太医院[三]。院使一人，掌医疗之政，院判二人为之贰。其属：吏目一人，选监生或吏员充之，谓之流官；御医十八人。所属衙门：惠民局，大使、副使各一人；生药库，大、副使各一人。隆庆五年[2]，更定御医十人，吏目二十人[四]。万历十八年[3]，奉准额设吏目二十人，预授吏目[五]二十人，食粮医士、医生凡八十五人，剉碾医生百人[六]。南京太医院[七]，掌院事院判一人，其属：首领吏目一人，惠民局、惠军局署吏目四人，生药库大、副使各一人，食粮医官、医士、医生稍省于北院，礼制俱同。

【校注】

[1] **洪武二十二年**　公元 1389 年。
[2] **隆庆五年**　公元 1571 年。
[3] **万历十八年**　公元 1590 年。

【考证】

[一] 医学提举司最早设于元朝。《元史》载："秩从五品。至元九年始置。十三年罢，

十四年复置。掌考校诸路医生课义，试验太医教官，校勘名医撰述文字，辨验药材，训诲太医子弟，领各处医学。提举一员，副提举一员。"元至正二十四年（1364），朱元璋"置医学提举司。提举，从五品；同提举，从六品；副提举，从七品；医学教授，正九品；学正、官医提领，从九品"（《明太祖实录》卷14"甲辰夏四月乙未"）。

[二]　元至正二十六年（1366），朱元璋"改医学提举司为太医监，设少监，正四品；监丞，正六品"（《明太祖实录》卷20"丙午六月壬子朔"）。

[三]　明初太医院的设置几度变化。《明史》卷74《志五十·职官三》："吴元年改监为院，设院使，秩正三品；同知，正四品；院判，正五品；典簿，正七品。"洪武十四年（1381）九月，"癸未，改翰林院、钦天监、太医院为正五品……太医院令一人，丞五人，吏目一人，属官御医四人"（《明太祖实录》卷139）。洪武二十二年（1389）正月，"癸巳，复改太医院令为院使，丞为院判"（《明太祖实录》卷195）。

[四]　洪武二十二年（1389）所定的太医院人员设置，在《明太祖实录》中未详载，申时行《大明会典》和《明史》记载较详，可与此条互参。见表1。

表1　《太医院志》《明史》《大明会典》中的太医院职官人数对照表

类别/出处	《太医院志》	《明史》卷74《志第五十·职官三》	《大明会典》
正官	院使一人，院判二人	院使一人，（正五品。）院判二人。（正六品。）	卷2：院使一员，院判二员（旧一员）
首领官	吏目一人，选监生或吏员充之，谓之流官。……隆庆五年，更定……吏目二十人。万历十八年，奉准额设吏目二十人，预授吏目二十八	吏目一人，（从九品，隆庆五年定设十人）	卷2：吏目十员。（旧只一员，复以医士年深考升，不拘定员……隆庆五年定为十员）
属官	御医十八人……隆庆五年，更定御医十人……万历十八年……食粮医士、医生凡八十二人，到碾医生百人	御医四人，（正八品，后增至十八人，隆庆五年定设十人）	卷2：御医十员。（旧只四员，后增至十八员。隆庆五年定为十员）
			卷224：隆庆五年，奏定御医、吏目共二十员……医士、医生各七十余名

上表中，《明史》的记载有官阶，可补其他二书的不足。而《大明会典》《太医院志》记载沿革情况较详。诸书不同之处有二。

一是吏目的来源，《太医院志》提到隆庆五年以前吏目的出身为"选监生或吏员充之，谓之流官"，即从非习医者中选拔，"流官"指有任期，需定期更换。《大明会典》则称"以医士年深考升，不拘定员"，即从医士中选拔。

二是隆庆五年官员数，《太医院志》载为吏目20人，御医10人；而《大明会典》《明史》均载为吏目10人，御医10人，合计20人。

以上何者为准，尚无其他资料佐证。《明世宗实录》卷274"嘉靖二十二年（1543）五月丁巳"条载："御医、吏目等官，原额不满三十。近年因事升授，增浮数倍，率皆不谙方书，虚糜官廪，良由考核之法不严，以致贤否莫知，侥冒滋甚耳。"《太医院志》所载可能是嘉靖二十二年后的数字，后来隆庆五年进行整顿时又削减员额。

此外，明代詹景凤记载："我国家明例，大（太）医院掌院缺，则以吏部郎署其事。"即在太医院院使无人时，由礼部官员代为管理。詹景凤就曾"以署事入院"①。

[五] 此条因系万历十八年（1590）事，故未见于万历十三年（1585）成书的《大明会典》。其中"预授吏目"是新出现的医官名称，但实际在嘉靖年间已经出现，又名"纳银吏目"。嘉靖四十二年（1563）年底至次年，朝廷监生纳银，可预授地方职衔。太医院的纳银吏目也在这一时期出现，《明世宗实录》卷538"嘉靖四十三年（1564）九月甲辰条"载"医士遇缺考送、铨选、纳银冠带例"，提到这类纳银入选的医生也要参加定期考核。按此条，万历十八年正式规定了预授吏目亦即纳银吏目的员额。但这类未经正式考选的医生素质良莠不齐，万历四十三年（1615）礼部曾要求取消。《明神宗实录》卷537"万历四十三年（1615）九月己丑"条载："礼部奏：太医院吏目之职虽微，然拾级而上之，则御医、院判、使矣。上保圣躬，内调宫眷，下疗军匠，故必历岁月以练习，而又严殿最以激励之。自开纳例行始，有纳银一百八十两即授吏目名色，朝输纳而暮加衔。至补官时，即超加于实历六、九年之上者，则本业可以不攻，而钱神偏为有灵。恐此例开而不塞，将《素问》诸书束之高阁，而仓扁岐黄之术无人也。乞敕下臣部，将纳银吏目之例，移咨户、工二部，立行停革，庶幸窦可塞，而本业益攻，其于保和亦大有裨矣。"

[六] 此条中，"食粮医士"指正式的医者，因有钱粮俸禄故名。"医生"指太医院内的医学生，即学徒，无俸禄。"剉碾医生"系"专供锉碾之役"，即药工、杂工。加工药材均在太医院进行，《明神宗实录》卷92"万历七年（1579）十月丙戌"条载："旧制，于太医院中碾磨药末，送圣济殿修合丸散。今提督御药房太监刘阳欲于内殿碾磨，非制也。礼部覆：照旧规。从之。"

医者进入太医院带有服役性质，民间医者应役的积极性不高。《礼部志稿》卷89《太医备考·取补事故医士》载："正统五年（1440），礼部奏：太医院医士事故者一百五十五人，已尝奏请移文浙江等布政使、直隶府州取补应役，今经二年之上，十无一二至者，以致乏医应用。欲行巡按、监察御史，严督推促，赴京应用，若有司徇情受嘱，纵容托故者，拿问如律。上可其奏。"

[七] 明成祖迁都北京后，保留了南京的京师建制，故南京礼部下也有太医院。《明孝宗实录》卷190"弘治十五年（1502）八月己酉"条载，因"南京太医院既不进方药，而医士一百五十二名，岁支米八百余石"，对人员进行裁减。申时行《大明会典》卷224《太医院》载南京太医院职责及医疗事项如下："凡南京各营该用药饵，俱拨医士随病供应。嘉靖十年（1531）议准：每营各置药局，从南京礼部督同本院考选精通艺业医士一人，在局提调。待三年无过，给与冠带。九年无过，送吏部铨授署吏目，仍前提调。其各局药材俱从南京礼部札行本院解发。"

① 郑金生主编. 海外中医珍善本古籍丛刊[M]. 第34册. 北京：中华书局，2016：81.

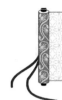

恩 异 考

宫 保 尚 书

许观[一]　应天府[1]籍，浙江嘉兴县人。成化二十二年[2]任院判，赠礼部尚书、太子太保。

许绅[二]　应天府籍，浙江嘉兴县人。嘉靖九年任院使[3]，二十一年[4]历升礼部尚书、太子少保。

【校注】

[1] **应天府**　今江苏南京。许观、许绅父子原籍为嘉兴。嘉兴在明初属于应天府，洪武十四年（1381）归入浙江承宣布政使司。许观祖父在洪武"富户实京师"时入籍江宁，后又随永乐帝北上，定居于北京。故《明史》称许绅为"京师人"，光绪《顺天府志》中《人物志·方伎》亦收许绅。

[2] **成化二十二年**　公元 1486 年。

[3] **嘉靖九年**　公元 1530 年。

[4] **二十一年**　公元 1542 年。

【考证】

[一] 许观，《明宪宗实录》卷 169 "成化十三年（1477）八月乙未"条载："太监怀恩传奉圣旨，授太医院医士钱宗嗣、胡廷寅、聂整、许观为御医。"《明宪宗实录》卷 273 "成化二十一年（1485）十二月丙午"条载："又传奉圣旨，升太医院院判张伦为院使，御医钱钝、许观俱院判。"另崇祯《嘉兴县志》卷 12《封荫》载："许观，以子绅贵，赠太子太保、礼部尚书。"

[二] 许绅，《明史》卷 299《方伎传》中有传云："许绅者，京师人。嘉靖初，供事御药房，受知于世宗，累迁太医院使，历加工部尚书，领院事。二十年（1541）①，宫婢杨金英等谋逆，以帛缢帝，气已绝。绅急调峻药下之，辰时下药，未时忽作声，去紫血数升，遂能言，又数剂而愈。帝德绅，加太子太保、礼部尚书，赐赉甚厚。未几，绅得疾，曰：'吾不起矣。曩者宫变，吾自分不效必杀身，因此惊悸，非药石所能疗也。'已而果卒。赐

---

① 此处有误，《明史·世宗本纪》载此事发生于嘉靖二十一年（1542）。

谥恭僖，官其一子，恤典有加。明世医者官最显，只绅一人。"

《明史》中"受知于世宗"的说法，在《明世宗实录》中有反映。《明世宗实录》卷 26 "嘉靖二年（1523）闰四月辛丑朔"条载："以用药有效，命给太医院院使杨立、陈宠金带，院判郑琇、徐镇钑花银带，吏目曹鼎并冠带，医士许绅等俱升御医。礼部执奏，不允。"卷 243 "嘉靖十九年（1540）十一月壬子"条载："上谕礼部：朕近患疾，甚于往昔，仰赖皇天后土，宗祧社稷，幸而得生。今但体力未复，痰嗽未除，欲再加静理。尔百司官员，宜各服勤乃职，庶朕得专事保爱，以期平复。又病固以医药奏效……礼部左侍郎许绅脉药精良，升工部尚书，仍掌太医院事。"同书卷 273 "嘉靖二十二年（1543）四月戊戌"条载："太医院掌院事、太子太保、礼部尚书许绅，历任未及三年，自以年老，求赐诰命恩荫。上念绅久效劳绩，特许之。"同书卷 275 "嘉靖二十二年六月辛巳"条载："太子太保、礼部尚书掌太医院事许绅卒，赐祭葬如例。其妻援洪熙中本院事蒋用文例请谥，礼部难之，诏特谥　恭僖。"

崇祯《嘉兴县志》卷 16《方伎·许绅传》对其家世记载较为详细："许绅，字大章，其先嘉兴县人。曾祖升，洪武中以富户实京师，遂占籍江宁。未几，由名医入为太医院使。永乐丁酉（1417），扈驾之京，因家焉。祖忠，亦以医名。父观，初补通州弟子员，后继祖业，补医士，官至太医院判。绅性资敏慧，少习儒，既成，弃去，乃究心医术，遂深契轩岐奥旨，其汉唐以下诸名家论说，罔弗参伍考订，以求至当。由是业底大成，而药匕所投，无不立应。弘治壬子（1492），以世医子弟充冠带医士。正德丙子（1516），选供御药房事。嘉靖壬午（1522）奉命诊视圣躬，立方进剂俱当上意，随升御医。自是屡承召对，敷奏详明，方药精当，每用辄有奇效，用是迁转不次。丙戌（1526）升院判。庚寅（1530）升院使。壬辰（1532）升通政司右通政，掌本院事，甲午（1534）转左。丁酉（1537）诊疗皇太子有功，升通政司使。己亥（1539），皇太子册立礼成，升礼部右侍郎。庚子（1540）升工部尚书，仍司院事。壬寅（1542）冬十月，上忽有宫变，绅诊视用药即效，寻叙录保护功，晋太子太保、礼部尚书。绅尝患脾疾，至是再作，自度不能起，乃辑录《经验方》一部，并疏本院官医数员以进。再浃旬，遂卒，年六十有六。讣闻，上悼惜罔置[①]，遣礼官谕祭者九，谥曰'恭僖'，仍命所司为营兆域[②]。绅，器宇端重，言简而行确，诸缙绅雅重之，刻有针灸书并铜人图像于公所。"

时人张文宪撰有许绅墓志铭，见焦竑《国朝献征录》卷 78《光禄大夫太子太保礼部尚书掌太医院事谥恭僖许公绅墓志铭》：

"公许氏，讳绅，字大章，别号警庵。其先浙江嘉兴县人。曾祖宗[③]升，洪武中以富户实应天府江宁县，未几由名医入为太医院医士。永乐丁酉，扈驾之京，因家焉。祖忠，亦以医名，未仕。父观，初为通州儒学生，后继祖业，补医士，官至太医院院判。自曾祖以下，三世俱累赠光禄大夫、太子太保、礼部尚书。曾祖妣陶氏，祖妣黄氏，妣凌氏，俱累赠一品夫人。

---

① 悼惜罔置　悼惜，衰伤惋惜；罔置，形容悼惜之甚。唐武后诗："惭惕罔置，兴居匪宁。"
② 兆域　指墓地四周的疆界，亦以此代称墓地。
③《嘉兴县志》无"宗"字。

公性资敏慧，少习儒，既成，弃去，乃究心医术。本之以家学，济之以颖悟，遂深契轩岐奥旨。其汉唐以下诸名家论说，亦罔弗参互考订，以求至当之归。由是业底大成，而药匕所投，悉皆立应，时人莫与京[①]者。弘治壬子，以世医子弟充冠带医士。正德丙子，选供事御药房。嘉靖壬午，奉命诊视圣躬，立方进剂，俱克当上意。上察知公之异于人也，随升御医。自是厥后屡承诏对，诣便殿。又时奉圣谕，讲求疾源及治疗之法。公据理立论，敷奏详明，方药精当，每用辄有奇效。上皆嘉悦，用是迁转不次。丙戌升院判；庚寅升院使；壬辰升通政使司右通政，掌本院事；甲午转左通政；丁酉诊疗皇太子有功，升通政使；己亥，皇太子册立礼成，升礼部左侍郎；庚子，升工部尚书。其赐赉稠叠，若御用膳馐、金带银印、银砖银瓢及诸彩币、貂帽、禅衣、白金、厩马之类，未能枚举。壬寅冬十月，上偶有宫变，公诊视用药，即获万安，寻叙录公功，晋太子太保、礼部尚书，实渥恩也。

公尝患脾疾，既愈。是岁三月再作，卧病家居，闻召力疾趋赴。越数日，上遣中官至公第召，且谕云：若许尚书好来。公曰：事君当致身。乃亟往。至西安门，肩舆入，至迎和门，中官夹扶而行，至上前诊视进药，候旨始退。盖公虽遘疾，其忠爱有如此者。又旬日，上赐白金一锭，令置一器，以备饮食汤药之用。复以御制灵符并秉一真人所书法符，遣中官颁给者凡三，皆以期公之疾之愈也。

后公自度不能起，乃辑录《经验方》一部，并疏本院官医数员以进。上降手敕云：昨卿具录药方，保荐各官，情词忠恳，甚戚朕怀。卿虽年老疾，人之常有，何便至于所谓？宜加意安心调养，用生胃扶真之剂，兼以米汁强进，目今火旺生土之令，必旬日渐复，勿生他疑。方已敕名'忠爱方'云。又赐白金百两、彩缎六表里，并酒、米、珍馔、瓜茄之类。公闻命，伏枕感泣。比病益笃，再上疏预乞恩典，竟得请诰赠三代，并封本身及妻，仍荫子长龄为官生。自是再浃旬，公遂卒于正寝，实嘉靖癸卯五月十有六日也。

公器宇端重。言简而行确，诸缙绅咸雅重之。尝有中贵以他人所制方质于公者，公曰：人意见各殊，不必拘泥。其忠厚类此。掌院数年，处事公正，众胥推服。暇日汇集颁降御札，镂梓以传，名曰《圣谕对稿》。间又捐俸刻针灸书并铜人图像于公所，俾习人有所考证。昆季凡四人，公能克笃友爱，遇有凶变，亟出俸资以襄大事。诸侄既长立，多为引拔，俾各有进身之阶。处乡邻亲友礼义周洽。方弥留时，其子问所欲言，公曰：吾以布衣，叨受圣恩隆重，官至一品，逾涯过分，愧莫能仰答万一，夫复何言？第愿汝辈端趋向敦行检，以建事功，以图报称，以振起家声，吾死即瞑目矣。言已而逝。讣闻，上悼惜罔置，遣礼官谕祭者九，谥曰'恭僖'。仍命所司为营兆域。呜呼！公保和圣躬，功在王室，用是简自帝心，宠颁异渥，生荣死哀，而遭际之盛，鲜与为伍，真一时之英杰也哉！距其生在成化戊戌正月三日，得寿六十有六。配陈氏，太医院吏目瑛之女，累封一品夫人。"

另外明人郑晓《今言类编》记载了许绅救治嘉靖的用药。《今言》卷3《恩典》载："许绅，南京人。质实谨厚，不喜交游，大抵有恒人也。以医术仕至工部尚书，掌太医院事。嘉靖西苑宫人之变，圣躬甚危，得绅药始苏。余尝造问圣躬安否，绅曰：'此变祸不测，论官守，非余辈事。切念受圣主深恩，当以死报，只得用桃仁、红花、大黄诸下血药。药进，余自分不效必自尽。赖天之灵，辰时进药，未时，上忽作声起，去紫血数升，申时遂

---
① 京　疑当作"竞"。

能言。又三四剂平气和血，圣躬遂安，天地庙社之灵也。'以故加绅宫保。后数月，绅病，余视之。曰：'余必不复起，曩西苑用药，惊忧所致。至今神魂不宁，百药不效。余即死，主上万寿，死无憾。'竟以此病卒，上怜之，恤典甚厚。"①

◆ 侍 郎 ◆

蒋宗武[一] 南直武进县[1]人，成化十五年[2]任院使，历升礼部左侍郎。

朱儒[二] 浙江秀水县人，万历甲申[3]任院使，以子国祚贵，赠礼部左侍郎。

【校注】

[1] **南直武进县** 今江苏常州武进区。在明代属于南直隶。
[2] **成化十五年** 公元 1479 年。
[3] **万历甲申** 公元 1584 年。

【考证】

[一] 蒋宗武 万历《武进县志》卷 7《人物二·方伎》有传："蒋宗武，字季文，武进人。曾祖达善，以医名吴越间，所著有《医镜》二十卷。宗武益精其业。天顺间以明医征入供奉，授太医院御医，累升院使，进通政司左通政，官至礼部左侍郎。宗武所治能取捷效，周太后②不豫，宗武投药一剂愈。初，上在青宫时病目，亦以宗武药愈。至是，因召至便殿，将骤迁以酬之。宗武固辞。乃命兵部免其戍籍，籍太医院。一日进药。上问以保身养气道，宗武对曰：'保身莫若寡欲，养气莫若省心。'上嘉纳之。既归，虽被③禩④褴缕之夫以病叩，无不为尽心者。惜其所验何病，医药已其病之状，皆不著也。"

蒋宗武在成化十一年升任院判，《明宪宗实录》卷 148 "成化十一年（1475）十二月戊寅"条载："太监黄赐传奉圣旨：升……御医蒋宗武、李端、钱恒、刘英俱院判。"随后蒋宗武因得罪太监汪直而被西厂下狱。《明宪宗实录》卷 165 "成化十三年（1477）夏四月丁巳"条载："太监汪直令百户韦瑛执太医院判蒋宗武下西厂狱。"至西厂被撤，蒋宗武始得释放。王世贞《弇山堂别集》卷 92《中官考三》中说："西厂所执人犯，多皆无案籍行法司考证，至是厂革罢，其人各散去。有太医院判蒋宗武者，囚服到家，家人犹不知觉。"

蒋宗武后来受到信任，逐步升迁。《明宪宗实录》卷 194 "成化十五年（1479）九月丁卯"条载："太监怀恩传奉圣旨，升太医院院判蒋宗武为院使。"

《明宪宗实录》卷 212 "成化十七年（1481）二月乙丑"条载："太监李荣传奉圣旨：

---

① 陆粲，郑晓. 庚巳编·今言类编[M]. 上海：上海古籍出版社，2012：199.
② 周太后 明宪宗朱见深生母，成化二十三年（1487）四月上尊号为"仁寿皇太后"。孝宗皇帝即位，被尊为太皇太后。
③ 被（fú 服） 《说文解字》："蛮夷衣。"
④ 禩（shì 试） 古代篑衣一类的用具。

尚宝司卿仲兰，令同左通政蒋宗武等管太医院事。"左通政为正四品官，蒋宗武以医职得官，颇令朝臣非议。《明宪宗实录》卷 214 "成化十七年三月丁未"条载："掌太医院事左通政蒋宗武乞原籍官地为业，许之。户科都给事中刘昂等劾：宗武猥以末技，攘取显官，已为过分，乃复请求无厌，乞收回前命，禁止将来。疏入，上曰：地已赐矣，尔等不必烦扰。"

随后蒋宗武又先后升至通政使和礼部左侍郎（均为正三品），《明宪宗实录》卷 259 "成化二十年（1484）十二月辛未"条载："太监怀恩传奉圣旨，升掌太医院事、左通政蒋宗武为通政使……俱仍旧办事。"《明宪宗实录》卷 278 "成化二十二年五月辛酉"条载："太监覃昌传奉圣旨，通政使蒋宗武升礼部左侍郎、太医院使。"

明代这种职位高于本身官署级别的情况，在当时颇常见。陆容《菽园杂记》卷 9 说："文武诸司之设，各有正官主之……太医院则本院使，钦天监则本监正，上林苑监则左右监正是也。近年各以尊官处之，……太医院则通政使蒋宗武，上林苑监则右通政李孜省。此亦制度之一变也。"①

据载蒋宗武晚节不保，不久因贪腐被免职。《明宪宗实录》卷 282 "成化二十二年（1486）九月丁未"条载："掌太医院事礼部左侍郎蒋宗武、院判董璨有罪下狱。命宗武冠带闲住，璨为民。宗武与璨监收天下解纳药材，每使折银侵分入己。及有司起送医士至京，将授医学官，辄以修葺公署为名，复罚银私用。宗武柔奸，外示清谨，人多为所欺。不数年，遂致通显。素谄事吏部尚书尹旻，数为工部侍郎谈伦请记升官，伦感之，尝以其居第酬谢。至是为缉事者所发，推问皆不诬，并璨免官。"

关于蒋宗武被免职之事，地方志完全没有提及。光绪《武进阳湖县志》卷 30《杂事·撷遗》记载他免官之后的事迹云："蒋宗武，成化中历官侍郎，以医起家，居官清介，不妄交游。归，当事者欲一见不可得。巡按某慕其名，欲进谒，詹事陆简为之请。时夏大旱，简挥扇不辍，公取其扇题曰：清凉扇，且慢摇，陇上农夫骨已焦。谓简：可持此示巡按。因立具疏，得减秋粮。"同书卷 21《人物·宦绩》又载："蒋宗武，字季文，曾祖达善，以医名吴越间。宗武益精其业。天顺间以名医征入供奉，授御医，累升太医院使，进通政司左通政。忤汪直下狱，后官至礼部左侍郎。正德间，以谏南巡被廷杖。及卒，武宗思其言，命近省八都御史会葬，当时荣之。宗武虽以医进，而所陈必衷于道。尝召见问保身养气之道，对曰：保身莫若寡欲，养气莫若省心。帝称善。性谨密，出入禁掖数十年，人问以宫中事，不答也。既贵而归，乡人以病叩，无不尽心者。"均颂扬他的为人。

蒋宗武最后得明武宗嘉奖，隆重会葬。其当年被以贪腐免职之事，未知是否另有内情。

［二］朱儒已见前述。其籍贯前云"檇李"，是嘉兴的古名；此云"秀水"，秀水县系明宣德五年（1430）从嘉兴县分出新置，与嘉兴县并为嘉兴府治。万历《秀水县志》卷 6《人物》中有朱儒传："朱儒字宗鲁，其先吴江人，迁秀水。昆弟四人。儒析产让弟业，自用医显。己入都。会大疫，所苏起亡②算，贫者皆不受直。选授太医吏目，后积资为院使。尝侍疾禁中，一日上御文华殿暖阁，召儒切脉。儒奏圣体病在肝肾，宜宽平以养气，安静以益精。上首肯之。自两宫太后及后妃公主有疾，率令中涓言状，从儒受方，多效。时有

---

① 陆容. 菽园杂记[M]. 上海：上海古籍出版社，2012：70.
② 亡 通"无"。

大官之赐，故尝曳裾公卿间，恂恂儒雅，绝无所濡迹，缙绅争为倒屐。每里中子入都，儒恋恋桑梓，客死者，尝倡义经纪其丧，人皆德之。年七十有七而卒。子国祚，癸未科廷试第一，今为司经局洗马。"

通 政 司[一]

方思敬[二]　浙江建德县人，永乐八年[1]任院使，历升通政使。

施钦[三]　南直吴江县[2]人，成化十八年[3]任院使，历升通政使。

吴钺[四]　南直高邮州[4]人，正德二年[5]任院使，历升通政使。

林凤[五]　江西鄱阳县人，嘉靖十七年[6]任院使，历升通政使。

李宗周[六]　江西建昌县人，正德二年任院使，历升通政使。

徐伟[七]　直隶泰兴县[7]人，嘉靖四十三年[8]任院使，历升通政使。

【校注】

[1] 永乐八年　公元 1410 年。

[2] 南直吴江县　今江苏苏州吴江区。

[3] 成化十八年　公元 1482 年。

[4] 南直高邮州　今江苏高邮。

[5] 正德二年　公元 1507 年。

[6] 嘉靖十七年　公元 1538 年。

[7] 直隶泰兴县　今江苏泰兴。

[8] 嘉靖四十三年　公元 1564 年。

【考证】

[一] 通政司全称通政使司。《明史·职官志二》："通政使，掌受内外章疏、敷奏、封驳之事。""通政使司。通政使一人，左、右通政各一人。"太医封此职仅意味职级提升，并不从事该司具体政务。

[二] 方思敬，生平不详。

[三] 施钦，生卒不详。据《明实录》，其先后升迁如下：

《明宪宗实录》卷 177 "成化十四年（1478）夏四月甲午"条载："太监覃昌传奉圣旨，太医院医士施钦、张复兴、曾濂、徐德美、丘钰俱升御医。"

《明宪宗实录》卷 198 "成化十五年（1479）十二月乙亥"条载："太监怀恩传奉圣旨，太医院御医张福兴、施钦升本院院判。"

《明宪宗实录》卷 227 "成化十八年（1482）五月庚午"条载："太监李荣传奉圣旨，太医院院判张福兴、施钦升院使，御医张征、章渊俱院判，医士李熊、钱钝授御医，仍旧供事。"

《明宪宗实录》卷 259 "成化二十年（1484）十二月辛未"条载："太监怀恩传奉圣旨，升……左参议李孜省、院使施钦俱左通政，院判刘文泰院使，御医王玉院判，俱仍旧办事。"

《明宪宗实录》卷 284 "成化二十二年（1486）十一月己巳"条载："太监韦泰传奉圣旨，升通政司左通政施钦为通政使，右通政任义、胡廷寅左通政，太医院判钱钝院使，御医施鉴、陈公贤、徐生院判，俱仍旧太医院办事。"

施钦虽在 1486 年已升通政使，但嘉靖去世后，受到处分。《明孝宗实录》卷 2 "成化二十三年（1487）九月丁未"条载："礼科等科给事中韩重等上疏曰：……太医院掌院事通政使等官，施钦、任义、胡廷寅、仲兰、刘文泰、章渊、郑文贵、蒋宗儒、钱宗甫等俱以庸医滥叨重用……太医院官施钦等，术非传世之良，滥受尚医之职，平时昧于调护，临事遂至仓皇，投剂乖方，事上不敬，俱乞执送法司，明正典刑。……命礼部即审处以闻，施钦、仲兰降院使。"

至 1498 年，施钦才重新获任右通政。《明孝宗实录》卷 142 "弘治十一年（1498）十月壬午"条载："升太医院院使施钦为通政使司右通政，供事如旧，以九年秩满也。"

在弘治朝，施钦与刘文泰等参与编修《本草品汇精要》。弘治十八年（1505）孝宗去世，"右通政施钦、院判刘文泰、御医高廷和等有罪下狱"〔《明武宗实录》卷 1 "弘治十八年（1505）五月己亥"条〕，后施钦革职，特许留在北京。《明武宗实录》卷之四十七 "正德四年（1509）二月己丑申"条载："严休退官员留京师之禁，时革职太医院右通政施钦亦在行中，其弟太医院院判鉴以世藉言。有旨：施钦既先世征取隶太医院，其令留京师。"

[四] 嘉庆《高邮州志》卷 10《人物志·方伎》载："吴钑，字惟善，精于医。正德间游京师，官太医院，有金绯回文诗之赐。历任通政使司通政使。"

但按李梦阳所记，吴钑在弘治年时已经任医官，并不是在正德年间。明孝宗弘治十八年（1505），李梦阳因揭发孝宗张皇后弟弟寿宁侯恶行，张皇后的母亲金夫人要求孝宗将李梦阳下锦衣狱。李梦阳《空同集》卷 39《上书·秘录》载："太医院使吴钑，高邮人也，谓我曰：上崩之明日，钑往见一近侍阉，会阉挈其白绫褶子，出褶子，自肩以下血淋淋，未干也。阉迎钑，以褶子泣曰：此爷爷口鼻中血也。钑相与泣，问故。言上气绝时，阉负之自寝出。云已，阉拔泪谓钑曰：怎更能得此圣明皇帝？钑叩之，阉曰：前李梦阳事知否？钑曰：不知。阉曰：上初无奈寿宁辈逼何，金夫人又日在上前泣诉不平，上欲借官人每力，一日朝退，召三阁老，上问曰：李梦阳言事若何？刘健辄对曰：此狂妄小人耳。上默然良久。谢迁前对曰：其心无非为国。上颔之曰：然。会科道官交章入，李梦阳由是得释。然释之日，金夫人犹在上前泣诉，求重刑。上怒，推案出，竟批止罚俸三月。汝以为此等皇帝能更得否？言既，二人相对大声哭。"[①]

世宗盛年去世，医官多被责罚，吴钑被削职。《明世宗实录》卷 6 "正德十六年（1521）九月丙子"条载："先是给事中邢寰等劾奏御药房供事、通政使郑宏，太医院使吴钑、郑通、任好古、沈邦治、吴杰、朱佑，院判卢志、吴英等，皆以提督太监陈敬传升得官，至武宗南幸，驾回不豫，敬与宏等妄进药饵，遂大渐，宜寘刑典。上命斩之。后敬等累奏乞宥，下刑部分别情罪轻重以闻。至是奏上，得旨：敬发充南京净军，宏发辽东广宁卫，钑

---

① 李梦阳. 空同集[M]. 四库全书（第 1262 册）. 上海：上海古籍出版社，1987：355.

附近卫各充军，通、好古、邦治、志、杰、佑、英俱革职为民。"

　　［五］林凤，生平不详。

　　［六］李宗周，正德《南康府志》卷 6《医官》载："李宗周，建昌县人，忠①医士保举，历太医院院使，升通政，掌院士。"②

　　《明武宗实录》卷 22 "正德二年（1507）闰正月己酉"条载："升太医院院判李宗周为本院使。"

　　李宗周在任时曾举荐名医吴杰。明人何乔远《名山藏》卷 102《方技记·医》载："吴杰，字士奇，武进人，其祖、父为世医，至杰……竟以医至大官。……弘治间以明医征至京师，下礼部，尚书都试，无逾杰。……正德中，掌院事李宗周竟荐杰与八人者入御药房，有与宗周同官争权者，因左右谗上，谓宗周所荐，多私与贿，皆族医也。上曰：吾试之。方病喉痹，按名召杰，一药而愈。上叹曰：有医若此，谓族医邪？因厚赐杰，诘责左右，谓宗周忠。"③

　　李宗周何时升通政使未见记载，当在 1518 年以前。《明武宗实录》卷 166 "正德十三年（1518）九月癸丑"条载："掌太医院事、通政司通政使李宗周子俨俱乞荫。"李宗周似不久即去世，而乞子荫官及曾夺情之事，后来被朝臣追究。《明世宗实录》卷 4 "正德十六年（1521）七月癸丑"条载："吏部覆给事中邢寰《奏惩夺情以重人伦事》言：丁忧之例，载诸《职掌》，夺情之禁，申于累朝，所以示教而惩不孝也。今海宗道以序班夤缘夺情，传升寺丞；故太医院使李宗周从而效尤，且获荫子，皆不孝之大者。宗道宜速问，宗周官及荫，皆宜削夺。上是其言。"

　　［七］《古今图书集成·明伦汇编·官常典》卷 416《太医院部纪事》载："徐伟，号杏庄，其先姑苏人。世业儒医，从龙北上，屡世官太医院，至公尤精显。侍世宗皇帝，简擢银台通政使，大小臣工有疾求药，无不刻期获愈。性行纯厚，谦和极至，有因七情而感疾者，诸医不能治，公先慰之以善言，次投之以药饵，而陈痾久疾，罔不即愈。"

　　徐伟渐次升迁情况如下：

　　《明世宗实录》卷 543 "嘉靖四十四年（1565）二月丙子"条载："上疾有瘳，诏升太医院使徐伟为通政使司右通政，仍掌本院事。"

　　《明世宗实录》卷 549 "嘉靖四十四年（1565）八月壬辰"条载："升掌太医院通政使司右通政徐伟为通政使，仍掌院事。"

　　《明穆宗实录》卷 56 "隆庆五年（1571）四月戊戌"条载："升太医院掌院事院判徐伟为院使。"

　　《明神宗实录》卷之 53 "万历四年（1576）八月壬午"条载："特命太医院掌院事、右通政徐伟加升太仆寺卿，仍掌院事。"

　　徐伟的经历中，也存在降职的情况。他在嘉靖时已任太医院使兼通政使，但隆庆时变为太医院判掌院事，应该也是与嘉靖去世被问责有关。万历四年加封太仆寺卿属从三品，

---

① 忠　疑当作"由"。

② 士　当作"事"。

③ 何乔远. 名山藏（第 8 册）[M]. 扬州：江苏广陵古籍刻印社，1993：5957-5958.

仍低于通政使。

明人于慎行《谷山笔麈》卷 10《谨礼》载徐伟轶事一则云:"嘉靖中,上在西城召太医令徐伟入诊龙脉。进殿蒲伏膝行,见上倨坐小床,龙衣曳地,不敢以膝压衣,奏曰:'皇上龙衣在地上,臣不敢前。'上遽以手抠衣,出腕而诊。伟但一时语耳。出至直庐,手札赐内阁曰:'伟适诊脉,称"衣在地上",足见忠爱。地上,人也,地下,鬼也。'云云。赏赉甚厚。伟见札惶惧失色,自谓若有神佑,设使误称'地下',罪万死矣。盖世庙严而多忌,误有所犯,罪至不宥,而伟偶中上旨,非虑所及,故且喜且惧耳。"①

徐伟死后,获明神宗赐祭。《明神宗实录》卷 84"万历七年(1579)二月己亥"条载:"赠故太医院掌院事、太仆寺卿徐伟复通政使,给与祭奠,仍升其子徐文元为御医,以示优恤。部覆:医术起家,虽跻三品,原无恤典,但以供奉三朝,保护功多,请乞特予之。"

左右通政

方贤[一]　浙江归安县[1]人,成化七年[2]任院使,历升左通政。

胡廷寅[二]　浙江山阴县[3]人,成化二年[4]任院使,历升右通政。

刘文泰[三]　南直长洲县[5]人,成化二十年[6]任院使,历升右通政。

任义[四]　直隶沧州人[7],成化二十年任院使,历升左通政。

张伦[五]　江西鄱阳县人,成化二十一年[8]任院使,历升右通政。

仲兰[六]　南直隶宝应县[9]人,成化二十三年[10]任院使,历升右通政。

王玉[七]　南直宜兴县[11]人,洪治九年[12]任院使,历升右通政。

徐生[八]　南直隶武进县人,洪治十二年[13]任院使,历升右通政。

徐镇[九]　南直长洲县人,正德八年[14]任院使,历升右通政。

谢鼎[十]　浙江黄岩县[15]人,正德八年任院使,历升右通政。

杨立[十一]　南京太医院籍,嘉靖元年[16]任院使,历升右通政。

陈宠[十二]　南直苏州府吴江县人,嘉靖元年任院使,历升右通政。

郑琇[十三]　南直嘉定县[17]人,正德五年[18]任院使,历升右通政。

钱寰[十四]　浙江钱塘县[19]人,嘉靖二十一年[20]任[21]院使,历升右通政。

蔡楠[十五]　浙江钱塘县人,嘉靖二十一年任院使,历升右通政。

张銮[十六]　南直长洲县人,嘉靖二十一年任院使,历升右通政。

【校注】

[1] 归安县　今浙江湖州。

---

① 王锜,于慎行. 寓圃杂记·谷山笔麈[M]. 北京:中华书局,1984:109-110.

[2] 成化七年 公元 1471 年。

[3] 山阴县 今浙江绍兴。

[4] 成化二年 公元 1466 年。

[5] 南直长洲县 今江苏苏州。

[6] 成化二十年 公元 1484 年。

[7] 直隶沧州人 今河北沧州。

[8] 成化二十一年 公元 1485 年。

[9] 南直隶宝应县 今江苏宝应。

[10] 成化二十三年 公元 1487 年。

[11] 南直宜兴县 今江苏宜兴。

[12] 洪治九年 公元 1485 年。洪当作"弘",当为抄写者避清乾隆皇帝弘历讳改。下同。

[13] 洪治十二年 公元 1499 年。

[14] 正德八年 公元 1513 年。

[15] 黄岩县 今浙江台州黄岩区。

[16] 嘉靖元年 公元 1522 年。

[17] 南直嘉定县 今上海嘉定区。

[18] 正德五年 公元 1510 年。

[19] 钱塘县 今浙江杭州。

[20] 嘉靖二十一年 公元 1542 年。

[21] 任 原作"在"字,当讹,参前后条改。

【考证】

[一] 光绪《归安县志》卷 41《人物传九·艺术》:"方贤,归安人,太医院使,与唐广才名并称。周升、周冕、周鼎师事之,俱为御医,得重名。成化中召至殿前,考医论三篇,加通政使右通政。著有《奇效良方》。"《奇效良方》现存。

《明宪宗实录》卷 2 "天顺八年(1464)二月戊申"条载:"奉旨,升太医院御医施安、郑金为本院院判,金谅、李平、潘英俱升俸二级,樊善名、宫升俱一级,医士黄王扁、李瑞、方贤俱授御医,沈海惠民药局副使,仍旧办事。"

《明宪宗实录》卷 94 "成化七年(1471)八月庚申"条载:"升太医院院判方贤为院使,御医宁瓒、常观、汪智、金谅、潘瑛俱为院判。"

《明宪宗实录》卷 148 "成化十一年(1475)十二月戊寅"条载:"太监黄赐传奉圣旨:升太医院院使方贤为通政司左通政,仍掌院事。……以通政官带俸者,自贤始。"方贤后得罪太监汪直被诬陷入罪。《明宪宗实录》卷 166 载,成化十三年(1477)五月,"甲戌……太监汪直令百户韦瑛执掌太医院事左通政方贤下西厂狱","辛巳……掌太医院事左通政方贤谪戍辽东。先是西厂未罢时,太监汪直恶贤,遣人就其家搜捡,得片脑、沉香等药,并以为盗之官库者。且家藏御墨并龙凤瓷器,俱属违法,故得罪。御医史斌以附贤,亦发为民。是日贤奏辩,以百户韦瑛尝从索药不得,为此以报私怨,请加推问。不允。"

明孝宗即位后，方贤险些被进一步治罪。1475年时，孝宗生母为万贵妃所害，方贤是当时的主诊医师之一。明人黄瑜《双槐岁钞》卷10《孝穆诞圣》载："皇妣薨，追封淑妃。京师藉藉，谓薨于鸩也。十一月，始立今上为皇太子。及登大宝，追尊皇妣，谥曰孝穆皇太后。县丞徐顼请究皇妣薨逝之由，当时诊视太医院使方贤、治中吴衡俱宜逮治。万安、刘吉力请已之。"①

方贤虽未被继续治罪，但他请求复职并退休也未获批准。《明孝宗实录》卷28"弘治二年（1489）七月壬戌"条载："近太医院降职院使方贤奏求复职致仕……本部俱执奏不可。"

[二] 万历《会稽县志》卷12《礼书四·人物之属四·艺术》中有胡廷寅传："胡廷寅，名谞，以字行。幼业儒，长遇异人，遂精医术。宪宗朝征至京师，授御医，历左通政，出入禁闼，恩宠罕俪。"

胡廷寅履历如下：

《明宪宗实录》卷169"成化十三年（1477）八月乙未朔"条载："太监怀恩传奉圣旨，授太医院医士钱宗嗣、胡廷寅、聂整、许观为御医。"

《明宪宗实录》卷230"成化十八年（1482）八月癸亥"条载："太监覃昌传奉圣旨，御医胡廷寅升太医院院判。"

《明实录》未记载胡廷寅何时升院使。但依其履历，不可能是成化二年，怀疑《太医院志》此处脱一"十"字，即成化二十年（1484）任院使。随后历任右通政、左通政。

《明宪宗实录》卷278"成化二十二年五月辛酉"条载："太监覃昌传奉圣旨，通政使蒋宗武升礼部左侍郎，太医院使任仪、胡廷寅、张伦俱通政司右通政。"

《明宪宗实录》卷284"成化二十二（1486）年十一月己巳"条载："太监韦泰传奉圣旨，升通政司左通政施钦为通政使，右通政任义、胡廷寅左通政，太医院判钱钝院使，御医施鉴、陈公贤、徐生院判，俱仍旧太医院办事。"

但在宪宗去世后，胡廷寅被削职。《明孝宗实录》卷2"成化二十三年（1487）九月丁未"条载："太医院掌院事通政使等官，施钦、任义、胡廷寅……等俱以庸医滥叨重用……胡廷寅削其官。"

[三] 刘文泰一案是明朝中期震动朝野的大事。根据《明实录》，刘文泰履历如下：

《明宪宗实录》卷228"成化十八年（1482）六月辛亥"条载："太监覃昌传奉圣旨，御医刘文泰、丘钰升太医院院判，医士宁铨、刘宗序、王玉俱御医。"

《明宪宗实录》卷259"成化二十年（1484）十二月辛未"条载："太监怀恩传奉圣旨，升……院判刘文泰院使，御医王玉院判，俱仍旧办事。"

《明宪宗实录》卷289"成化二十三年（1487）四月庚寅"条载："太医院院使刘文泰恭升通政使司右通政，御医潘泽院判，医士彭辅御医，清杞之子也。"

成化皇帝去世后，刘文泰也被降职为院判。后明孝宗拟修本草，刘文泰得到重用。《明孝宗实录》卷202"弘治十六年（1503）八月癸卯"条载：

"司礼监太监萧敬传旨：本草旧本繁简不同，翰林院其遣官二员，会同太医院官，删

---

① 黄瑜. 双槐岁钞[M]. 北京：中华书局，1999：198.

繁补缺，纂辑成书，以便观览。于是大学士刘健等奏委编修沈焘、陈霁往司纂辑。已而太医院奏，拟本院官生刘文泰等纂修誊录，送内阁校正，撰序上表进呈。健等复言：'纂辑书籍，必须通晓文义，该博典籍，庶损益得宜，痊次不谬。《本草》《证类》等书，多系前贤编纂，出入经史，文义深奥。今太医院官生仅辨药物，文理多有未谙，字样亦有不识，其所纂辑，恐多乖谬，致误后人。乞勒礼部将该院所拟纂修等项官生严加考选，如果明通药性，兼晓文义者，方许供事，毋容冒滥，妄图恩典。其本部编修二员，既奉成命委任，宜专其纂辑之际，就令通行裁定，并加校阅，务使无忝前修，有益世用，方可上陈御览。臣等叨预机密，政务繁冗，又兼纂修《通鉴纂要》等书，今本草既不在本院修纂，已有差官专理，况修书旧规，纂修之下，方有校正名目，若刘文泰等纂修，乃使臣等为之校正，揆之事体，尤为颠错，伏乞断自宸衷，臣等不必干预，庶事理允当，书籍可成。'从之。时文泰等但欲援引所亲，妄图升赏，实未有精于医理者，皆畏考试。掌太医院事、右通政施钦等自陈：'臣等一介草茅，赋性庸愚，仰承圣命，纂修本草，退而自揣，诚不胜任。乞命翰林院重臣纂修，庶克有济。'上乃命翰林院纂修，太医院官生并不必预，而免其考选。盖大学士丘浚尝欲重修本草，每种立十三则，而亲著一种为例。文泰得之，欲攘以为功，故阳为推选，以避考试。健等又言：'药物方书，太医院专职。臣等职在论思，理难侵越。且该院官生数多，中间亦必自有通晓文义之人，可以纂辑成书，伏望特回宸断，仍命该院纂经①自呈进。焘等一并取回。庶职守有定。体统不失。'上曰：'本草一书，与其他书不同。以卿等问学优深，乃命纂辑，今所言如此，其令太院自行纂修。'钦等遂具官生并儒士、画士四十七人名上。时上好医药，于南城合修诸丸，以赐臣民，太监张愉主其事，文泰等以此被宠赏，赐无算。上亲御宸翰，书药方赐之，故本草亦在南城开局。"

刘文泰主持编修的这部本草即《本草品汇精要》，于弘治十八年（1505）定稿。但不久刘文泰即被问罪，故《本草品汇精要》未被刊行。《明武宗实录》卷1"弘治十八年（1505）五月己亥"条载："司设监太监张瑜、掌太医院事右通政施钦、院判刘文泰、御医高廷和等有罪下狱。初，先帝以祷雨斋戒，偶感风寒，命瑜与太医院议方药。瑜私于文泰、廷和，不请诊视辄用药以进，继与钦及院判方叔和、医士徐昊等进药，皆与证乖。先帝遂弥留弗兴，中外痛恨……乃命锦衣卫执瑜等送都察院，会多官鞫之。""己酉……英国公张懋、吏部尚书马文升等以张瑜等狱上，谓瑜尝奉命修理药料，与刘文泰及右参议丘钰假市药侵盗官钱，及纂修本草，又荐文泰及高廷和同事，并缘为奸。先帝不豫，瑜欲援引文泰等徼幸成功，辄用其药，施钦及院判方叔和、医士徐昊等相继诊视，俱药不对证。瑜、文泰、廷和宜比诸司官与内官交结作弊而扶同奏启者，律各斩，钦等罪各有差。且言右通政王玉、院使李宗周、院判张伦、钱钝、王盘等坐视用药非宜，隐忍不举。得旨：瑜、文泰、廷和依律论死，钦、叔和革职闲住，昊发原籍为民，玉等各降二级，钰未尽之赃，追究以闻。于是玉降院使，宗周院判，伦、钝、盘俱太常寺典簿，供事如旧。后钰追赃五百两，罢为民。时大臣有阴厚文泰者，故不用合和御药大不敬正条，而比依交结内官律，其后瑜等遂以为解脱之地，识者恨之。"

如果按"合和御药大不敬"，应处斩刑，无可争议。但当时以"交结内官律"问罪，

---

① 纂经　此2字，《明孝宗实录》梁鸿志影本作"官纂辑修经"5字。

则应为绞刑。明人文秉《先拨志始》卷上《附妖言十大说》说："谨案孝宗有疾，太医进药，鼻衄，骤崩，盖误用热剂也。御药局太监张瑜、医官施钦、刘文泰等四人皆下狱。据正律：'误用御药，大不敬，当斩。'是时刑部尚书闵珪、左都御史张敷华、尚书掌大理寺事杨守随，仅引交结近侍官员律，论绞。议者犹以未尽法为恨。"[1]

沈德符《万历野获编》记载："于是南北科道刘菠等咸谓请速诛文泰以慰先帝在天之灵，上仅报闻而已。久之，二人苦辨不已，俱免死遣戍。"[2]另一条资料指出，当时太监刘瑾努力营救，在其干预下，三人于弘治丙寅年（1506）脱罪。民国《德清县新志》卷 11《艺文志二·论议》中载明人陈霆《大珰张瑜科参》，文后的"跋"中记载了事件经过：

"弘治己丑[3]四月二十七日，孝庙以岁旱，于斋宫沐浴焚香，露天为苍生请雨。是日忽冒风，次日不豫。大珰张瑜者，陕西人，主御药，素与太医院判刘文泰、御医高廷和缔结。二人者，素昧医术，而急于进用。时瑜得旨召医，将谓上疾易理，二人者可以己力引用，效且均获赏。乃尽废院中诸医，独举二人进。外廷知不可，然瑜意莫违也。既而投剂谬误，圣疾转剧，不七日晏驾。中外痛愤，奏下三人狱，朝议谓其交结近侍，朦胧进用，皆论斩。是岁秋后行刑，三人者俱赴市矣，而瑜与刘瑾乡里且素相党，遂遣家人击鼓声屈，瑾传旨取三人还，仍系于狱。公论大不平。予时备官刑科，与同僚汤仁夫礼敬辈上章论，执不听。明年瑜等赂瑾求脱，瑾既私诺，无可藉手，则嗾其申辨，屡下法司看详，辄为予辈论驳。如是者不下十余次。最后予即笔参如云云，既上法司，不复可措手，乃具奏，欲从原拟。瑾以瑜等不得脱，怒诘其故众，遂驾言刑科欲杀内官，自是视科道官若冰炭矣。丙寅冬，瑾下予于狱，杖三十棍，其余仁夫辈相继逐出。既又逐闵少保、张都宪、杨大理，已乃传旨，瑜三人免死出狱。此盖大诧异事也。"

[四] 任义，生平不详，《明宪宗实录》卷 278 载，成化二十二年（1486）五月时任太医院使，获封通政司右通政。去世后，得孝宗赐祭，《明孝宗实录》卷一百十五"弘治九年七月乙丑"条载："赐故大医院院判任义祭。时其子鼐为之请，礼部言例不当祭，特许之。"

[五] 张伦，生平不详。明人文征明《甫田集》卷 22 收有张伦题画诗一首，并有作者简介说："张伦，字文伯，仕为太医院御医。"[4]

《明宪宗实录》卷 273"成化二十一年（1485）十二月丙午"条载："太监覃昌传奉圣旨……升太医院院判张伦为院使，御医钱纯、许观俱院判。"《明宪宗实录》卷之二百七十八载，成化二十二年（1486）五月张伦获封通政司右通政。

宪宗去世后，吏部认为太医院官员过多，提出裁撤建议，张伦遂被降职为院判。《明孝宗实录》卷 4"成化二十三年（1487）十月甲戌"条载："吏部疏上：……太医院院使施钦、院判任义、章渊皆额应存留，通政司左通政张伦、左参议丘钰、院使仲兰、钱钝、院判刘文泰、汪智许观、庄元、金玺、李思勉、施鉴、陈公贤、徐生、黄绥、孙泰、潘泽、王玉则额外多余……得旨……汪智、李思勉致仕，张伦降院判，其余降御医。"

---

① 文秉. 先拨志始[M]. 北京：中华书局，1985：27.

② 沈德符. 万历野获编[M]. 上海：上海古籍出版社，2012：751.

③ 己丑　当为"乙丑"，公元 1505 年。

④ 文徵明. 甫田集[M]. 杭州：西泠印社出版社，2012：312.

弘治十八年（1505）五月，在明孝宗死后，张伦等被认为坐视刘文泰用药不当，又被降职为太常寺典簿，但仍在太医院供职事。次年他得以复职。《明武宗实录》卷 15 "正德元年（1506）秋七月己亥"条载："升太医院典簿张伦为院判。院判缺，御药房太监推伦当补，吏部言伦以庸医供奉御药有误，方降级，不当复用，然不能夺也。"

[六] 仲兰，嘉靖《宝应县志略》卷 3《人物志第六》有小传云："仲兰，字维馨。貌伟。成化间，从伯父昶至京师，以儒士授中书舍人，仍以医数召用禁中，有功，数年历太医院院判、通政司通政。家世戍广西，特改医籍。兰识鉴高郎，为诸名流所与。"道光《重修宝应县志》卷 16《列传上》中，对仲兰小传作了较多增补云：

"仲兰，字维馨，其先世某，仕元为医学教授，因世其业。伯昶，字德明，术尤工。天顺初，诏征天下名医，昶与焉。奏对称旨，治疾辄痊可，遂亲幸，授太医院院判，赐金带示宠异焉。成化时。昶侍便殿，帝问：子中谁继业者？昶曰：臣子无堪任使，侄兰工医术，书法尤善。帝谓昶举侄不举子，嘉焉，即授兰中书舍人。会昶卒，兰入太医院，历院使，加尚宝寺卿，进通政使司右通政，掌院事如故，宠遇恩赉视昶殆又过之。

兰虽以医显于时，而为人倜傥，遵礼法。曾上疏陈时政，出入禁闼，多所献替。一时贤士大夫交好最众，若刘忠宣大夏、李文正东阳、王文恪鏊、杨文忠廷和，多赋诗褒美。家居时考订典制，建祠祀其先人，祭仪悉如古礼。事母孝，又让产诸昆季，乡人称之。子本、棐皆举进士。"

明代著名文人李东阳作有《送仲维馨院使还宝应诗》，另外还为他题写墓志铭。焦竑《国朝献征录》卷 78《太医院院使仲君兰墓志铭（李东阳）》云：

"曩仲君维馨自言：吾非老寿者，自是不过可度十岁。时方强壮无疾灾，予颇讶之。今年计至其时，仅十岁耳。君以医名，每闻其切脉，决生死寿夭，多奇中。此尤奇者，固以医故邪，抑其识见有绝人者，而非独医也？卒之日，其子礼部主事棐在京师，奉礼部右侍郎傅公状，泣告予曰：吾父恒言，必死，得先生铭，今敢以请。然则君固已计及此矣，其亦可念也哉！君讳兰，字维馨，先世本杨州人，国初居宝应，亦扬地也。高祖明斋，元医学教授。曾祖彦霖，祖恭世，不易业。考讳旺，赠尚宝司卿。君丧父甫七岁，母郑宜人矢不贰志，鞠成之。君稍长，通医学，诸父莫能屈，每以试人辄中。天顺、成化间，伯父昶被征官太医院判，及阕服再上，君皆从行，名渐彰，求之者户屦常满。尤攻楷法，尝以所书上进宪庙，以能命试字中书，三年授中书舍人，又数年仍以医入直御药，进药辄效，升尚宝司丞。后皇太后违和，独被秘旨，膺专任，累四十余日，功既奏，特升卿。寻命掌太医院事。上尝令诊脉，奏曰：圣躬万福，患微在膂耳。时中官皆不预知，因称旨，赏赉殊厚。君世戍广西，间以请，特改医籍，盖旷典也[①]。又数年，升右通政，莅事如故，属在告累用。宪庙既弥留，趣召君时，已不及。今上即位，左迁太医院使，寻念春宫旧劳，特赐币焉。未几，以疾告归其乡，四年卒。君长身伟貌，论议亹亹，其人敦雅和厚，以文义缘医术，不局方案。其理院事，力去宿弊，择群医少俊者汲引之，皆有名。尊贤乐善，能赴人之急。以伯父教育恩归，其父子二丧礼葬之周，其后甚厚重时祀，虽旅寓必割牲飨客以常。尤敦母事，滫瀡备至，虽在远外，必时致乡物。既贵，累贶封命，力扬母节。有

---

① 按《明史》载："户有军籍，必仕至兵部尚书始得除。"免除军籍是皇帝特许的恩典。

司闻之，请于朝，旌贞节之门。其归也，母就孙养，居京师，因留其妻，俾备甘旨。独处乡邑，旁无媵侍。忽思母甚累，请还。比至，阅月而君疾作，君知不可为，重伤母，匿不以告，盖至死无遗属也。是亦可悲矣。子桀，举丁未进士，为翰林庶吉士，授今官；本，举庚戌进士，授刑部主事。君闻之愀然弗乐，曰：吾世以活人业，刑官宁能保不误杀乎？及闻本坐累，补汝宁府通判，喜曰释重负矣。"

上文所载应仅是墓志铭之序，未载铭文。嘉庆《重修扬州府志》卷 27《冢墓志》载："太医院使加右通政仲兰墓，在黄浦镇东三里，李东阳志铭，谓其以医寿国，以儒兴门。"20 世纪 70 年代，仲兰与其妻杨氏合葬墓被发现，南京博物院进行了发掘清理，发现墓主仲兰手中握有柴胡一束。据墓志，仲兰生于明正统五年（1441），卒于弘治八年（1495）。[①]

仲兰精通医术与书法，所以最初是以"中书舍人"任官的。《明宪宗实录》卷 96 "成化七年（1471）闰九月壬戌"条载："授习字儒士仲兰为中书舍人。近时习字中书者，非大臣子不得与，而兰以其伯父任太医院判供事内御药房故，夤缘乞恩，诏特许之，不为例。"《明宪宗实录》卷 187 "成化十五年（1479）二月己亥"条载："太监怀恩传奉圣旨，中书舍人仲兰御药房办事。"

仲兰后来被授尚宝司卿，此为正五品官，原本掌宝玺、符牌、印章之事，后来也作虚职恩荫寄禄。仲兰以此身份兼管太医院。《明宪宗实录》卷 212 "成化十七年（1481）二月乙丑"条载："太监李荣传奉圣旨，尚宝司卿仲兰，令同左通政蒋宗武等管太医院事。"

其后升通政司右通政。《明宪宗实录》卷 277 "成化二十二（1486）年夏四月丁丑"条载："太监覃昌传奉圣旨，升……尚宝司卿仲兰为通政司右通政，太医院御医李思勉为院判，俱办事如旧。"至次年，因成化帝去世，被降为院使。按其墓志载"未几以疾告归其乡"，参考宪宗去世后裁撤医官的诏令，他未被留职，故告归可能是不得已之举。

明代倪岳《青溪漫稿》中有《赠太医院使仲君南还序》，对其家世和医术叙述颇详。文中说："太医院使宝应仲君惟（维）馨以疾乞归，疏闻，诏许之，且俾疾愈供职如故……君少丧父德高府君，赖母辛苦守节以育于成，伯父太医院判德明，尤笃意抚教。君刻志学问，绍其世业，以精钟、王学，拜中书舍人，累迁尚宝卿右通政，改授今职。两荷封章，推恩其亲，而母氏之节，亦拜旌表之命。……闻君之先，自明斋先生当元季起家医学，教后世以轩岐之术，惠济一方，至德明益显，然亦仕止院判耳。及君而涤被宠擢，五转官而未艾也。……君博通儒书，识明才敏，究心家学，复出侪。经其诊切者，可以决死生于岁月之前，起阽危于困绝之际，以予所闻而知者，比比也。其所未知者，夫岂可数计哉！是以上自朝廷贵宦之家若儒士大夫，下及婆人鄙苍之辈，恒恃君为归。君亦乐于济物，有召即往，虽其疾少艰步履，而于所以施其道以全夫人者，固无所妨也。"[②]

[七] 王玉，嘉庆《宜兴县志》卷 7《选举志·征辟》载："王玉，字汝瑛，成化末举明医，为太医院医士。宏[③]治初，每用药辄有奇效，上暨太后甚嘉宠之，累官至通政司。赐麒麟服一袭，犀带一围。又尝御书药方以赐焉，子廷相，官御医。"

———————————

① 明太医院使仲兰墓[A]//南京博物院编. 文物考古资料[M]. 南京：南京博物院，1978：1-2.

② 倪岳. 青溪漫稿[M]//沈乃文主编. 明别集丛刊，第 1 辑 第 60 册. 合肥：黄山书社，2015：346.

③ 宏 当作"弘"，避弘历讳改。

其升迁履历如下：

《明宪宗实录》卷 228 "成化十八年（1482）六月辛亥"条载："太监覃昌传奉圣旨，御医刘文泰、丘钰升太医院院判，医士宁铨、刘宗序、王玉俱御医。"

《明宪宗实录》卷 259 "成化二十年（1484）十二月辛未"条载："太监怀恩传奉圣旨，升……御医王玉院判，俱仍旧办事。"

宪宗去世后，刘文泰等被治罪，多名太医官员受连累，王玉被降二级。孝宗初年裁撤太医院官员，王玉被列在"额外多余"之列，但似未受太大影响。不久王玉以有功要求升职，招致大臣批评。《明孝宗实录》卷 60 "弘治五年二月甲寅"条载，"时御医王玉自陈效劳春宫，乞升职。吏部请逮问其罪。得旨：王玉免送问，升俸二级，后有奏扰者，送问不宥。于是太子太保、吏部尚书王恕等言：陛下即位之初，裁革冗员，太医院堂上止留院使一员、院判二员，额外滥设者俱降御医供事。今玉又以自陈，升俸二级。臣等窃惟赏当功则天下知劝，罚当罪则天下知惩，玉本以传奉升至院判，顷因科道建议，降为御医，陛下若听臣等所言，将玉置之于理，是为惩有罪，法之正也，免其送问，是为宥有罪，犹之可也。今既免其送问，又升俸二级，是为赏有罪矣，岂可乎哉！若臣等不言，后来复有乞升奏扰者，却行执奏，其何以服彼之心，亦何以服天下之心？欲天下不谓臣等为佞臣，得乎？伏望收回升俸之命令，玉仍以旧职供事，庶不累陛下初政之美。从之。"

其后王玉仍得以逐步升迁。《明孝宗实录》卷 115 "弘治九年（1496）七月戊辰"条载："升……太医院院判王玉为院使。"《明孝宗实录》卷一百五十二 "弘治十二年（1499）七月庚午"条载："传旨，升太医院院使王玉为通政使司右通政，仍掌院事。" 1507 年王玉退休，《明武宗实录》卷 22 "正德二年（1507）闰正月乙巳朔"条载："太医院院使王玉乞休致，许之，复其右通政，令给驿以归。"

王玉曾被赐御书药方，明吴宽《家藏集》卷 54《题跋三十四首·恭题院使王玉被赐药方后》载："钦惟皇上当圣政之暇，游心文艺，尝遍阅圣祖太宗文皇命儒臣所修《永乐大典》，择医方之良者，以太医院使臣王玉精于其术，亲御翰墨，特俾左右持赐之。玉既拜受，不胜荣幸，装潢成册，将传之子孙，永为家宝。以臣宽在侍从之列，谨奉以示，期以芜词，表扬宠遇之万一。臣宽仰而叹曰：仁哉！圣心乃天地生物之心也。易曰：天地之大德曰生，圣人之大宝曰位，可以守位曰仁。盖仁之为道，爱人而已矣。爱人者视天下之人痒苛疾痛，皆切于身，惟欲去其所苦以并生于世焉耳。故世之为术者，亦多惟医称为仁术，其良方载之《大典》实多。顾《大典》为书，卷帙浩繁，藏之中秘，天下人既不得而见，其分门别类，包罗古今，无所不备。皇上不以他所载者书，而独书乎此，以为医家之赐，岂非欲广仁术于天下，而欲人皆跻于寿域，以并生于世也欤？臣宽愚昧寡学，窃窥圣心之所在，谨识于后，岂特表扬玉之宠遇而已。若夫宸翰珠圆玉洁，动合规矩，深得天纵之妙，此又不暇赞述者。玉被赐在弘治丁巳（1497）八月，后二年己未（1499）六月十二日，通议大夫吏部左侍郎臣吴宽拜手稽首谨识。"[①]

［八］徐生，生平不详。其升迁履历如下：

《明宪宗实录》卷 271 "成化二十一年（1485）十月己卯"条载："太监韦泰传奉圣旨：

---

① 吴宽. 家藏集[M]. 上海：上海古籍出版社，1991：500.

鸿胪寺主簿徐生、医士曹源、常行、陈公贤俱升太医院御医。"

孝宗年间，徐生医治有功，被升为院判，但引来群臣非议。见《明孝宗实录》卷 51 "弘治四年（1491）五月"的相关记载：

"辛卯……太监覃文传旨，升御医徐生为太医院院判。时院判员缺，本院举上一人，吏部不可，内批遂以徐生补之。御医许观言：前此本院会考御医、医士人，等有一等、二等之分，名在二等，不当越次补官，吏部请于考中一等御医内举用，生夤缘求升，宜治其罪。上曰：既有前例，吏部仍会礼部、太医院同御药房太监推选。吏部言：旧例，太医院员缺，先呈本部具奏，乃下本院推举，送部除授，无同内臣推举事例。得旨：既不必会选，徐生曾用药有效，升院判。由是科道交劾生违例求升，太监覃文又开传奉之路，乞罪生以为传升之戒。上曰：御医专以用药有效为功。生用药曾效，因此升职。尔等何乃有此言？不允。"

"癸卯……监察御史滕佑劾（杜）昌曰：……成化末年，群小用事，闾阎贩夫，夤缘其请，率以传奉得官，一时名器大为亏坏。皇上即位之初，亟图作新，故首革冗官，或降职改调外官，或照原职闲住，或降职供事阙廷。其太医院官，则敕令科道等官会同考察，不才者降黜，可用者第为二等，以次录用，盖别贤否、杜奔竞，而为长久之道也。奈何徐生敢开幸端，夤缘祈请，以用药有效，欺罔陛下，越次升用？弊端一开，奸宄相庆……盖由徐生一开端于前，是以杜昌等复效尤于后，此天下冗员复起之渐也。冗员既起，则群小满朝，成化末年之弊政，将复见于今矣。伏望将徐生、杜昌等执送法司，重加发遣。今后但有祈请不由吏部推选者，及代为祈请之人，俱照此例施行。其太医院官员缺，俱照等第以次升用，则王言隆重，奸宄屏息，可以高拱而治矣。上曰：徐生以升用矣，其置勿论。杜昌等吏部再议处。"

《明孝宗实录》卷 52 "弘治四年（1491）六月乙卯"条载："吏部尚书王恕等言：比因太医院院判徐生夤缘复用，臣等言之，科道言之，俱不见听，以致文华殿书办中书舍人杜昌等辄敢效尤，此御史滕佑所以反复恳恳言之也。伏望将徐生、杜昌等执送法司，明正其罪，庶纪纲不坏，弊端可绝。若置而不论，则传奉降革官员，又何惮而不为奏扰哉？奏上，得旨：杜昌等具奏烦扰，希求复职，本当执问，姑贷之，令仍旧供事。"

《明孝宗实录》卷 152 "弘治十二年（1499）七月庚午"条载："传旨，升太医院院使王玉为通政使司右通政，仍掌院事。院判徐生为院使，御医常行、王盘、黄绶、方叔和俱为院判。"

徐生去世后获孝宗赐祭。《明孝宗实录》卷 165 "弘治十三年（1500）八月甲申"条载："故太医院院使徐生、院判陈公贤之子各为其父乞赐祭，礼部执不可，命特与之。"

［九］徐镇，民国《吴县志》卷 75 下《艺术二》载："徐镇，明长洲人，业医，少年即有医名。毅皇帝以马逸伤，诸尚药以非世业莫能治，召镇治之，奏效，官至九列，子孙世以其术仕太医院。"又《明世宗皇帝》卷 26 "嘉靖二年（1523）闰四月辛丑朔"条载："以用药有效命，给太医院院使杨立、陈宠金带，院判郑琇、徐镇钑花银带，吏目曹鼎并冠带，医士许绅等俱升御医。礼部执奏载，不允。"

［十］谢鼎，生平不详。

［十一］杨立，生平不详。曾随世宗亲征蒙古有功，获升太医院判。《明世宗实录》卷 2 "正德十六年（1521）六月甲寅"条载："录从龙功，升……良医副杨立太医院院判，周祥、郑琇俱御医。"按《太医院志》，他在嘉靖元年（1522）任太医院使。次年曾获嘉奖，

《明世宗皇帝》卷26"嘉靖二年（1523）年闰四月辛丑朔"条载："以用药有效命，给太医院院使杨立、陈宠金带，院判郑琇、徐镇钑花银带，吏目曹鼎并冠带，医士许绅等俱升御医。礼部执奏，不允。"

[十二] 陈宠，太医陈公贤之子。崇祯《吴县志》卷53《人物十九·方术》有小传："陈宠，字希承，亦公贤子。世业儿科，弘治间召入禁典药，上喜其恭谨，用药神效，简二奇方识御宝以赐之，历迁院使，加秩至右通史。"

陈宠所获赐之御书药方，后由明人吴宽作题跋。吴宽《家藏集》卷54《题跋三十四首·恭题医士陈宠被赐药方后》说："太医院之设，其下有医士，常数百人，而得入御药房供事者才数人而已。盖居禁中典御药，必其人艺术精良，性行醇谨者，始预冠带医士。臣陈宠既在选中，乃弘治己未五月，皇上出用药二奇方，识以御宝而赐之，此又数人者之所少有，而宠之所独得者也。宠感激无已，饰为巨卷，奉以见示。惟宠之先，专门小儿医，擅名吴中者累世矣，至其父公贤，始获召用于朝，后任御医，秩满，恳以老疾，请蒙擢院判，致仕还家。宠早承医业，深得其妙，旦暮出入，小心恭谨。皇上念其勤劳，录其功绩，又重其世医之子，乃有此赐。是虽出于特恩，而非有所私于宠也。宠于二方，既珍藏之，以图报荣遇之不偶，其亦广传之，以推播恩泽于无穷云。"[①]

陈宠于1529年致仕。《明世宗实录》卷100"嘉靖八年（1529）四月癸未"条载："太医院院使陈宠以老乞休，上以其供事久，命升通政使司右通政致仕。"

[十三] 郑琇，生平不详。曾随世宗亲征蒙古有功，获任御医。后来历升太医院使、通政司右通政。万历《嘉定县志》卷1载："兴府良医，以从龙累官太医院院使。"万历《承天府志》卷2载："郑琇，嘉定县人，援例由候缺良医升通政司通政。"按明代夏言《夏桂洲先生文集》卷十五载，他在嘉靖十六年（1537）患病，"钦蒙圣恩，遣太医院左通政许绅、右通政郑琇俱来看视臣疾"[②]。

[十四] 钱寰，万历《钱塘县志·外纪》载："钱寰以小儿医征授御医，侍太子疾有效，升右通政。"万历《杭州府志》卷91《人物二五·方技》记载："钱寰，钱塘人。工小儿医，嘉靖初征赴京师，授太医院冠带医士，历升御医，戊戌（1538）侍皇太子疾有效，升通政司右通政。"1545年钱寰仍在任。《明世宗实录》卷297"嘉靖二十四年（1545）三月戊寅"条载："吏部拟京堂官四品考察，自陈者……管太医院事右通政钱寰，……宜留用原任。"

[十五] 蔡楠，生平不详。

[十六] 张銮，生平不详。其仕途有起有落。1513年曾由御医降职，见明人李默、黄养蒙编《吏部职掌》中的《文选清吏司·升调科·降调医官》载："正德八年（1513）御医张銮降本院吏目。"后又任太医院使，1561年以通政使身份退休。《明世宗实录》卷496"嘉靖四十年（1561）五月丁丑"条载："上令……掌太医院事通政使张銮各致仕。"另外明人王世贞《弇州续稿》卷93《文部·墓志铭·冠带医士渔洋王君暨配山孺人合葬志》中提到："余守尚书刑部郎中，而病寒且殆矣，故通政使张銮与其弟判太医院承宗皆国医，环视莫敢进所见。"说明张銮后来官至通政使，似应列入"通政司"一节。

① 吴宽. 家藏集[M]. 上海：上海古籍出版社，1991：500-501.
② 夏言. 夏桂洲先生文集[M]. 四库全书存目丛书（集部第74册）. 济南：齐鲁书社，1997：652.

通 政 参 议

吴衡[一]　由顺天府[1]治中，成化九年[2]钦取御药房供事，十四年[3]升通政司参议。

丘钰[二]　浙江乌程县[4]人，洪治十七年[5]任院使，历升通政司右参议。

【校注】

[1] 顺天府　今北京。

[2] 成化九年　公元1473年。

[3] 十四年　公元1478年。

[4] 浙江乌程县　今浙江湖州。

[5] 洪治十七年　公元1504年。

【考证】

[一] 吴衡，生平不详，曾任顺天府治中。"治中"相当于州官的副手，明朝唯京府（如顺天府、应天府）置治中一职，品等为正五品。《明宪宗实录》卷74"成化五年（1469）十二月壬戌"条载："太医院办事、府同知吴衡乞致仕。诏不许，仍升顺天府治中，入御药房。初，衡以崇仁县医官入太医院，后升翰林院典籍，天顺初清翰林院官属，升补外任，衡得处州府同知，改徽州，以朝觐被考老疾致仕。太监许安传奉圣旨：留衡太医院办事。寻请给俸，户部议如同知例，于本院给之。至是乞致仕，而又得升职云。"

1475年吴衡与方贤曾主诊孝宗生母，因无效，险被问责，大臣力谏得免。

[二] 丘钰，生平不详。《明宪宗实录》卷177"成化十四（1478）年夏四月甲午"条载："太监覃昌传奉圣旨，太医院医士……丘钰俱升御医。"《明宪宗实录》卷228"成化十八年（1482）六月辛亥"条载："太监覃昌传奉圣旨：御医刘文泰、丘钰升太医院院判。"

《明宪宗实录》卷277"成化二十二年（1486）四月甲申"条载："太监韦泰传奉圣旨，太医院判丘钰升通政司左参议，仍旧办事。"

宪宗去世后，吏部裁撤太医院官员，丘钰被列为"额外多余"者而降职。后又得封右参议。《明孝宗实录》卷214"弘治十七年（1504）七月辛丑"条载："太医院带俸院判丘钰九年考满，自言昔在成化中尝传升通政司右参议，后被劾革去。今有疾不能供事，乞复参议职致仕。吏部执不可。命仍升右参议，照旧供事。"

明孝宗去世后，丘钰与刘文泰均被问罪。《明武宗实录》卷1"弘治十八年（1505）五月己酉"条载："刘文泰及右参议丘钰假市药侵盗官钱……钰未尽之赃，追究以闻……后钰追赃五百两，罢为民。"

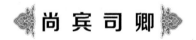

尚 宾 司 卿

仲兰　见前。

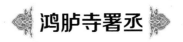

光禄寺署丞

沈襦[一] 南直华亭县[1]人。
张应试[二] 南直长洲县人。
蔡文亨[三] 浙江钱塘县人。
徐文元[四]
李华[五]

【校注】

[1] **南直华亭县** 今上海。

【考证】

[一] 沈襦 生平不详。曾任太医院院判。在万历时曾拟任太医院使。民国《龙岩县志》卷 20《列传·石应岳传》中载:"万历初,请节用以裕国储。时皇嗣生,太监刘阳等拟旨,升医院使钱增为右通政,院判沈襦、何云鹏等为院使。应岳援例谏止。"

[二] 张应试 生平不详。曾任南京太医院院判。现存万历刊本陈言著《杨敬斋针灸全书》有"御医直隶长州怀仁张应试校正"字样,则知其字怀仁。万历三十五年(1607)刊本涂绅所著《太医院颁行内外诸科方论百代医宗》也有署名"吴郡张应试"的序言。

[三] 蔡文亨,生平不详,曾任太医院院判。据《明神宗实录》卷 167"万历十三年(1585)十月癸酉" 条载:"内批:以御医蔡文亨、陆得元、徐文元为太医院院判,并敕御医历俸六年以上,得遇缺升补。吏部据例争之,不听。"

[四] 徐文元,生平不详。太医院使徐伟之子,万历七年(1579)以父荫封御医,后曾任太医院判、院使。康熙《嘉定县志》卷 11《选举志下·杂进》载:"徐文元,太医院院使,加鸿胪寺卿衔。"①《万历起居注》载大学士沈一贯奏:"太医院判徐文元、罗必炜,御医何子忠,吏目许登云,奉命到臣寓所。臣恭设香案,扶掖望阙叩头谢恩。文元等更迭诊脉,共制医方,以攻臣病,复备举调摄之术,以宽臣心……"②

[五] 李华,生平不详。

鸿胪寺署丞

罗必炜

① 康熙嘉定县志[M]//上海市地方志办公室,上海市嘉定区地方志办公室编. 上海府县旧志丛书·嘉定县卷(第 1 册). 上海:上海古籍出版社,2012:637.

② 南炳文,吴彦玲辑校. 辑校万历起居注(第三册)[M]. 天津:天津古籍出版社,2010:1608-1609.

何子忠[一]

许重晖

张一龙[二]

李如柏

支如升[三]　南直苏州人。

何其高[四]　南直嘉定人。

【考证】

[一] 何子忠，生平不详。《万历起居注》载其于万历二十六年（1598）十一月七日以御医身份为大臣沈一贯诊病。

[二] 张一龙，生平不详，万历十五年（1587）曾主持京师散药救疫。是年五月京城灾疫盛行，万历诏令太医院精选医官诊视。《明神宗实录》卷187"万历十五年六月戊寅"条载："礼部题：……太医院委官张一龙等造册呈报，自五月十五日开局以来，抱病就医，问病给药日计千百。"

[三] 支如升，生平不详。万历四十五年（1617），朝鲜国遣医官来华问学，太医院御医傅懋光充正教，为对方解答问题。支如升作为备员参与此事。见傅懋光《医学答问》一书。

[四] 何其高，光绪《嘉定县志》卷20《人物志五·艺术》中有小传："何其高，字仁所，诸生。入医院，由吏目迁御医，加鸿胪寺署丞。保御神宗，赐龙凤宫扇、宫帕等物。又侍光宗于青宫，屡赐酒脯。先是，万历三十六年（1608）京师疫，其高施诊施药，全活无算。卒年七十。"[①]

上林苑监监丞

许栋　浙江会稽县人。

吴海　浙江金华人。

窦养相[一]　山西沁水人。

周学诗　南直苏州人。

刘廷宦　浙江鄞县[1]人。

张国光　南直长洲县人。

陈玺[二]　山东临清州[2]人。

李如柏　南直长洲县人。

---

① 光绪嘉定县志[M]//上海市地方志办公室，上海市嘉定区地方志办公室编. 上海府县旧志丛书·嘉定县卷（第3册）. 上海：上海古籍出版社，2012：2282.

罗成名　湖广石首县人。

支如坤　南直苏州人。

【校注】

[1] 鄞县　今浙江宁波鄞州区。

[2] 临清州　今山东临清市。

【考证】

[一] 康熙《沁水县志》卷6《选举》载:"窦养相(采访①),名医,任太医院吏目,升卫医。"

[二] 陈玺,生平不详,曾任太医院院判。《明神宗实录》卷595"万历四十八年(1620)六月辛亥"条载:"大学士方从哲以询之太医院院判陈玺、御医何其高等,知圣体尚未平复,诣仁德门问安。"

赠　谥

袁宝[一]　湖广蕲州[1]人,任院判,永乐五年[2]谥襄敏。

蒋用文[二]　南直句容县[3]人,任院判,洪熙元年[4]谥恭靖。

许绅　见前,谥恭僖。

【校注】

[1] 湖广蕲州　今湖北蕲春县。

[2] 永乐五年　公元1407年。

[3] 南直句容县　今江苏句容市。

[4] 洪熙元年　公元1425年。

【考证】

[一] 袁宝,字士珍,曾任太医院院判。《明太宗实录》卷21"永乐元年(1403)六月乙丑"条载:"升前燕府②良医陈克恭、王彬、袁宝为太医院判。"

明人杨士奇《东里续集》卷32《墓表·赠太医院使袁君墓表》载:"余仕于朝三十年,同朝自六卿及近侍诸司,凡其正贰,操行贤否、才艺高下,概知之。至同寮同志,相资相悦,如一家兄弟,若太医院判袁士珍、蒋用文者寡矣。士珍家蕲春,用文家仪真,中岁相

---

① 指此条系修志者采访得来。

② 燕府　即燕王府。永乐帝朱棣称帝前为燕王。

值为同官，辄相亲爱。士珍明爽果毅，用文温恭详雅，两人于职事能各逊所长，而虚心相从，始终未尝一毫异意。而距数月，两人皆卒。初，仁宗皇帝在春宫，余为谕德，与士珍、用文同侍监国者最久，有往还之好。用文殁，既表其墓，士珍墓尝许为表，属久未暇，忽今八年，然心未尝忘也。

士珍袁氏，讳宝，士珍字也。其父仲和，母戴氏。士珍事父母孝，洪武中，父名傅兵籍，当行。士珍甫成童，请代行，所司以其孱弱，不听。士珍强激厉为精悍，作气扬扬，乃听之。既至京师，选充乐舞生，从太宗文皇帝之国于燕。时金华戴原礼以名医召至，士珍奉旨从授医业，后从入金华山中，往来十余年，遂得丹溪朱彦修①之传。文皇帝靖内难，躬亲兵革者数年，士珍皆侍行，有保和功。内难平，授承直郎、太医院判，进承德郎。士珍事上，小心敬慎，一时勋臣贵戚之家有疾，率走迎之，无不效者。或贫与贱者以急告，亦趋赴，未尝责报。而雅厚文学士，士多德之。士珍处人以诚，人有过，不为苟容，能改辄欢然相亲，无宿怨意。莅事人服其公，于利取予必度义。永乐廿二年（1424）十月十二日卒，春秋六十有二。讣闻，仁宗皇帝悼惜不已，赐赙及棺，命有司给舟车，遣中官护丧，葬南京安德门外。明年五月，赠太医院使，遣官赐祭，备始终之恩云。

士珍娶马氏，贤而能家。后六年卒，合葬于夫之墓。子男三，瑛、瑾、理；女三。孙男若干。

先是，四方士以医召至隶太医者累千人，皆能道袁、蒋之德。暨卒，皆追慕之，至于今未已。或有窘乏，辄嗟咨相谓：袁、蒋在，吾属不及此。此岂音声笑貌之所能为哉！盖士珍之所可重，非独其医之良也。虽当时士大夫多知之，而不若余知之深也，遂为之表。"②

按墓表中提到，袁宝曾从学于明初名医太医院使戴思恭。朱儒《太医院志》未收录戴思恭之名。《浦阳建溪戴氏宗谱》卷 6 载有《明奉政大夫太医院使显一府录行状》，即戴思恭之行状，其中载有袁宝事云："公讳思恭，字原礼……游丹溪之门三十余岁……岁丙寅（1386）三月二十九日，圣体瘕聚，以名臣荐知，上赐礼币楮镪③，遣典宝、吴尉等差驾坐船征召，入见即奏奇功，赐以金帛鞍马。上曰：我日当分膳与卿。选拔良子弟袁宝、王彬从学焉。……永乐甲申（1404）三月致仕，……永乐乙酉（1405）夏四月，上遣内臣杜典、院判袁宝，赍赐礼币楮镪至家，以安车迎入。"④

明代梁潜《泊庵集》中有《袁院判画像赞》，描述了袁宝的气质与品格说："蔼乎其气之温，绰乎其容之舒。虽简易以谐世，亦礼义之同趋。窥轩岐之秘，究卢扁之书。秉景运以龙附，效忠荩而不渝。药畦春霁花径雨，余妙生意以同物。乐神情之洒如此，画者所未能知，而公之高致，方与古而为徒也。"⑤

[二] 蒋用文，曾任太医院判。《明太宗实录》卷 104 "永乐八年（1410）五月庚午"

① 朱彦修　即朱震亨，字彦修，号丹溪，元代浙江义乌人。著有《格致余论》《局方发挥》。

② 杨士奇. 东里集（第 2 册）[M]. 上海：上海古籍出版社，1991：80-81.

③ 楮镪　纸钱。明朝洪武、永乐时曾发行纸钞。

④ 浦江县中医院. 戴原礼医论[M]. 上海：上海科学技术文献出版社，1999：139-140.

⑤ 梁潜：《泊庵集》卷十三《袁院判画像赞》，沈乃文主编：《明别集丛刊》，第 1 辑　第 20 册[M]. 合肥：黄山书社，2015. 12. 539.

条载："是日，皇太子升太医御医蒋用文为本院院判。"

万历《上元县志》卷 11《人物志，人物杂志》有传记云："蒋用文，其先魏人，洪武初徙句容，遂入都城。精于医，其医主李明之[1]、朱彦修，不执古方而究病所本，自为方，故所治恒十全。王公大人下逮氓隶有疾，众所难愈者，谒用文，治即愈，谓不可愈，无复愈者。"据谈迁载，蒋用文的老师为韩卓甫："明初濠人韩，提一药裹游海盐之澉浦，家焉。名籍籍起，官御医，淮南蒋用文所师事也。"[2]

明代杨士奇《东里文集》有《赠太医院判蒋用文序》，记载他的事迹和品格说："永乐二十年春，驸马都尉广平侯袁公得疾日剧，礼致太医院判蒋用文治之，数月以瘳。公德之既厚，其报又以为非文无以达意也，遂属笔于士奇。盖尝观于世之高爵重禄者，其有资于人，不权事之轻重，率自大而指使之；而士之怀负艺能者，于人之求之也，不度事之缓急，恒自重而固闭之。以是不相下而不相济，二者盖均失之矣。如求之者，忘其势而将之以礼；应人之求者，乐其诚而志于行，道则必相得而克相成也。公之为人，温温谦恭，以礼下士，凡于德必报，而有始终之义。盖未尝一毫挟贵富自大也。此有以见盛时公卿之厚德矣。用文其业精于理，其志急于济物，不以贵富贱贫而或异，不以艰难仓卒而苟怠。惟其施之效而人德之与否不计也，又有以见仁人君子之所存矣，则其所以相得而克相成者，夫岂偶然之故哉。然公为国大臣，获致安其身，上以为国家重，下以系众人所瞻者，此其功岂可以寻常概论哉。则公之所报，用文之所受，皆当夫义，余安得不为喜谭而乐道之也？"[3]

杨士奇又曾为蒋用文作墓表，《东里文集》卷 16《墓表·赠奉议大夫太医院使谥恭靖蒋公墓表》载："永乐二十二年（1424）七月十一日，太医院判蒋用文卒于北京。初，疾且革，手自为启附进。上时在文华殿，得启骇愕，亲御宝翰，遣中官问复有欲言。用文强起拜命言：臣所愧恨者，不能报盛德耳。又为书与其素所厚左春坊大学士杨士奇诀，明日卒。命兵部给驿舟还其丧，遣中官督治祠坟。后六日，太宗皇帝宾天。踰月，上嗣大位，明年，改元洪熙之三月，诏赠用文奉议大夫、太医院使，特谥恭靖，追官赐祭，而官其长子主善为太医院判。主善以治命求墓文。士奇与用文同事上于春宫，相知实深。用文官太医，其所以受知于上者，能随事献规益，有问必正对，以是甚见亲厚，而非专以医也。用文明当世之务，其哀矜恻怛之意，恒存于中，间与之言，未尝不忠爱惓惓也。上尝论保和之要，对曰：在养正气耳。正气完，邪气无自入焉。又问：卿于医效率缓，何也？对曰：善治者必固本，急之恐伤其本。圣人所以戒欲速也。言关于理道，多类此。用文初入太医院，为御医，永乐八年（1410）升院判，自是专侍文华殿。其于医，主李明之、朱彦修，不执古方，而究病所本自为方，故所治恒十全。王公贵人下逮贱隶细氓有疾，众所难愈者，谒用文，多良愈。如用文谓不可愈，即无能愈者。凡所愈，报不报不计。为人恂恂，醇厚恭谨，有行义。其自幼以孝闻乡里，十余岁能自树立，袭祖父业，而用儒医起家。在京师所居近市，辟一斋，深邃明爽，题曰'静学'。又治一斋公署左偏，题曰'缉熙'，图籍充轫。稍暇即斋中研玩雠校，未尝释卷。喜为诗文，遇名贤所制，率自抄录，盖虽老学问不

---

[1] 李明之　金代医家李杲，字明之，河北正定人。著有《脾胃论》《内外伤辨惑论》。

[2] 谈迁. 谈迁诗文集[M]. 沈阳：辽宁教育出版社，1998：176.

[3] 杨士奇：《东里文集》卷七《赠太医院判蒋用文序》，沈乃文主编：《明别集丛刊》，第 1 辑 第 25 册[M]. 合肥：黄山书社，2015.12.568.

倦，文人韵士过从者无虚日。宾至，必置酒，或五行，或七行，吟咏为乐。与人交，表里始终一致。没之日，无贵贱戚疏，咸嗟咨悼惜，曰善人已矣。享年七十有四。

蒋氏之先，家魏州，金国子助教曰安中，以直谏显。泰和间，其孙应茂徙扬州之仪真，生梦雷，元扬州路医学教授；生伯雒，举进士，崇明州判，洪武初用荐名为史官，以疾辞，遂出为兰阳县丞，居官有惠政。其配魏氏，用文考妣也。用文讳武生，以字行，娶王氏，先卒。子男四：主善、主敬、主孝、主忠，皆醇谨克肖；女一，顾玑其婿也。孙男女各二。用文所著，有《静学斋稿》若干卷，《治效方论》若干卷。

呜呼！三代盛时，王朝自公卿下暨百执事皆贤且材，而各以其技能朝夕献忠于王之左右，惟王乐闻之而莫之违也，故见诸其治为盛。后世非徒其臣之不能皆贤且材，亦乐闻善于下者鲜矣，其何怪夫治之不古若哉！故用文志希古人，亦必圣明在上，有大舜乐善之，诚有以来之矣。至其身既没，德意不衰而愈隆，益以见圣诚之至。呜呼！虽不独为蒋氏荣，如蒋氏之后，有能知其先所以致此而图敬承之不隳者，亦贤也矣！故表诸墓而告之。"①

墓表中提到，蒋用文在京师有"静学"斋室。明代金幼孜《金文靖集》有《蒋御医静学斋》一诗，可资补充。诗云："伊人抱冲素，而有冰雪资。斋居谢尘垢，恒以静自怡。图书盈几案，涵泳窥圣涯。幽观契玄妙，昕夕忘渴饥。寒暑更代谢，人事有盛衰。万变恣纷扰，操存谅不移。于焉企遐轨，俯与先哲期。匪图富经术，复此专国医。金门振高步，永怀扩所施。勖哉励初志，作诗效箴规。"②

《明仁宗实录》卷 2"洪熙元年（1425）五月丁丑"条载："赠故太医院院判蒋用文、袁宝俱为本院使。赐谥用文恭靖。俱遣官祭之。二人皆和厚悃愊③，事上二十余年，无纤芥过。而用文兼谙儒术，数进善言，故恩命有加云。"

明人杨荣为蒋用文作挽诗。杨荣《文敏集》卷 13《序·太医院使蒋公挽诗序》云："自薤露蒿里之曲传于世，而哀挽之作缘此而兴，久矣！然非其人才足以用世，德足以及人，名足以垂后者，抑岂能使人悲思哀慕，形之诗歌，以寓其情于无穷哉？赠太医院使蒋公用文之没也，两京士大夫与之交游者，既相与咨嗟伤悼，以为斯人不可复见，而又作为歌诗以哀挽之。其子主善次为一帙，来请予言为序。盖公世业儒，家于淮南，为人惇厚恭谨，自幼以孝闻，尤喜于读书。既长，以名医荐至京师，授太医院御医。其为学于经史、百氏靡不涉猎。其为医，自黄帝、岐伯，下至历代诸家所著论难、方药，罔不精通。专主李明之、朱彦修之传，不执古方，故其视人之疾，验虚实，定死生，无弗中者。居京师凡有求之者，虽祁寒④盛暑、风雨暮夜必往，愈人之疾，无责报之心，人咸比之董奉，以为忠实过之。其在职，专事仁宗皇帝，周密小心，夙夜劳绩，未尝少懈。每承顾问，能随事规谏，多所裨益，由是深蒙眷爱，升太医院判，甚见亲厚，同列罕及焉。公既没，官为具舟归其丧，命中使督治祠坟。踰月，仁宗嗣位，赠奉议大夫、太医院使，特谥恭靖，亲为文遣官祭之。命其长子主善为太医院判，赐予甚厚。嗟夫！公以致用之才，膺受知遇，非特以医

---

① 杨士奇. 东里集（第 1 册）[M]. 四库明人文集丛刊. 上海：上海古籍出版社，1991：191-193.

② 金幼孜. 金文靖集[M]//沈乃文主编. 明别集丛刊，第 1 辑 第 27 册. 合肥：黄山书社，2015：12.

③ 悃（kǔn 捆）愊（yì 易）　至诚，懂事。

④ 祁寒　严寒。

之良信任于时，而又能摅其忠荩有所献纳，足以见公之素蕴，非众人所及矣。则士大夫之咨嗟感叹而哀慕之弗置者，岂不宜哉！予于公交最久且厚，因序于篇端，庶几后之人，欲求公之为人者，尚有征于此焉。"①

另外杨荣还作有《蒋院判画像赞》，留下了有关蒋用文形像的资料云："气充而和，神完而舒。其进也褒衣巍冠，典乎从容之职。其退也葛巾野服，类乎山泽之癯。或壶觞之并列，或琴鹤之与俱，此盖通夫岐黄之学，习夫孔孟之书，而为世之医而儒者欤！"②

赐　服　俸

韩公茂[一]　直隶吴县[1]人，永乐五年[2]任院使，升三品服俸。

陈克恭[二]　南直泗州[3]人，永乐十年[4]任院使，升四品服俸。

蒋主善[三]　南直句容县人，景泰元年[5]任院使，赐四品服俸。赐四品服俸[6]。

杨立　见前，赐三品服俸。

陈宠　见前，赐三品绯服。

郑琇　见前，赐金带绯服。

许绅　见前，赐一品服。

林凤　见前，赐绯服。

钱寰　见前，赐绯服。

蔡楠　见前，赐绯服。

张銮　见前，累[7]赐绯服。

潘松　南直昆山县[8]人，嘉靖二十一年[9]任院使，累赐绯服。

江宇　南直昆山县人，嘉靖二十一年任院使，累赐绯服。

许延龄　应天府籍，浙江嘉兴府[10]人，任院使，累赐绯服。

徐伟　见前，赐金带银币。

钱增　南直苏州府吴县人，万历十三年[11]钦升四品服俸。

徐文元　南直隶人，任院使，万历二十七年[12]升三品服俸。

罗必炜　江西万安县人，任院使，保和有功，加四品服俸。

傅廷桂[四]　浙江仁和[13]人，任院判，十八年考满，加正四品服俸。

【校注】

[1]　直隶吴县　今江苏苏州。

① 杨荣等. 文敏集（外三种）[M]. 四库明人文集丛刊. 上海：上海古籍出版社，1991：191.

② 杨荣等. 文敏集（外三种）[M]. 四库明人文集丛刊. 上海：上海古籍出版社，1991：255.

[2] 永乐五年　公元 1407 年。

[3] 南直泗州　今安徽泗县。

[4] 永乐十年　公元 1412 年。

[5] 景泰元年　公元 1450 年。

[6] 此句重复，当系衍文。合众本同。

[7] 眾　合众本似"眾"字，当系抄写原因。

[8] 南直昆山县　今江苏昆山市。

[9] 嘉靖二十一年　公元 1452 年。

[10] 浙江嘉兴府　今浙江嘉兴市。

[11] 万历十三年　公元 1585 年。

[12] 万历二十七年　公元 1599 年。

[13] 浙江仁和　属今浙江杭州。

【考证】

[一] 韩公茂名奭，公茂为其字。其有关履历如下。

《明太宗实录》卷 15 "洪武三十五年（建文四年，1402）十二月丁卯"条载："升前燕府良医正韩公茂为太医院判。"

《明太宗实录》卷 27 "永乐二年（1404）正月壬戌"条载："升太医院判韩公茂为本院使，御医庄彦忠为院判。"

《明太宗实录》卷 113 "永乐九年（1411）二月壬寅"条载："太医院使韩公茂卒。茂，苏州吴县人，邃于医。洪武中，金华戴原礼事上藩邸，荐公茂自代，初为良医正，永乐元年（1403）升太医院判，岁余升院使。小心恭勤，上甚重之。至是卒，遣官赐祭，命以三品礼葬之。"

韩公茂去世后，明太宗有御制祭文。金幼孜为其家人保留的祭文手卷作题跋云："太医院使韩公茂，故魏国忠献王①之裔。幼承家学，精通医理，为时所推重。受知今天子，遂为院使。为人温纯谨愿，不事表暴②。居职尤小心寅畏，夙夜勤劳，罔有怠忽。公茂既殁，圣天子深用闵悼，特为文赐祭，超逾常品。其子太医院医传③，感佩圣制，复命善书者以泥金书之，装潢成卷，持以示臣幼孜，俾一言题识其后。于乎世之负才艺者，常患不得其时，得其时又患其道之不能行。若公茂之遭值明时，为圣天子所知遇，道行志遂，已极显荣。一旦殁于官，特申恤典，圣心拳切，复赐文以祭之，光华宠耀，岂特为一时之荣，诚足以昭示无穷，增重于先世矣。传尚珍袭之，以为家宝。拜观之余，敬书此以归之。"④

明人杨荣《文敏集》卷 2《四言古诗》有《广寿堂（有序）》诗及序，也是关于韩公茂的。其云："前太医院使韩氏公茂，居姑苏时，尝名其堂曰'广寿'，盖取其医术以济人之

---

① 指宋代名将韩琦，受封魏国忠献王。

② 表暴　亦作"表襮"，意为自我炫耀。

③ 指韩公茂儿子韩传。

④ 金幼孜. 金文靖集[M]. 四库全书（第 1240 册）. 上海：上海古籍出版社，1987：870.

意也。及事今上于潜邸①，谨厚小心，甚见知遇，由是名益著而术益显。永乐初，遂擢前职。尝慨然以为人之寿虽禀于天，然而不知戒谨，或为七情之所感，六气之所伤，往往致疾，以夭阏其天年者，不可胜数。惟吾医之道，可以济之，而使皆得以臻其寿。又尝恐其所施者狭，而世之抱疾疢者多，不能以广爱而兼济之，乃于南京复筑堂，仍揭其旧匾，思有以溥其惠泽焉。呜呼！公之心亦仁矣哉。公既殁，其子伯永承先荫为御医，与予同以扈从留北京，谒予，言以题其卷。予曩与公同朝交游，往还于两京之间有年矣。公之所以推仁济物，而惓惓于广寿者，皆予之所闻见而知之审者。然则于伯永之请，又乌可以无言乎？遂为序次其概，而系之以诗曰：

翼翼高堂，有华其构。匪堂之华，惟以广寿。寿之修短，实出于天。何以广之，惟医之全。六气所干，七情所触。沉疴危亡，厥寿斯促。念兹短折，曷由济之？圣神立教，莫切于医。猗欤韩氏，忠献之裔。世居姑苏，民受其惠。惟公承之，荷国宠恩。典职从容，出入金门。惟公之心，悯此抱疢。活人孔多，曾莫之靳。公既逝矣，高堂犹存。匪公广之，有子有孙。子孙绳绳，寿者益广。积此阴功，厥报斯享。求公之德，实在斯堂。播之咏歌，永世其光。"②

明人王行曾写文章，赞扬韩公茂的声望实至名归。王行《半轩集》卷 2《致声》云："吴今以医鸣而宏其声者，曰韩公茂氏，实宋魏国忠献王十一世孙也。吴为东南一都会，挟艺术以游扬兹郡者不少，而医其尤也。然数医，指必首屈于公茂。夫以都会之地，医复多于他艺术，而数医必先于公茂，公茂之为医可知已！公茂年未至耋老也，耋老者之声多后之。夫年未耋老，而耋老者之声不先于公茂，公茂之为医可知已！予始疑公茂之致其声之若是，何以也？洎熟之，乃知其固有以而无足异也。尝见夫疾者之来求之也，不视其所以求之之丰啬也，视其疾之亟否也。否亟也，非徒丰而且势焉，亦弗之先也；苟亟也，非徒啬而且窭③焉，必弗之后也。疾有弗治，治必尽其情；药有弗用，用必底其良也。此其疾之走之而声之归之也。予谓其固有以而无足异也，非耶？高阳许澜伯，予交也，疾婴之日加剧。予告诸公茂，公茂为趋来诊之，哈④曰：是其几不受药矣！然可治什一，不可治什九，吾尽吾情为耳。已而疾屡变，随变辄应之，澜伯竟得起。噫！公茂之急于义也素知之，不因澜伯始知之也，然因澜伯，则固益知之矣！澜伯德公茂之深，而谓币不足以将其诚，言不能以究其意，故征余文以发之。虽然，不征余文，余得已于言哉！余得已于言哉！公茂也，乃今而后，益致其声之宏矣！作《致声》。"⑤

韩公茂的堂兄弟韩奕（字公望）、韩夷（字公达）也曾任太医院判。《明太宗实录》卷 30 "永乐二年（1404）四月庚辰"条载："升前燕府良医副使公望为太医院判。"《明太宗实录》卷 126 "永乐十年（1412）三月癸卯"条载："升太医院判陈克恭为本院使，御医韩公达为院判。"《明太宗实录》卷 195 "永乐十五年（1417）十二月壬辰"条载："太医院判韩公达卒。公达，故院使公茂之弟，为人方廉自持，医术与公茂齐名，初举郡医学正科，

永乐二年擢太医院御医，十年升院判，凡御用药饵，皆躬自精制，非躬制不以进。既卒赐祭，命工部给棺葬之，礼如公茂。"

韩公达在任官太医院期间整理重刻了罗天益的《卫生宝鉴》。杨荣《重刊卫生宝鉴后序》载："吴郡韩公复阳精于医学，尝以李东垣门人罗谦甫所著《卫生宝鉴》书详加考订，将寿诸梓，未就而没。公之季子公达克世其业，遭逢圣明，仕为太医院判，尝持此书语予曰：吾将刻之以成先志，幸一言以序之。予诺而未暇也。今年冬，公达亦没，其子布复泣且拜，恳求不已。予惟上古圣神悯斯民之札瘥夭阏，不得以全其寿，于是为之医药以济之。厥后名医世出，各以意见著方书，联篇累牍，非止一家，然用而试之，有得有失，独近世东垣所著《内外伤辨》等篇，发前人之所未发，故其所著之方靡不神效。谦甫受业其门，得闻至论，其为此书斟酌损益，具载悉备，嘉惠于世者厚矣。公达既精通其艺，上承于眷遇，下济于斯人，而尤惓惓以继先志为务。此仁人孝子之用心。予于公达素相知，于其没，岂能忘言哉？世之为医者得此书，诚如鉴之烛物，一举瞭然在目，必不至于差缪。凡有疾者，观于此书，诚足以卫生，不至于危殆。然则此书之传，其功不亦博乎？遂书以序于后。"[①]金幼孜《书卫生宝鉴后》载："世传东垣李明之从易水老人张元素得医术之妙，其用药至详实，而以固根本为重。其后明之之门人惟罗谦甫得其传，谦甫尝著《卫生宝鉴》以传于世，学医之士莫不宗之，诚若布帛菽粟之适于用，可有而不可无者。吴郡韩公复阳，力学好古，尤精于医家之说，间取明之与谦甫所著《脾胃论》《卫生宝鉴》诸书参互考订，以正其讹。尝欲镂梓，嘉惠四方，竟赍志而殁。今公子太医院判公达能继公之志，既尽取明之所著者刻而传之，复缮写《卫生宝鉴》总二十四卷，次第而刻之。书成，来求予言以识其后。于乎公达之用心亦可谓勤矣。夫积善而行阴骘，莫大于医。有若公达之存心济物，不择所施而惠及于人者，固博矣。乃又能表章二公之书，刻梓流传与众人共之，则其惠利及于天下后世者，其可涯涘哉！虽然，医非难得，其传为难，观于此者，尚求谦甫之所以为医，与公达之所以用心，而思以尽其术，则于是书庶其有得焉。"[②]

韩氏三兄弟的后人也多业医。明代焦竑《国朝献征录》卷 78 载："夷字伯翼……洪武中为郡医学正科，永乐二年（1404）从兄太医院使奭言于上，召授御医，改名夷，字公达，赐第致和街，继升院判。奕卒，陈情得赐假归葬，仍给葬费。永乐十一年（1413），扈驾北巡，归病不能朝，上命中贵视疾，遣人龟卜。既没，叹悼，赐葬祭，视三品。奭字公茂，凝弟冲之子，洪武末为燕府良医正，从文庙靖难升太医院判，进院使，扈驾北巡，永乐九年（1411）归京卒，亦用三品礼葬。奭兄弟同时被遇，仕皆通显，而奭子传亦官御医，与奕子有，有子充，奕从子裹，皆守世业。"[③]

［二］陈克恭，曾任太医院判、院使。《明太宗实录》卷 21 "永乐元年（1403）六月乙丑"条载："升前燕府良医陈克恭、王彬、袁宝为太医院判。"《明太宗实录》卷 126 "永乐十三年（1415）三月癸卯"条载："升太医院判陈克恭为本院使，御医韩公达为院判。"

① 杨荣. 杨文敏公集[M]//沈乃文主编. 明别集丛刊，第 1 辑 第 29 册[M]. 合肥：黄山书社，2015：465.
② 金幼孜. 金文靖集[M]//沈乃文主编. 明别集丛刊，第 1 辑 第 27 册. 合肥：黄山书社，2015：306.
③ 焦竑. 国朝献征录：第 5 册[M]. 台北：学生书局，1965：3294.

[三] 蒋主善，蒋用文之子，曾任太医院使。万历二十一年《上元县志》卷 11《人物志·人物杂志》中蒋用文传后附蒋主善小传记载："长主善，能世其传。仁庙尝谕用文曰：卿有子矣。用文卒，召赴京，谕慰再四，赐织锦衣，即日授御医，寻升院使。出宫媛三人李、庄、徐以为继室，恩赉甚厚。景泰间卒。"

但参考《明实录》，以上记载不完全准确。《明仁宗实录》卷 6"洪熙元年（1425）正月辛巳"条载："升太医院判徐叔拱为本院使，御医蒋主善为本院判。主善，赠太医院使用文子也。"《明英宗实录》卷 198"景泰元年（1450）十一月戊午"条载："升太医院院判蒋主善为院使。"《明英宗实录》卷 337"天顺六年（1462）二月丁亥"条载："太医院院使蒋主善等下锦衣狱，以药库火故也。"蒋主善于天顺年间尚在，并非卒于景泰年间。他因药库失火而被下狱，未知结果如何。

明人杨荣《文敏集》卷 16 有《克一斋铭为太医院判蒋主善作》一文，内容如下："惟人有生，万善咸备。博而求之，斯实可贵。善原所在，惟人攸归。约而守之，乃底厥微。大哉斯人，该括无极。纯粹至精，攸久不息。匪协奚会，匪克曷存。万殊一本，万派一源。君子之学，斯实为要。成始达终，穷神知妙。一或间之，表里交违。其克有造，于乎几希。卓哉恭靖，致诲厥嗣。俾求于博，顾名思义。惟此君子，父命弗膺。思守于约，克一其承。有开必先，有绍斯显。辉光日宣，世德逾远。高斋翼翼，扁揭有严。我作铭诗，朝夕视瞻。"①

明人杨士奇《东里诗集》卷 1 有《为行俭题五杏图赠院判蒋主善》诗云："昔时庐山仙杏花，千树万树如丹砂。照岩炫谷总春色，功成仙驾登紫霞。淮南蒋氏今董奉，父子声名万金重。圣朝国医非一手，蒋氏奇能比星凤。凤池舍人写此图，贤贵固与凡民殊。玉堂学士经济具，何啻报功论五株。"② 其《东里续集》卷 57 有《题蒋主善梅》诗云："蒋氏传家秉清白，住在金陵大江侧。三径风流松菊存，别有梅花春意繁。开轩正对花林下，襟抱冲和兴潇洒。香浮丹鼎雪融初，影转琴床月明夜。自承征诏戴朝冠，朝朝拜谒趋金銮。故乡迢遥隔烟水，十年梦绕梅花寒。闲暇从容咏清句，节操从知凛贞素。嗟余同是爱梅人，何时归赏江南春。"③

蒋主善的弟弟蒋主孝，号务本先生，也精医，又好诗文，为明代文坛"景泰十子"之一。倪谦《倪文僖集》卷 29 中有《蒋务本先生墓志铭》云："先生世其家学，以儒医鸣。凡抱奇疾莫能识者，经先生诊视，无不愈……或劝之仕，曰：仕者将行道以济时也，非吾所能。吾虽业医，庶德可以济人，奚必仕为？"④

[四] 傅廷桂，生平不详，万历时为太医院医官。明代董其昌所辑《神庙留中奏疏汇要》"户部类"卷 2 载有万历三十九年（1611）三月光禄寺卿赵健上奏称官员开支过大，其中提到罗必炜、傅廷桂："……教习官罗必炜、傅廷桂等带衔卿使，其本寺俸薪已厚已，又有本寺饭米猪肉油酱鸡笋等银，可以足用，而二十九年（1601）七月又赏以酒饭卓（桌）

① 杨荣等. 文敏集（外三种）[M]. 四库明人文集丛刊. 上海：上海古籍出版社，1991：249.
② 杨士奇. 东里集（第 1 册）[M]. 四库明人文集丛刊. 上海：上海古籍出版社，1991：318.
③ 杨士奇. 东里集（第 2 册）[M]. 四库明人文集丛刊. 上海：上海古籍出版社，1991：448.
④ 徐有贞，倪谦，韩雍. 武功集·倪文僖集·襄毅文集[M]. 四库明人文集丛刊. 上海：上海古籍出版社，1991：559-560.

银月共六十卓（桌），御药房又每月三十卓（桌），不亦太重复而冒滥乎？"①

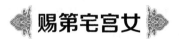

赐第宅宫女

蒋主善　见前，景泰元年任院使，赐第宅宫女。

赐　祭　葬[一]

蒋用文

任义　赐谕祭。

黄绶[二]　浙江山阴县人，弘治十七年[1]任院使，赐谕祭。

陈公贤[三]　苏州府吴县人，嘉靖四年[2]任院使，赐谕祭。

郑琇　赐祭葬。

许绅　赐祭葬。

徐伟　赐祭葬。

朱儒　赐祭葬。

【校注】

[1] 弘治十七年　公元 1504 年。

[2] 嘉靖四年　公元 1525 年。

【考证】

[一] 明代俞汝楫编《礼部志稿》卷 50《奏疏·恤典疏》载，弘治十三年（1500），"得旨：太医院官……其三品官致仕，并在任未及一考病故者，仍准与祭葬。"

[二] 黄绶，生平不详。明宪宗时为院判，《明宪宗实录》卷 289 "成化二十三年（1487）四月辛未"条载："太监韦泰传奉圣旨。升太医院院判章渊为院使。御医郑文贵、黄绶、孙泰俱院判，医官孙宗甫、吴绶、王盘、方叔和、张序，医士蒋宗儒、何凤春、朱佐、杨汝和俱御医。"

明宪宗去世后，裁撤太医院医官，黄绶降为御医。后复升院判，《明孝宗实录》卷 152 "弘治十二年（1499）七月庚午"条载："传旨，升……御医常行、王盘、黄绶、方叔和俱为院判。"

[三] 陈公贤，明张昶《吴中人物志》卷 13 有其小传云："陈公贤，字公尚，其先从外氏孟景阳小儿科，公尚与兄公学世其业。初无仕进意，朝廷召用天下名医，郡县以公尚

荐。未几乞终养，复再召，即入御药房，授太医院御医，进院判，致仕卒。"

崇祯《吴县志》卷 53《人物》亦有传云："陈公贤，初名庆，以字行，更字公尚。七岁而孤，长习先进业，以颅囟①鸣。成化中，征为医士。一诣都，念母老，即归。已复召入御药房，旋授御医，累奏奇效，进院判。孝宗即位，授迪功郎。上章乞归，上曰：如公贤，何可使去左右？而请益坚，遂得致仕。公贤性孝爱，为人不事表暴，尝吟诗自警。直禁垣十四载，恭慎周密，赐赉甚渥。其论病多恻隐，贫者咸周给之。寒暑昼夜，未尝少息。卒，诏葬祭。"

《明宪宗实录》卷 271"成化二十一年（1485）十月己卯"载："太监韦泰传奉圣旨……陈公贤俱升太医院御医。"《明宪宗实录》卷 284"成化二十二年（1486）十一月己巳"条："太监韦泰传奉圣旨，升……御医施鉴、陈公贤、徐生院判，俱仍旧太医院办事。"

赐　荫[一]

徐叔拱[二]　南直华亭县人，洪熙元年[1]任院使，恩荫孙登入监，授中书舍人。

李宗周　荫子入监。

许绅　荫二子。长龄入监，官太仆寺寺丞；次子任主簿。

钱钝[三]　南直长洲县人，成化二十二年[2]任院使，荫侄惠，入御药房。

郑琇　荫一子铭，授吏目。

徐伟　荫一子文元，授御医。

【校注】

[1] 洪熙元年　公元 1425 年。
[2] 成化二十二年　公元 1486 年。

【考证】

[一] 明代俞汝楫编《礼部志稿》卷 50《奏疏·恤典疏》载，弘治十三年（1500），"得旨：太医院官，有三品考满无过者，亦准照例荫子入监"。

[二] 徐叔拱，明人徐象梅《两浙名贤录》卷 49《方技》中有《太医院使徐叔拱枢》小传，云："徐枢，字叔拱，钱塘人。其先宋濮阳太守熙，遇异人授以扁鹊《神镜经》，顿有所悟，子孙遂世以医名。父神翁，元海盐路医学教授，遂家海盐。枢少传其术，兼学诗于会稽杨廉夫。会天下乱，晦迹田里。洪武初，以荐为秦府良医正，出丞枣强②，召为大（太）医院御医，累奏奇绩，升院使。告归展墓，宣宗亲赋诗送之。年八十致仕，有《足庵集》行世。"③

---

① 颅囟　指儿科。现存最早儿科专著名为《颅囟经》。
② 枣强　今河北衡水市枣强县。
③ 徐象梅. 两浙名贤录（第 4 册）[M]. 杭州：浙江古籍出版社，2014：1261-1262.

朱儒称徐叔拱为南直华亭县（今上海）人，与《两浙名贤录》说是钱塘（今浙江杭州）人不同，待考。其升迁过程如下：

《明仁宗实录》卷1下"永乐二十二年（1424）八月庚申"条载："太医院御医徐叔拱为本院院判。"

《明仁宗实录》卷6"洪熙元年（1425）正月辛巳"条载："升太医院判徐叔拱为本院使。"

明人王世贞《弇山堂别集》卷14《皇明异典述九·赐群臣诗》记载了宣宗赐给徐叔拱的还乡诗与省墓诗："宣宗赐太医院使徐叔拱省墓：'云间秀毓人中英，襟怀磊落冰壶清。群书博览析理明，青囊金匮尤研精。济人利物心秉诚，江南江北驰芳声。峨冠博带属老成，辌车应召来我京。医人医国咸见称，回生起死知通灵。抡材特授官品荣，苍颜皓首延遐龄。锡尔凤诰彰尔能，追封仍显尔所生。朅^①来孝思摅衷情，恳告祭奠归先茔。朔风猎猎征帆轻，长江万里烟波平。故乡昼锦光荧荧，壶觞亲旧欢相迎。私恩公义当并行，北辕宜早登回程。两全忠孝惟在卿，汗简千载留清名。'又赐还乡：'太医老卿八十余，胸蟠千古岐黄书。鬓含白雪面红玉，长纤锦绶鸣璠瑜。光华近侍今三朝，致恭和保功业高。五花鸾诰宠先世，南望飞云心孔劳。归荣遂尔追远情，吴淞江水清泠泠。春风花开景明丽，待尔重来朝阙廷。'"

王世贞在诗后记述："右叔拱以供奉庶僚得此，其奖予期注之隆，有公卿大臣所不敢望者。叔拱归乡时，天子赐二宫人、二小珰，使扶侍朝夕，后从葬于墓所，尤为异典。余与叔拱之后益孙善，出家乘见示，后考之宣庙御集、邑志皆合，因录于此。"^②

明人袁忠彻《符台外集》卷上有诗《送太医院使徐叔拱先生致政》云："我闻东南山水称吴淞，九峰三泖居其中。湖光连天湛寒碧，炯若冰壶倒浸青。芙蓉玉女双蛾拂，晴黛石屏叠翠何巃嵷，飞鸾一去紫霄回，白鹤不归华表空。星移物换自今昔，闲气往往英灵钟。迩来几百载，乃见仙之翁，庞眉秀霜雪，赪玉颜如童，结庐只在鹤坡下，悬壶或向梅梁东，处世久知轻市道，活人自信多阴功。嗟哉！橘井泉枯秋草没，杏林寂寞多遗踪。争似先生妙医国，屡承清门蓬莱宫。瑞锦五花荣紫诰，流霞九酝分黄封。夫何岁云暮，桑梓怀忡忡^③，皓首伏丹阙，恳词达宸聪，忽承优诏许，兼被恩渥隆。鸣驺^④杂还出畿甸，金台祖席^⑤罗群公。二疏^⑥高谊日已远，畴能举翮随冥鸿。自惭蒲柳质，窃禄疏且慵，岂无绿玉杖，亦有朱丝桐。何当策高足，上下如云龙。焉得觅黄石，安能追赤松。离娄罔象真谩尔，黍米刀圭徒费工。且须把明月，乘冷风，呼吸沆瀣超鸿蒙。与君日醉蟠桃谒王母，仰祝圣寿直与天地为无穷。"^⑦

[三] 钱钝，生平不详，曾任太医院使。其履历如下：

---

① 朅（qiè切）　句首助词。

② 王世贞. 弇山堂别集（第1册）[M]. 上海：上海古籍出版社，2017：325-326.

③ 忡（chōng冲）忡　忧愁貌。

④ 驺（zōu邹）　骑马的侍从。

⑤ 祖席　饯行的宴席。

⑥ 二疏　指汉宣帝时名臣疏广与其侄疏受。二人同时以年老乞致仕，送者车数百辆，设宴送行者至东都门外。

⑦ 袁忠彻. 符台外集[M]//张寿镛辑. 四明丛书（第26册）. 扬州：广陵书社，2006：15966-15967.

《明宪宗实录》卷 227 "成化十八年（1482）五月庚午"条载："太监李荣传奉圣旨……医士李熊、钱钝授御医，仍旧供事。"

《明宪宗实录》卷 273 "成化二十一年（1485）十二月丙午"条载："又传奉圣旨，升……御医钱钝、许观俱院判。"

《明宪宗实录》卷 284 "成化二十二（1486）年十一月己巳"条载："太监韦泰传奉圣旨，升……太医院判钱钝院使。"

宪宗去世后，孝宗时裁撤医官，钱钝被降职。

秩 禄 考

按，国初设院使、同知及博士、典薄等官，已改设令、丞。后改院令为院使，正五品，月支禄米[1]一十六石；丞为院判，正六品，月支禄米十一石。御医正八品，月支禄米六石。吏目从九品，月支禄米五石。依文职授散官。医士每月食米[2]七斗[一]，医生每月食米四斗。支俸官[3]每月食米一石二斗，弘治间照医士例，止支七斗[二]。凡在御药房供事者，洪武钦定典例[三]，免原籍民差[4]。弘治二年[5]令：院使、院判、御医、吏目等官，查照户部题准[6]事例，免原籍差役，内殿供事者免二丁[7]，本院应役者免一丁；御医、吏目免房[8]一所，医士二间[9]；一应行户[10]门面[11]杂差[12]俱免。如有残疾及年七十以上不堪应役者，放免[13][四]。

【校注】

[1] **禄米** 官员俸禄以米粮计算，故称禄米。

[2] **食米** 医士、医生不入流，无俸禄，带有服役性质，其供给称为食米。

[3] **支俸官** 即以上有俸禄的官员。

[4] **民差** 即差役，即地方上分派民户轮流应官府驱使的徭役。

[5] **弘治二年** 公元 1489 年。

[6] **题准** 奏经皇帝批准。

[7] **丁** 即丁役。免二丁即免除家中两个男丁的劳役。

[8] **房** 指房号钱。明代京城民户需征收房号钱，每月每间征银 4 分，每年例免 3 个月。

[9] **间** 万历《顺天府志》卷三《食货志·田赋》载："所谓房号，即间架也。"房号银以间为单位征收。

[10] **行户** 明·沈榜《宛署杂记·铺行》："遇各衙门有大典礼，则按籍给值役使而互易之，其名曰行户。"

[11] **门面** 指临街门面房的房号银。

[12] **杂差** 泛杂差役。明代杂差种类很多，如官厅差遣、征解税粮、仓库驿递等。

[13] **放免** 即放归免除应役。

【考证】

〔一〕申时行《大明会典》卷39《户部二十六·廪禄二·俸给》载:"成化十年(1474)奏准:医士有家小者,月支米增为七斗,无者五斗。医生有家小者四斗,无者三斗。"

〔二〕明代王圻《续文献通考》卷91《太医院》载:"医官先年月支二石,弘治间照医士例止支七斗。"与此条数目小异。

〔三〕《明太祖实录》卷111"洪武十年(1377)正月庚午"条载:"上谓省臣曰:食禄之家与庶民贵贱有等……自今百司见任官员之家,有田土者,输租税外,悉免其徭役。"

〔四〕明王室还公布了一些特殊情况下的免役措施。如1606年万历帝为生母加尊号"慈圣宣文明肃贞寿端献恭熹皇太后",下免役恩诏,《明神宗实录》卷418"万历三十四年(1606)二月丁巳"条载:"太医院见差供事冠带医士,准照监儒事例,免役四个月。内殿供事者,加免二月。其候缺吏目,曾经考试支俸者,准令预授,止许支俸,不支柴薪,亦不得扣满。原系预授三年以上者,准令实授。遇有本科员缺,仍照原题挨次铨补,不得浮于额外。"

习 业 考

　　按，医有十三科，医官、医士、医生按科习业，曰大方脉[1]、曰妇人、曰疮疡、曰针灸、曰眼、曰口齿、曰接骨、曰伤寒、曰咽喉、曰金镞、曰按摩、曰祝由，后按摩、祝由二科不传[一]。旧例，医院版籍子弟选收习业，不许诈冒滥入[二]。

　　弘治五年[2]，本院遵照《会典》，推举堪任教师者二人，申送礼部札委教习，每月一考，每季督部与本院堂上官会同考试，以序优劣。三年有成，给文送部类考，取中者食粮。再考，题给冠带[3]。三试不中者，黜之。若三次考试成材者多，其教师奏请量加升授[三]。

　　凡三年礼部大考，子弟中一等者，食粮七斗，送殿，原有冠带、旧在殿者，加杂职俸；二等者，在院当差；三等者，照旧在馆习学；四等者，降级降粮。凡医籍子弟及纳银候缺吏目，必经礼部大考方准食粮，挨次差用。未经大考，不准朦胧拨差并送内殿供事。其患病给假及旷役者，俱听本堂送部降革[四]。

【校注】

[1] **大方脉**　即内科，北宋太医局时为分科之一，以后各朝沿用。

[2] **弘治五年**　公元 1492 年。

[3] **冠带**　明代有"冠带生员"，嘉靖《尉氏县志》卷 3《人物》中对此有解释："冠带生员：生员之贡、举不及者，锡之冠带。此我国朝重士之典也。"太医院也引入这种原属国子监系统的制度，对于考试未通过，仍留在院内学习者称为"冠带医士"。

【考证】

[一]　申时行《大明会典》卷 224《太医院》所载十三科与此小异，有小方脉①、痘疹，无按摩和祝由，疮疡、接骨改为外科、正骨。其中并记载了各科人员的情况："凡本院习业，分为十三科，自御医以下与医士、医生各专一科。隆庆五年（1571）奏定御医、吏目共二十员。大方脉五员，伤寒科四员，小方脉、妇人科各二员，口齿、咽喉、外科、正骨、痘疹、眼科、针灸等七科各一员。医士、医生各七十余名，大方脉、伤寒科、小方脉、妇

_____

　　① 小方脉：即儿科，亦源于北宋太医局分科，以后各朝沿用。

人科、口齿、咽喉、外科、正骨、痘疹、眼科、针灸等七科各名数不等。"

[二] 申时行《大明会典》卷 104《礼部六十二·艺术》载："凡钦天监官生、太医院官医士生册籍，每三年一次，各清查造报。如有冒增隐漏等弊，将承行官吏及造册人等参治。该院官医士生有离任回籍者，俱赴部告明，给牒定限。如私逃及违限，径行除籍。"卷 224《太医院》也载有相关制度："凡医丁告补，隆庆五年（1571）奏准：查系年近嫡派子孙，方准行院结勘，送院习学三年，通候类考，考中方准补役。如嫡派无人或不堪，补其亲枝弟侄人等，果系自幼报册，堪以作养者，亦量准一人，一体习学考补。其年远难凭及旁枝远族，不许一概妄告。如各科缺役数多，本部另行议请选取。其实在医籍人户，各以正枝一人为户首，备查宗派立册，以后止据见在各户核实造报，间有离任回籍等情，俱要赴部告明，给与定限。如私自逃回，及故违期限者查革。年远不明，妄行告收者，不准。万历九年（1581）题准：医丁如一户缺人，准令通晓医业嫡派子孙一人补役，然必自幼报名在册，或原籍起送到部，方与准行。若册内无名，及无起送公文者，不准。至于见在供役者，止许丁男一人习学，其余不得一概告收。"

[三] 孝宗时的学习考核办法，据《明孝宗实录》卷 69 "弘治五年（1492）十一月戊寅" 条载："礼部议覆太医院院判刘文泰之奏，请命太医院精选年二十以下、十五以上官生子弟，送审本部，发本院分拨各馆习学，仍推素读儒书、精医业者，不分有无官职，或三人、或二人教之。本院堂上官兼提督四季考，其怠惰者责罚。仍定三年一考，五年三考，俱令本院堂上官一员，择取医官二员，率子弟赴礼部，公同出题考试。果通医业，准充医士，否则发回本院，听习一年再试。三试不中，黜退宁家，其子弟，止令专习医业，不许营求科举，以贰其心。若五年考试并前成材者多，其教师无官者，奏请量升一职；有官者，量加旌擢。从之。"《礼部志稿》卷 89《太医备考·严医学考试》条同，唯时间写作 "弘治四年十一月"，当以《明实录》为准。

[四] 此为世宗时确定的制度。《礼部志稿》《大明会典》和《明实录》记载了嘉靖年间关于考试制度的变化情况，较本书详细。

《礼部志稿》卷 89《太医备考·行考试教习二法》载："嘉靖五年（1526），礼部尚书桂萼等言：古者，医师岁终皆有考核，故术业从而益精。今拘于世业，按籍收人，一入供事，永无考较，所谓粗工汹汹，何以有济？且独用此一途，则天下虽有卢扁、仓公，无由自进，而国家太医院永为此辈巢窟。臣请择医士可教者，设程限，使诵习其业，一岁三试。有成材，则会太医院官，列为三等。上者入御药房，已入者准与授职；中者授冠带办事，本院已冠带者与之俸给；下者应役本院如故。或良医、大使有缺，中下者得赴吏部铨补。其不系世业、精通医术者，听其应试，试高得入籍，而汰其世业不通者，无令冗食。至于见在各官考满及考察，皆听臣等课其医业，送吏部斟酌黜陟。上以为医道人命所关，命医士考选去留及收考在外人役，皆如部议，余仍旧规行。于是萼等复言：有考试而无教习，则业无传授，事竟因循。见在各官冗滥尤甚，宜并加考选，奏请去留，且考满考察之议，无非欲其警惕，以图后效。上乃悉从之。"

申时行《大明会典》卷 224《太医院》载："嘉靖六年（1527）奏准考校医士，除艺业不通及老疾者，俱为民。其年壮可进者，俱令教师教习定与课程，一年四考，约有成材，礼部会考，分别等第，一等送御药房供事，原系本房者，量授职事；二等给冠带，发回本院办事，原奉例冠带者，与支杂职俸；三等照常当差，良医、大使有缺，于二等、三等内考送吏部铨补。在外人役，医业精通者，一体收考，量为取用。十二年（1533），议准本院医士、医生，不分新旧，不许立定顶补，教习名色，通令习学本业，按季考试，每年终呈送礼部，委该司会同考校，验其有无进益。如无进益，量加惩治，甚者住支月粮。其有畏避考校，托故旷役者，一体究治。三年满日，通送礼部，督同本院堂上官，出题严考。分为三等：一等送御药房供事；二等给与冠带；与三等俱发本院当差。遇有御医、吏目员缺，将本房一等人员送部再考，择其术业精通，操履端谨者，御医于吏目内铨补，吏目于医士内铨补。遇有良医、大使等项员缺，于二等人役内，如前考补，定拟职事，各送吏部，照缺填注。若将不系御药房供事人员，朦胧推举者，听礼部参究。十九年（1540）题准：官医亲男弟侄，各务习学本业，候本院缺人，呈请礼部收考，如术业不精，照例为民差，不准替役。其余告补人役，一例停止。又题准：习学官医，照常考校，其升授一节，俟圣济殿供事人员缺乏考补。"

《礼部志稿》卷 89《太医备考·定考核转送法》载："嘉靖二十二年（1543），礼部奏：太医院官自御医、吏目以下，考满丁忧，俱由本部查明，转送吏部，如钦天监例，报可。已太医院争非旧制，下礼部议。御医、吏目等官，原额不满三十，近年因事升授，增浮数倍，率皆不谙方书，虚糜官廪良田，考核之法不严，以致贤否莫知，侥冒滋甚耳。必由查送，庶可以杜幸阶、一法制。请如前命。从之。"

《礼部志稿》卷 89《太医备考·核医士医生违核》载："嘉靖二十八年（1549），礼部尚书徐阶参奏‘内殿供事医士吴梦龙等不由本部考选，夤缘收用，辄又旷违职役，私回原籍，请究治因’，言：‘圣济殿供事人役，本部先年题准三年一次考选，自十八年以后，考试之法不行，而内殿供奉之医，间有乞恩传补而入者。夫考补医士，犹恐不胜供奉，内殿可徒徇其陈乞，而不论其术业乎？请自今为始，本部年终通将该院医士、医生严加考试，分为三等。一等者留候圣殿缺人，送入供事，其余悉遵旧制。仍令太医院堂上官协心钤束官医，不许违旷职业，其有逃回、患病，日久不供役者，每季呈报查处。’得旨：‘梦龙等悉革役为民。近年礼部违例滥收各项人役，大坏政体，卿将医士并儒士通事，但系未经题请考试，假以访保习学为名，及有罪过冒收者，通核具奏’。已，阶查参太医院未经考试医士侯时泰等二十四人……革役问罪有差。"

申时行《大明会典》卷 224《太医院》载："（嘉靖）二十八年（1549）题准：医士、医生三年大考。一等，原系医生者，与充医士；医士无冠带者，给与冠带；原在内殿供事支俸，并冠带医士，量升俸一级，俱候内殿缺人，该院照依科分，挨次呈部，送入供事。二等，原系医生者，与充医士；医士无冠带者，给与冠带；原在内殿者，不准供事。三等，俱照旧，仍与二等在差。四等，原有冠带者，不准冠带；支品级俸者，降俸一级；支杂职俸者，降充冠带医士，食粮七斗；医士降充医生，住支月粮，俱令习学半年，送部再考。果有进益，准照旧支俸、食粮、冠带。如再不通，各降充医生，专供该院剉碾之役。其医籍纳银候缺吏目，必经三年大考一等，方准同各差医士遇缺考补。纳银冠带医士，必经三年大考，送吏部照缺填注，方准挨次拨差。未经三年考过者，不准其在院习学。医丁并子弟同概院医士、生一体大考，考居一等，收充医士；二等，收充医生，各食粮当差。三等四等，仍发回习学，三年再考。如或两次不堪者，发回原籍当差，永不收考。其余在京差遣，并不愿考及临考不到人役，俱限半年以里，类送补考。如或再行推避，及有起复、差回、病痊，销半年以上，不送考者，服满、差满、患病给假各限满，而各故违一年以上不回院，希图避考者，听礼部参奏降革。"

对以上规定，1564 年礼部清查医官、医学生时，再次进行强调。《明世宗实录》卷 538 "嘉靖四十三（1564）年九月甲辰" 条载："礼部奏上：清查太医院冒滥官生，应除名者四十二人，应除户者一百六十一人。因言今甲医士，俱以父祖世业代补，或在外访保医官、医士以充。其已收在院者，仍有教习考选升黜之例。盖祖宗慎重医学如此。后因夤缘于进者多，举保收充日滥，遂将前例一切停止。自今清查之后，请将本院医籍新生幼丁，每三年保结报册，其余并不得私收一人。其见在子弟及寄籍候补医丁，见有父祖收充年月世次可凭者，悉听本部委官教习，仍按月按季考试，一次不到者量责，二次除名，三次除户。年终同概院医生送部考试，量加赏罚。三年大考，分三等：一等补医士，二等补医生，三等发院习学。又三年再考新补，照旧役一体甄叙，两次不堪收补者，发为民。纳银吏目必经三考，类考一等，方准同在院医士遇缺考送铨选。纳银冠带例，该收考医士，亦必经三年类考，方准挨次拨差。其概院医士，终岁考医业无成者量责，或住支月粮三年。大考一等，原系医士，无冠带给冠带；原在内殿供事者，升俸一级，俱各候内殿缺人，该院于各科内挨次呈部收补。二等，原系医生，与充医士食粮；原系医士，无冠带者给冠带；原在内殿者，不准供事。三等，原有冠带者，不准冠带；原支品级俸者，降俸一级；支杂职俸者，降充冠带医士，食粮七斗。医士降医生，医生住支月粮，俱听习学半年，送部再考。如有进益，仍给服俸如故。如再不通，俱降医生，发回该院专供剉碾之役。其御医、吏目员缺，将原在内殿供事及考居一等人员，御医于吏目内已经九年考满者，吏目于医士内内殿供事六年、司礼监三大营及刑部、会同馆当差九年者，送部再考铨补。良医、大使员缺，于二等内考补，如年资未及或术业平常，则宁虚缺不补。荒疏太甚者，参奏革黜及起补差回。补考等项，俱照节年事例，以实举行。其承行官吏有玩法作弊者，从重究治。得旨允行。"

有关考试内容，申时行《大明会典》卷 224《太医院》中也作了记载："凡年终考试，礼部止与分别等第，量行惩责。其冠带、食粮、供事等例，俱候三年一咨，题请施行。凡该院大小官医，俱要将《素问》《难经》《本草》《脉经》《脉诀》及本科紧要方书熟读详解，待各考满到部及考试之时，于内出题，令其默写登答。如不能通，除医士、医生照前施行外，若系考满官，发回讲习半年再考。"

铨 补[1] 考

按，本院医士、医生，俱以父祖世业子弟习学考选，分拨各科。其医术精通医士，取在御药房供事，三年遂授御医[一]。隆庆五年[2]，礼部题奏：内殿医士三年遽授御医，似为太骤。更定：内殿医士三年授吏目，六年升御医。先经礼部考定，具题转咨吏部选授[二]。万历十六年[3]又更：一等在殿供事医士，六年授吏目，九年升御医；二等在院差用，九年后满授吏目。即效劳深久，原未考一等者，止许加俸，不准猎升御医。各官进殿，必由礼部三年大考方准。如系考满补考，夤缘幸取一等名色，不许冒滥送内[三]。

万历十六年[3]题准：额设御医十员，实授吏目二十员，预授吏目二十员。内殿效劳医士六年满日，如无预授员缺，准令带吏目俸候补。预授有缺，方许填补。实授缺出，以预授填补。实授吏目九年满日，准升御医。御医九年考满，无院判缺，加衔上林苑监丞。

南京院判有缺，取年深御医升补。正德、嘉靖年间，俱由南京院判转升北京院使，相沿为例。后来就近叙补。至万历十八年[4]，礼部题升御医张应试补南京院判，内称：该院院使、院判虽官有南北，而资俸浅深，原不相越。惟近年院使有缺，尽北京见[5]任院判以次挨补，故南京院判多所沉滞，似于资格不均。合无[6]以后南北院判一体筭[7]俸叙升[四]。

凡王府缺良医，均由本院推举医士，申送礼部。考中，送吏部选用。

【校注】

[1] **铨补** 选补官职。

[2] **隆庆五年** 公元 1571 年。

[3] **万历十六年** 公元 1588 年。

[4] **万历十八年** 公元 1590 年。

[5] **见** 通"现"。

[6] **合无** 犹"何不"。

[7] **筭** 同"算"。

【考证】

[一] 考试事例，如《明孝宗实录》卷 17 "弘治元年（1488）八月癸巳"条载："礼部奉旨会考太医院医士，请留吴绶等二十人御药房供事，李宗周等十五人退回本院应役。上命于退回数内再留朱佐等五人。"

[二] 申时行《大明会典》卷 224 对隆庆五年和万历十六年之前的升补制度变化记载较详，可供对勘："凡堂官升补，万历九年（1581）题准：御医升堂上官者，限以九年，有缺升职，无缺升俸。惟院使有缺，姑将院判资深者叙补。若院判有缺，而御医无资俸相应者，宁虚缺不补。其吏目升御医者，但历俸六年之上，遇有员缺，更不得追叙前差，即得推补。如有术业荒疏者，不许一概冒升。十三年（1585）题准：内殿御医，实历六年以上者，亦准遇缺推补。

凡医士、吏目升补，隆庆五年（1571）奏准：果有术业精通，勤劳显著者，内殿三年，外差六年，开送礼部核实考试。医士准补吏目，吏目准升御医。如医业平常，及无劳绩可据，不准升补。万历五年（1577）题准：内殿六年，外差九年，方准升补。

凡医官、医士拨差，隆庆五年（1571）奏准：内府、书堂等处，准照边关事例，一年一换。边关差一次，及书堂等处差二次者，俱准作三年论，与司礼监、三大营等差，一体扣算。九年满日升官。万历二年（1574）议定：应差员役，遇有九年差拨，先尽内殿考出二等医士，次及二等冠带医士年深者，又次及内殿考出三等医士。如缺少人多，即与挨拨。内府、书堂等差，候有九年差缺，仍与改拨。其余医丁子弟新充医生及新考纳银冠带医士，止许挨拨内书堂及边关等差，遇有九年差缺，俱不准拨。九年（1581）题准：二等听差员役，除内殿考出六年已满与外差九年已满者，止许候考吏目，不准再差。及医生新充医业习学，医丁子弟新充医生，虽考居二等，止准拨内府、书堂等差，俟其下次大考，给有冠带，然后拨以九年之差。其余凡系冠带医士，不拘新旧，并纳银冠带医士，先年曾经大考，今次仍居二等者，俱准拨九年差缺。原奉差未满者，准其照旧供役。未差者，一照考案名次为序，挨次拨差。其考居三等者，必系医学荒疏，俱不准九年差缺。凡本院各官，给由到部。万历四年（1576）题准：每季终，查明类考，其曾经发回习学及公差在外，或遇当考而对考无人，因致迟缓，明注缘由，候下次再考定夺。又奏准：前项官员三、六年考满，务在三月之内，起文投吏部，候吏部咨送，验其称否。如曾经发回习学者，候礼部考称之日，准作一考，以后另历三年，方准再考，不许将前发回月日一概通理。"

另外，明李默、黄养蒙《吏部职掌·文选清吏司·升读科》补充了一种情况，即外任医官如降职，在外地无职可降，可回太医院就职。书中"降调医官"条载："太医院官考察，为事降调外任，查系医士出身，在外无可降职事，仍降留本院用。正德八年（1513）御医张銮降本院吏目，嘉靖二十八年（1549）吏目杜蔚降本院冠带医士，仍支杂职俸。"

[三] 本节所说是御医正常升迁程序。但史料中经常见到皇帝让太监传奉升迁医官的情况。这种官员，被称为"传奉官"。很多研究都指出，明中期传奉官泛滥，是朝廷腐败的体现。但对于医官来说，情况并不一样。明中期，朝臣"欲将诸司传奉官员通查革罢"，太医院使施钦就此专门从医官的角度阐明观点，《明孝宗实录》卷 155 "弘治十二年（1499）五月辛亥"载："掌太医院事右通政施钦奏：谓本院官员多因用药有效，特恩升官，与其

他传奉者不同。今欲概行革职，恐与《诸司职掌》所载'黜陟取自上裁'之旨不合。乞免纷更查扰。吏部覆奏：《职掌》所载，太医院额设自院使以下至首领属官共十一员，近年有传旨升职者，有乞恩比例保升，惟升者比原额多三十四员。其传升之时，不曾明开曾否用药有效，本部无从查照。乞令本院通查开奏，仍下本部存照，俟后有建言者，凭此分豁。上曰：太医院官系用药有效传旨升职者，不必查。"

　　[四] 申时行《大明会典》卷117《礼部七十五·祠祭清吏司》记载了南京太医院人员考补的规定："凡南京太医院医士、医生名缺，本部取勘明白，行令着役，候年终考校。已食粮居一等者，给与冠带；二等、三等，仍旧食粮；四等者革冠带。二等习学再考，其未食粮考居一等者，题准食粮；二等、三等、四等，仍令习学以候再考。""凡南京惠民药局大使员缺，嘉靖七年（1528）奏准：南京吏、礼二部于医士内考选，转咨吏部铨补。"

采 访[1] 考

按，成化八年[2]顺天府治中吴衡，十五年[3]中书舍人仲兰，十八年[4]太仆寺主簿徐生，俱奉旨取进御药房供事。

嘉靖五年[5]，礼部奏准举用名医陈言慎等。二十六年[6]奏准举用医官郑国材等。万历七年[7]，礼部尚书潘题准采访天下名医以供御用。南北直隶、各省府州县举到生员窦养相、医士陈玺、罗成名、陈交、李启宗、陆大胤、陈大节、张俊卿、王之湖等，礼部会同院判沈襦考中窦养相、朱世泰等，俱照《会典》，一等送圣济殿[8]供事，二等送院当差，不中者发原籍为民，官吏治罪[一]。后因夤缘竞进，例停不行。

凡本院合用纸札，俱令府州县举到医士考中者量纳应用，后不行。成化十八年，奏准仍照旧例[二]。

【校注】

[1] 采访　指从民间或太医院系统之外征召医生。

[2] 成化八年　公元 1472 年。

[3]（成化）十五年　公元 1479 年。

[4]（成化）十八年　公元 1482 年。

[5] 嘉靖五年　公元 1526 年。

[6]（嘉靖）二十六年　公元 1547 年。

[7] 万历七年　公元 1579 年。

[8] 圣济殿　申时行《大明会典》卷 224《太医院》载："圣济殿，即御药房，嘉靖十五年（1536）改建。"

【考证】

[一] 李东阳《大明会典》卷 176《太医院》和申时行《大明会典》卷 224《太医院》均记载了相关规定："凡天下府州县举到医士，堪任医官者，俱从礼部送本院考试，仍委该司官一员会考，中者送吏部选用；不中者，发加原籍为民。原保官吏治罪。"申时行《大明会典》卷 104《礼部六十二·艺术》还记载："凡天文生、医生有缺，各尽世业代补外，仍行天下访取。到日，天文生督同钦天监堂上官，医生督同太医院堂上官，各考验收用。"

[二]《明宪宗实录》卷 226"成化十八年（1482）夏三月庚子"条载："掌太医院事、

左通政蒋宗武等言：旧制，天下医学官举保送京者，必经本院考中，方许选除。迩者户部奏：凡应考之人，俱于本处纳粟，免试即与选除。本院合用包药纸札，旧例考中医生出于供用，今俱令纳粟，则纸札无从措办。乞仍旧例，送考为便。奏上，内批：准照旧例考试。"

　　有关纸札的用途，明代资料较少提及。现有一份关于清宫御药房使用纸张的资料，录于此以供参考：

　　"药品修合时，或包裹，或滤过，均视所用药之性质而异。用以包裹及滤过者，无非纸与布而已。但其质量均有定制。

　　一、西纸　每刀计一百八十张，以下各种药料，均用西纸包裹。如：

　　每汤药一帖用纸半张；

　　丸散四两至一两，大丸五丸至十丸，各用纸半张；

　　宫内药房传取药味，每药一斤用纸四张，每药八两用纸二张，每药四两用药一张；

　　宫内药房，传以药味，每纸一张叠得细包六个；

　　御药房修合药味，每药一斤，用纸二张。碾筛药味，每药一斤用纸二张。

　　二、高丽纸　每张计得五十四张。用以摊膏药。

　　三、绸布类　分丝棉、高丽布、粗布及黄布等。前三种用以滤药，后一种用以包裹。

　　四、黄蜡　为丸药挂皮之用，其量视丸之大小而异。如黎洞丸，每丸蜡皮重五分。胎前金丹，每丸蜡皮重一钱。"[1]

① 鲍鉴清. 清代之御药房[J]. 民国医学杂志，1930，8（8别刷）：11.

侍 直 考

　　按，内御药房，嘉靖中改为圣济殿，凡本院院使、院判、御医分两班轮直供事，光禄寺给酒饭[一]。如诊视御脉，御医参看，会同内监就内殿合药。遵奉明旨：内殿用药不许声扬，在外将药贴连名封记，具本开写本方药性、治证之法于日用之下。御医与直日内臣书名以进，置簿历，用中书省印。万历六年[1]奉旨，用象牙刻造圣济殿关防印记合缝[二]。进药奏本既具，随即附簿，年月下书名，内臣收掌，以凭稽考。其烹调御药，本院官与内臣监视，每二服合为一服，候熟，分为二器。其一器御医先尝，次院判，次内臣各尝；其一器进御[三]。

【校注】

[1] **万历六年**　公元 1578 年。

【考证】

[一] 申时行《大明会典》卷 224《太医院》载："凡本院院使、院判、御医，日于内府御药房，分两班轮值供事。嘉靖十五年（1536）改建圣济殿于文华殿后。" 供职圣济殿的医者有专门考核制度："凡支杂职俸冠带医士，并冠带医士，内殿六年，外差九年，各满日，考升吏目；吏目六年，考升御医。"

[二] 造圣济殿印事，据《明实录》和《大明会典》，应在万历三年。《明神宗实录》卷 42 "万历三年（1575）九月己亥" 条载："造象牙雕刻圣济殿御药房关防，传取太医院药材。" 申时行《大明会典》卷 224《太医院》载："凡各监局取讨药料，万历三年题准，俱用印信手本，凭照方行给发。仍造圣济殿御药关防一颗，给提督太监收管，以凭传取。年终仍将传取过药材等项，及余剩数目造册，送部查考。"

[三] 据载这是从明初定下的制度。申时行《大明会典》卷 224《太医院》载："凡供用药饵，国初，令医官就内局修制，本院官诊视御脉，御医参看校同，内臣就内局合药，将药帖连名封记，具本开写本方药性、证治之法于日用之下，医官、内臣书名以进。置簿历，用中书省印合缝。进药奏本既具，随即附簿，年月下书名，内臣收掌，以凭稽考。凡烹调御药，本院官与内臣监视，每二服合为一服，候熟，分为二器。其一器御医先尝，次院判，次内臣；其一器进御。"

差 委 考

按，王府差人请医视疾，本院奉旨差官或医士往视。若文武大臣及外夷酋长有疾，亦奉旨往视。其治疗可否，皆具本复奏。或军中缺医，亦凭巡抚总兵衙门奏请拨用[一]。国初，医官、医士各有定额，差委各处用药。

东直房[1]　医士三十六名

安乐堂[2][二]　医官三员，医士三十六名

司礼监[3][三]　医士二名

书堂[4]　医士六名

乾明门[5]　医士三名

浣衣局[6]　医士二名

天寿山[7]　医士二名

松林灵台[8]　医士三名

团营[9]　医官一名，医士十二名

刑部提牢[10][四]　医士一名

五军营[11]　医士三名

三千营[12]　医士四名

锦衣卫[13][五]　医士三名

神机营[14][六]　医官一员，医士四名

府军前卫[15]　医士三名

惠民局[16][七]　医士三名

会同馆[17][八]　医士三名

大慈恩寺[18]　医士三名

宣府[19]　医士一名

紫金关[20]　医士二名

居庸关[21]　医士一名

龙门千户所[22]　医士一名

万全右卫[23]　医士一名

怀来卫[24]　医士一名

山海卫[25]　医士一名

广宁卫[26]　医士二名

寺子峪[27]　医士一名

开原[28]　医士一名

永宁卫[29]　医士一名

独石[30]　医士一名

倒马关[31]　医士一名

白羊口[32]　医士一名

近来惟东直房、安乐堂、司礼监、浣衣局、松林灵台、三大营、刑部、锦衣卫、会同二馆[33]照旧差委，其余停止。

【校注】

[1] **东直房**　在紫禁城午门外，是六部等官员候朝的地方。明人叶盛《水东日记》卷六载："午门外东直房，六部、都察院、大理寺堂上官候朝之所。"①

[2] **安乐堂**　在紫禁城北安门外，是收容老病临死太监的地方。

[3] **司礼监**　是明朝内廷管理宦官与宫内事务的"十二监"之一，始置于明太祖洪武十七年（1384）。由太监掌管。

[4] **书堂**　又称内书堂，为宫内太监的教育机构。

[5] **乾明门**　为宫中蓄养动物的地方。《明孝宗实录》卷 76 "弘治六年（1493）闰五月乙卯"条载："光禄寺卿胡恭等奏：……乾明门猫十一只，日支猪肉四斤七两，肝一副；刺猬五个，日支猪肉十两；羊二百四十七只，日支绿豆二石四斗三升，黄豆三升二合。"明初乾明门还有虎园。

[6] **浣衣局**　宦官官署名，为宫廷服务的八局之一，专为宫内提供洗衣服务。《明史·职官志三》载"浣衣局，掌印太监一员，佥书、监工无定员。凡官人年老及罢退废者，发此局居住。惟此局不在皇城内。"

[7] **天寿山**　即明陵。在北京市昌平区北。原名黄土山，又名东山，永乐七年（1409）营建山陵，改名天寿山。

[8] **松林灵台**　紫禁城中观象之处，由太监负责。《明孝宗实录》卷 8 "成化二十三年（1487）十二月癸巳"条载："国朝外设观象台，令天文生占候；内设灵台，令内臣占候，用较察异同勤惰。"

[9] **团营**　明代景泰年间，于谦从三营中选精兵十万，分十营集中操练，称为团营。明宪宗时设十二团营。

[10] **刑部提牢**　即刑部提牢厅，是刑部掌管监狱的部门。

---

① 叶盛. 水东日记[M]北京：中华书局，1980：63.

[11] **五军营** 明代京军三大营之一。永乐八年（1410）分步骑军为中军、左右掖、左右哨，称为五军。

[12] **三千营** 明代京军三大营之一，以塞外降丁三千骑兵组成。嘉靖中改名神枢营。申时行《大明会典》此条即名为"神枢营"。

[13] **锦衣卫** 明洪武十五年（1382）设锦衣卫，是皇帝侍卫兼特务机构。

[14] **神机营** 明代京军三大营之一，主管操练火器及随驾护卫马队官兵。

[15] **府军前卫** 是明代掌统领幼军的机构，随侍皇太孙。

[16] **惠民局** 《明史·职官志三》载："洪武三年（1370）置惠民药局，府设提领，州县设官医。凡军民之贫病者，给之医药。"

[17] **会同馆** 明朝接待藩属贡使的机构。申时行《大明会典》卷145《兵部二十八·驿传一·会同馆》载："永乐初，设会同馆于北京，三年（1405），并乌蛮驿入本馆。正统六年（1441），定为南、北二馆，北馆六所，南馆三所。"

[18] **大慈恩寺** 明朝西藏僧人在京居住修持的寺庙。元代名海印寺，明朝宣德四年（1429）重建，更名"大慈恩寺"。

[19] **宣府** 明初设立的九边镇之一，镇总兵驻宣化府。

[20] **紫金关** 参申时行《大明会典》，当作"紫荆关"。紫荆关是长城的关口之一。

[21] **居庸关** 长城的关口之一。

[22] **龙门千户所** 长城沿线军事机构之一，明宣德六年（1431）置，治所在今河北张家口赤城县。

[23] **万全右卫** 在今河北张家口万全镇。明永乐二年（1404）置万全右卫所，明宣德五年（1430）于宣化置"万全都指挥使司"，右卫所改称"万全右卫"。

[24] **怀来卫** 明永乐十五年（1417）置怀来左卫，治所即今河北怀来县。次年改为怀来卫。

[25] **山海卫** 明洪武十四年（1381）置，治所在今河北秦皇岛市东北山海关。

[26] **广宁卫** 明洪武二十三年（1390）置。治所在今辽宁锦州市。

[27] **寺子峪** 明代蓟镇总兵驻地，在今河北迁西县。

[28] **开原** 在今辽宁开原市，明代在此设三万卫、辽海卫、安乐州。

[29] **永宁卫** 洪武十二年（1379）九月置，在今北京延庆区。

[30] **独石** 开平卫治所，在今河北省张家口市赤城县。

[31] **倒马关** 明景泰三年（1452）建倒马关城，在今河北省保定市唐县。

[32] **白羊口** 在今北京市昌平区白羊城。明景泰元年（1450）建城，称白羊城，也叫白羊口。

[33] **会同二馆** 会同馆分南馆、北馆。申时行《大明会典》卷145《兵部二十八·驿传一·会同馆》载："永乐初，设会同馆于北京。……正统六年（1441），定为南北二馆。北馆六所，南馆三所。"

【考证】

[一] 申时行《大明会典》卷148《兵部三十一·驿传四·应付通例》载："其太医院

差医士往各边调治患病官军，支口粮，应付驴一头往回，应付各带药材，拨所车各一辆。"

[二] 明代紫禁城有内、外两个安乐堂。明人刘若愚《酌中志》卷 16 载："安乐堂，在北安门里，掌房官一员，掌司数十员。凡在里内官及小火者，有病送此处医治，痊可之日，重谢房主，销假供职。如不幸病故，则各有送终内官，启铜符，出北安门，内官监给棺木，惜薪司给焚化柴，抬至净乐堂焚化。"① 又载："内安乐堂，在金鳌玉蛛桥西，羊房夹道，掌司其事者二三十人。凡宫人病老或有罪，先发此处，待年久再发外之浣衣局也。"② 沈德符《万历野获编·补遗》卷 3 "安乐堂" 条载："禁城北安门外有安乐堂，为永乐十五年（1417）所建，以处工匠之疾病者。近来则与工匠无涉，惟内臣卑秩无私宅可住、无名下官可依者，遇疾且殆，即徙入此中以待其殒，具槽送净乐堂焚化，不欲以遗骸污禁掖也。其中或气未绝，稍能言动，尚为摊钱博塞之戏，争胜哓哓，闻者叹笑。内廷宫人无位号名秩而病故，或以谴责死者，其尸亦传达安乐堂，又转致停尸房，易朱棺再送火葬。其有不愿焚者，则瘗之地，亦内中贵嫔所舍焚冢也。"③

"安乐" 原本是当时对医疗收容机构的通称，有的大型工地设有 "安乐营"。如《明太宗实录》卷 186 "永乐十五年（1417）五月丙戌朔" 条载："命行在工部造安乐营，以居营造夫匠之患病者。令太医院分官，率医士三百五十人给药疗治，仍遣监察御史、锦衣卫官巡视。夫匠亡殁者，有司函骨递归其乡葬之。"

[三] 供职司礼监的医者有专门升补制度，申时行《大明会典》卷 224《太医院》载："司礼监：医士二名。历役三年，与冠带；再历三年，授吏目。万历五年（1577）题准：通候九年，考补吏目。"

[四] 供职刑部提牢厅的医者待遇情况，据申时行《大明会典》卷 178《刑部二十·提牢》载："嘉靖二年（1523）题准：囚医于太医院原拨听用医士内择一人，提牢厅诊视，岁支赃罚银一十二两充雇直，月给本部仓米七斗充饭食。六年满日，送吏部奏授冠带。术疏无行者退出。其顺天等府原拨送部医生，革回当差。"卷 224《太医院》又记载了此类医者的专门升补制度："刑部提牢厅，医士一名。嘉靖二年（1523）奏准：历役三年，勤劳有效者，与冠带；再历三年，授吏目，仍旧在厅用药。万历五年（1577）题准：候九年，考补吏目。"

[五] 供职锦衣卫的医者有专门升补制度，申时行《大明会典》卷 224 载："锦衣卫，医士三名。嘉靖二十五年（1546）题准：食粮医士供役六年以上者，给与冠带。"

[六] 神机营内设惠军药局，医者主要在此供职，有专门升补制度。申时行《大明会典》卷 224《太医院》载："神机营，医官一员，医士四名。嘉靖九年（1530）奏准：各营医士，办事三年，勤劳者与冠带；再历三年，授吏目。万历五年（1577）题准：候九年，考补吏目。"卷 117《礼部七十五·祠祭清吏司》载南京神机营医士的制度云："凡神机营四惠军药局提调医士，未冠带者，三年无过，赴部告明，给与冠带。九年积有功劳者，咨送南京吏部，起送吏部奏除，署吏目，仍支医士月粮，在局提调。遇有恩例实授，三年照例给由。"

---

① 刘若愚. 酌中志（第 2 册）[M]. 上海：商务印书馆，1935：127.

② 刘若愚. 酌中志（第 2 册）[M]. 上海：商务印书馆，1935：127-128.

③ 沈德符. 万历野获编[M]. 上海：上海古籍出版社，2012：762.

　　[七] 明初，朱元璋沿袭宋、元制度，诏各地设惠民局，但常弛废。永乐、宣德都曾下令督促办理。《明太宗实录》卷 62 "永乐四年（1406）十二月癸丑"条载："上与侍臣语，知京师之人多有疾不能得医药者，叹曰：府内贮药材甚广，而不能济人于阙门之外，徒贮何为？命大（太）医院如方制药，或为汤液，或丸，或膏，随病所宜用，于京城内外散施。仍访朝臣中有通于医者，俾分任其事。又曰：朕一衣一食，不忘下人之艰，犹于咫尺不能有济，何况远外？遂命礼部申明惠民药局之令，必有实惠，勿徒有文具而已。"《明宣宗实录》卷 40 "宣德三年（1428）三月癸巳"条载："礼部尚书胡濙……又言：在外府州县，旧设惠民药局，洪武间官置药材，令医官、医者在局，凡军民之贫而病者给医药。今虽有医官、医者，而无局舍、药材。宜令有司，亦于农隙修药局，遵洪武之法行之，庶不负朝廷惠恤军民之意。从之，仍命监察御史、按察司官巡视。"

　　供职惠民局的医者有专门升补制度，申时行《大明会典》卷 224 载："惠民局，医士三名。嘉靖九年（1530）奏准：本局大使、副使，历俸九年，升本院吏目，仍理大使、副使事。"

　　[八] 供职会同馆的医者有专门的考核和升补制度，申时行《大明会典》卷 109《礼部六十七·宾客·会同馆》载："凡会同馆医生遇四夷及伴送人等有疾，即与医药。年终，具用药若干，活人若干，开送提督主事处，核实呈部。以稽勤惰。考满升授，乃留本馆办事。其药材，太医院关给。"卷 224《太医院》载："会同馆医士二名。嘉靖元年（1522）奏准：历俸三年，与冠带；再三年，给食米一石；又三年，医治功多，升授吏目，仍在馆办事。其见役年久，未授恩典，而遭丁忧别故者，止令一人兼管；俱有事故，借拨一名，扣筭役过月日，抵作本院实历之数。不许夤缘补缺。"后在 1527 年又再次颁令，《明世宗实录》卷 63 "嘉靖五年（1527）四月丁巳"条载："命会同馆医士，如四夷馆通事事例，本馆历役三年，给与冠带；又三年，给与食粮一石；又三年，升授吏目，仍于本馆办事。其各色药材及该支食粮，悉于太医院带支，遇缺推补。"

药材考

按，天下岁办药材，俱于出产地方派纳。永乐以后，例共五万四千四百七十四斤。成化以来，其数渐增，今共计一十六万三千五百五十七斤有零，蜈蚣、蛇六十四条，蛤蚧、天雄二十一对，虫蛀木瓜二十个[一]。如丹砂、鹿茸等项，先因在外镇守等官额外进贡，沿途害人。成化二十三年[1]，诏禁止勿进。

凡药材解到京，俱本院生药库以御医二员与大使一员办验收放。礼部仍委官一员监收。至年终，照例造册二本，一留本院备照，一送礼部查考[二]。

浙江布政司所属府州县，额解贝母三万一千八百五十一斤七两，金箔一百八贴、银箔七十二贴。

江西布政司额解香薷等药七千五百五十六斤一十二两。

湖广布政司额解朱砂等药四千八百四十九斤七两七钱二分六厘、白花蛇十条、乌蛇十条。

福建布政司额解青黛等药二千七百六十五斤一两九钱一分。

四川布政司额解黄连等药一万六千四百二十斤八两、天雄四对[三]。

广东布政司额解藿香等药九千九百二十九斤三两四钱、蛤蚧一十七对。

广西布政司额解零陵等药九千七百二十三斤一十两[四]。

山西布政司额解苍术等药八千九百五十五斤四钱五分。

山东布政司额解天麻等药八千七百三十八斤六两。

河南布政司额解威灵仙等药八千六百四十九斤四两。

陕西布政司额解大黄等药一万一千七百四十九斤七两。

辽东布政司额解人参八百斤。

应天府额解玄胡等药三千六百五十八斤八两、苍术三万九千六百九十斤。

镇江府额解半夏三千七百一十七斤六两六钱、赤头蜈蚣四十五条。

苏州府额解海金沙等药一万八千七十九斤三两。

松江府额解茯苓等药九百四十九斤八两。

宁国府额解黄连四千九百九十四斤一十两二钱、乌烂虫蛀下木瓜[2]二十个。

太平府额解榆皮等药一百八十一斤七两六钱。

池州府额解独活等药六百一十三斤。

凤阳府额解柴胡等药二千零七斤。

扬州府额解半夏等药七百四十五斤三两二钱。

淮安府额解半夏等药三千一百二十七斤八两。

庐州府额解糖球八十五斤一十二两五钱九分。

安庆府额解白矾等药四百五十八斤。

广德州额解茯苓等药六百三十斤。

滁州额解桔梗等药一千五百九十二斤一十一两二钱二分。

徐州额解鹿茸等药六十三斤。

和州额解柴胡等药二百二十三斤一十四两。

永平府额解桑皮等药二百一十五斤。

庆州额解黄芩等药七百斤。

保安州额解黄芩等药七百斤。

大名府额解防风等药一千五十斤。

河间府额解大麻子等药二千一百七十七斤。

保定府额解皂角等药五十斤。

真定府额解柴胡等药七百六十五斤。

附：凡军中马病，本院给与药饵。

【校注】

[1] **成化二十三年**　公元 1487 年。

[2] **下木瓜**　下等木瓜，用于入药。中、上等作为食品。申时行《大明会典》卷 113 《礼部七十一·给赐四·岁进》载："直隶宁国府宣城县，岁进木瓜二千三百个，内上瓜一千八百个，中瓜五百个。"

【考证】

[一] 关于药材上贡总数的变化情况，申时行《大明会典》卷 224《太医院》记载："凡天下岁办药材，俱于出产地方派纳。永乐以后，额定五万四千四百七十四斤。成化以来，其数渐增，至嘉靖初，通计二十六万四千二百二十七斤有零。十三年议准：岁办药材，以十分为率，九分采办本色，虽遇灾伤，不许折价。其一分折解解送，以备收买应用。十七年，令俱征解本色，不许折价，后题减一万五千五百四十一斤零，易金箔、朱砂、麝香等药。今现办共计二十四万九千五百八十一斤零。"这一数目与朱儒《太医院志》相差较大。有关分析见本书下篇。

[二] 申时行《大明会典》卷 224《太医院》载："设御药库，本院官分班轮直，凡收受四方进贡及储蓄上用药品，俱于内府收掌。""凡天下解纳药材，俱贮本院生药库，以御

医二员与大使一员，办验收放。礼部仍委官一员监收。至年终，照例造册二本，一留本院备照，一送礼部查考。隆庆四年（1570）题准：管库官员，每年一更替。"一部分药材分送南京太医院，由该院收贮，申时行《大明会典》卷 224 "南京太医院"条载："凡本院药饵，俱南京礼部收到各处解来生药制造。计湖广等布政司、南直隶府州岁解本院药材七千二百四十四斤六两。"

礼部由祠祭司负责药材，《明神宗实录》卷 95 "万历八年（1580）正月乙卯条"载："铸给礼部祠祭司提药材库关防一颗。"南京制度亦同，申时行《大明会典》卷 117《礼部七十五·祠祭清吏司》载："凡浙江等布政司解到药材，本部委官，同南京太医院验收。"

［三］申时行《大明会典》卷 113《礼部七十一·给赐四·岁进》又载："四川成都府岁进药材七味。内：天雄二十对，附子五十对，川乌三十对，漏蓝二十斤，仙茅二十一斤，补骨脂十五斤，巴豆四斤。"

［四］申时行《大明会典》卷 113《礼部七十一·给赐四·岁进》载："广西思明府岁进解毒药五方三十四味，共三十八斤。内：锦地萝一味，重二斤；消食药十味，重十二斤；消毒药十八味，重十九斤；大冲药一味，重一斤；塞住药四味，重四斤。"《礼部志稿》记载与此一致。但清阮葵生记载的味数和药名有所不同，其《茶余客话》云："前明广西思明府，岁进解毒药五方二十四味，内锦地笋二斤，又消食药十味，消毒药十九味，大冲药一味，寒药四味。"①

---

① 阮葵生. 茶余客话[M]. 明清笔记丛刊. 北京：中华书局，1959：621-622.

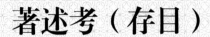

著述考（存目）

　　本节名称见于书前目录，但正文无相关内容，未知是作者未完成还是抄本省略。本书下篇第二章对相关内容进行了补辑，可供参考。

谏诤考

高鳌[1][一]　　医士，□□人　正德间以谏南幸忤旨，戍贵州乌撒卫[2]，世庙初宥还，升御医至院判。

董文亨　吏目，浙江人，万历二十年[3]谏罢旷[4]税[二]。

【校注】

[1] **高鳌**　鳌字误，参《明实录》，当作"鳌"。

[2] **乌撒卫**　洪武十五年（1382）置，属今贵州威宁县。

[3] **万历二十年**　公元1592年。

[4] **旷**　两本同。当作"矿"。

【考证】

[一] 万历《顺天府志》卷5《人物志·乡贤》有高鳌小传云："高鳌字器之，大兴人。初受业于医者徐浦，故又姓徐氏。曾奏药乾清宫，授冠带。值武皇帝南巡，鳌借医切谏曰：'郊行野食，风雨罢劳，动伤不测。陛下即自轻，奈宗庙何？臣职在调护，失职当死，不言当死，而犯忌讳亦当死。惟陛下裁之。'时谏者百二十人，皆迁官徙外，鳌独以小臣妄言，论戍极边。会有诏征还，历进太医院判，食四品俸，免官。鳌以艺谏滨死，卒荣仕善终。"

嘉定的地方志也记载了高鳌。康熙《嘉定县志》载："高鳌字启之，太医院医士，历南京太医院院使，祀乡贤。"① 据此条记载，高鳌是在南京任院使。《明世宗实录》卷519"嘉靖四十二年（1563）三月乙巳"条载："南京吏部会同都察院考察诸司官……老疾太医院院判高鳌等十人，诏……黜降致仕如例。"也表明高鳌是在南京任职。

光绪《嘉定县志》卷15《选举志下·杂进》载："高鳌，宋知县衍孙裔。"② 高衍孙（约1174—1252），字符长，一字洪绪，浙江四明人，南宋时任嘉定县第一任知县。高鳌应是投靠舅舅而迁居大兴的。朱儒可能不确定其籍贯是哪里，故空两格而不书。清抄本与合众本均同。

万历《嘉定县志》卷12《人物志二·忠臣》也有其小传云："高鳌，字企之，少依舅氏，冒姓徐。徐故隶太医院，因传其业，补院医士。正德之季，幸臣江彬劝上南巡，于是

---

① 康熙嘉定县志[M]//上海市地方志办公室，上海市嘉定区地方志办公室编. 上海府县旧志丛书·嘉定县卷（第1册）. 上海：上海古籍出版社，2012：636.

② 光绪嘉定县志[M]//上海市地方志办公室，上海市嘉定区地方志办公室编. 上海府县旧志丛书·嘉定县卷（第3册）. 上海：上海古籍出版社，2012：2159.

修撰舒芬等合诸曹疏诤，鏊以医谏言：'养身犹置烛，闭之室则坚，暴之风则泪。南方卑湿，非圣躬所宜。'上大怒曰：'徐鏊亦附外官耶？'下诏狱，榜三十，罚跪午门前。五日已，复廷杖五十，谪戍乌撒。嘉靖初，召还，进御医，始复其姓。三十年不调。大宗伯吴山曰：'是武庙时徐鏊耶？何久淹也？'进院判，署南院使事。以老乞免。年八十三卒。当分宜父子用事，缙绅多附之，辄于众中大言曰：'君辈不见钱宁在先帝时事耶？'闻者错愕避去。鏊侃侃自如也。"[①] 传中提到的"分宜"指严嵩，因其系江西分宜人。

各传中高鏊的字有"器之""启之""企之"之异，皆音近。

[二] 董文亨，生平不详。万历年间设矿监税使，派太监征收矿税，成为一大弊政，朝野上下反对矿监税使，众多大臣上疏要求停止矿税，董文亨应为当时进谏者之一。

---

① 万历嘉定县志[M]//上海市地方志办公室，上海市嘉定区地方志办公室编. 上海府县旧志丛书·嘉定县卷（第1册）. 上海：上海古籍出版社，2012：294.

应 试[1] 考

　　按，旧制，医籍子弟有志向上者，得赴顺天府考试[一]。嘉隆[2]间查革冒籍，遂将真籍子弟概行停止。至万历二十三年[3]十一月，本院院使陆得元[二]具题：遵祖制以弘作养，别真籍以免禁锢。二十四年[4]，礼部左侍郎冯□[三]覆题准：见任官员及在册嫡派子弟，有志向上者，遵照祖制，仍令顺天府应试，其傍支与诈冒者同科[5]。

【校注】

[1] **应试**　此指参加科举考试。

[2] **嘉隆**　嘉靖、隆庆的合称。

[3] **万历二十三年**　公元1595年。

[4] **（万历）二十四年**　公元1596年。

[5] **科**　处罚。

【考证】

[一] 申时行《大明会典》卷77《礼部三十五·贡举·科举》载："弘治五年（1492）奏准：……医士、医生在册食粮执役者，方许在京应试。……十年（1497），令太医院各官医下子孙弟侄，本院册内有名者，照旧乡试。"《明孝宗实录》卷131"弘治十年（1497）十一月癸卯"条载："太医院使王玉奏：本院官并医生、医士子孙弟侄，凡有谙习举业者，例得应顺天府乡试。近给事中赵竑奏：止许食粮当差医士、医生应试，而子弟不得复与。进用人才，不宜故为是沮隔也，乞如旧便。礼部覆奏：得旨，命凡册内有名者，许仍旧入试。"

[二] 陆得元，生平不详。据《明神宗实录》卷167"万历十三年（1585）十月癸酉"条载："内批：以御医蔡文亨、陆得元、徐文元为太医院院判。"何时升院使不详。

[三] 原文此处空一格，疑当为"琦"字。据《明史》，礼部右侍郎冯琦（1557—1602）于万历二十七年（1599）升礼部左侍郎，拜礼部尚书。本段所述万历二十三年、二十四年的事项，均在朱儒1591年去世之后，应为后补。此处使用了冯琦后来的官称，且空其名讳以示尊重。

礼 仪 考

一习仪　堂属各俱朝服，五鼓至朝天宫[1]东班行礼。

一朝参　常朝[2]，着锦绣，行五拜三叩头礼，见朝谢恩。朔望俱公服，礼同前。如加四品以上堂官，红公服。朔望日公服，俱行一拜三叩头礼。圣节、冬至、正旦，俱朝服，行庆贺礼。上本、接本，吏目俱锦绣，至会极门[3]候司礼监官到，各衙门官挨次朝上一躬，听唱名接本而退。

一上陵　每春、秋二祭，例遣本院堂上官[4]一员、属官一员陪祀。青衣角带往返。如堂上官以内殿事稽，照会御医代往。例用手本于京营、巡捕营二处，各乞马四匹，先一日辞朝，起行至昌平州公馆中火[5]，守备送杀虎手二名、灯夫二名，马料草四束。次早饭毕，至红门投报单。对长陵碑亭一拜三叩头，乘马至派定陵所暂住公馆，具素服，候主祭者鸣锣，疾乘马至陵门，下马趋进，入东班，行四拜礼，跪读祝文，又行四拜。礼毕，一躬出，随至红门，乘马还至昌平公馆用饭，及中途中火还家。次日报名见朝，随至本堂投帖。

一祭祀　凡郊祀天地、祭日月坛，印官正五品祭服陪祀。凡春秋祭本院内敕建三皇殿，大臣奉遣代祭，本院堂官分献，金堂并御医十员，俱吉服陪祀。大臣至塞门[6]下轿，三堂[7]一躬。太常寺堂上官月台边一躬，其余陪祀官俱于月台两边，东西相向一躬，随至穿堂，各一揖一躬。上殿行祭祀礼毕，送如前礼[一]。

一斋宿[8]　钦差点斋，各官俱吉服于二门外侍立迎接。御史由二门外马台石边下马，各官侍立一躬。堂官于二门外候迎，至堂檐下一躬。堂官与御史行宾客礼，合属官于檐下一揖一躬。首领官以职名呈堂，堂官送御史，一躬收受。随请入后堂，待茶毕，各官复于檐下一躬一揖，仍送至二门外石台边，上马一躬相别。

参谒　凡堂官谒宗伯[9]，称"老先生"，一揖一躬。见堂、谢堂俱照四司[10]见堂礼。堂官拜祠司[11]，俱宾客礼送。考同。御医、吏目等官，遇宗伯到任，称"太宗师"，行四拜礼。宗伯举手言"起来"，一躬而退。谒祠尊称"老大人"，到任行二拜礼，答拜如言"免"，一躬而退。如考满投文等项，公堂行一参礼，祠尊出位，举手请起。有公事面启，如私宅投帖面见，侧侍坐如师生礼，隔坐，随行送至大门外，不看上马。司厅[12]、三司[13]在部有公事相见，止一揖一躬。

一升堂 各属俱锦绣，列东西班。御医照次序鱼贯上堂，各一揖，总一躬。次吏目，又次预授及候缺吏目。已上俱同立庭柱上。又次大、副使，又次惠民局，又次内殿医士。已上俱同立庭柱中。当该禀升公座堂官，举手向各属，两班相向，一躬而退。其余医士、医生檐下立，各一揖一跪，起一躬。习学子弟礼同。

一堂官到任 阖属俱吉服，行香谒祠后，照常升堂，行交拜礼。御医于堂中行二拜礼，答拜。其次吏目，又次候缺吏目、惠民局大使、副使，于庭柱上立，俱二拜，答拜。又次生药库大使、副使，又次内殿医士，于庭柱中一跪四拜礼，答二拜，又一揖一躬。其余医士、生俱于檐下一跪，行四拜礼，答二拜，又一跪一躬。习学生于檐下一跪行四拜礼，又一跪，俱不答拜，当该檐下四拜叩头。生药库旧制，司吏一名，原无书役，止有南房。该吏轮次书算。于隆庆二年[14]，官库委官鲍至平不能算数，自雇书办一名杨孟金，月给工食六钱。孟金自立顶首，已被告革。自万历八年[15]以来，又相沿开设，工食载入御览。

一督部到任 管库委官，先一日请。三堂入署，候督部到二门外马台石下马，三堂自堂甬迎自塞门，一躬。至月台，一躬。至后堂，序揖坐。茶毕，左右堂暂避，惟印官同至收药厅，行交拜礼。督部东，印官西，相向站立，先教习首领、司库官见，一揖一躬，禀拜、贺，言免，又一揖一躬，分两旁立。督部与堂官升公座，管库委官侍坐，大、副使于檐下两跪两揖，禀拜，言免，又一跪，起一躬。次六房[16]吏见，两跪两揖，叩四头，药库吏书叩四头，皂役库子等挨次叩四头。凡解药官谒见，投两脚色手本[17]，行参礼，投批呈送祠部，即发收药手本，先一日送本堂开拆，注"到库"，吏方呈督部，定日下库收药。

一交际 三堂交往，俱眷"侍生"。御医谒正堂，"属下"、官衔；如佥堂、添堂，旧系僚友者，"属生"。送上马。内殿供事吏目同。如佥堂由正堂起送得补者，添"旧属"二字。内殿医士谒堂，正堂送至门外，不看上马；佥堂看上马。其在馆冠带医士谒堂，公堂一跪，私宅一揖一躬，留坐待茶，送二门外。大使、副使并医士，俱投手本，私宅不见。其医生以至习学子弟，俱治下本等名色手本，见则礼同御医、吏目等官。三经大考者，俱系先辈，后进等官，俱投"晚生"，坐次俱让。

见阁[18]　堂上官，官衔、"晚生"；御医、吏目，官衔、"门下晚学生"。

见礼部　堂上官，官衔；御医、吏目，"属下"、官衔拜。

祠司　堂上官，凡升转初次，官衔；其余"侍教生"；四品则用"侍生"拜。三司同。御医等官，俱官衔。

见吏部　堂上官，官衔；御医、吏目，官衔、"晚生"。

见都察院　堂上，官衔；御医、吏目，官衔、"晚生"。

翰林院、太常寺、顺天府、尚宝寺　堂上官四品以上者，"侍生"；余"侍教生"；御医、吏目，官衔。其在乡亲，各听自便。

六科十三道[19]　堂上官同上。御医、吏目，或官衔，或"晚生"。其乡戚故旧，各听自便。

鸿胪寺、钦天监、上林苑　堂上官，"侍生"；御医、吏目，"侍教生"。各听自便。

各部各司评博中行[20]　堂上官，"侍生"；御医、吏目，"侍教生"，亲故各听自便。

公侯、驸马伯、锦衣卫、堂上皇亲等　堂上官，"侍生"；御医照常自便。

遇本省抚按[21]　堂上官，官衔、"治生"，见略企坐。御医、吏目，官衔、"治下晚生"，其后不必官衔，抚院侍坐，按院企坐。凡奉差公出，各官悉照此礼。他省抚按，堂上官，或官衔，或"侍生"；御医等官，"晚生"。

本省监司[22]　堂上官，"治生"；御医等官，"治下晚生"。他省，堂上官，"侍生"；御医等官，听其自便。

【校注】

[1] **宫**　原作"官"字，当讹。朝天宫是明朝朝廷教习礼仪的场所。

[2] **常朝**　平时上朝。

[3] **会极门**　紫禁城内宫门之一，在皇极门之东庑。原名左顺门，嘉靖四十一年（1562）改称会极门。凡京官上本、接本均在此处。

[4] **堂上官**　衙门中坐公堂的官员，即主要负责人，通常包括正副职。

[5] **中火**　途中吃饭休息。清·福格《听雨丛谈》卷11《打尖》条："今人行役，于日中投店而饭，谓之打尖。皆不喻其字义……谨按《翠华巡幸》，谓中顿曰'中火'。"

[6] **塞门**　影壁。

[7] **三堂**　太医院主官一正两副，共3人，故称三堂。

[8] **斋宿**　指在祭祀或典礼前，先一日斋戒独宿。遇重要祭祀，主要官员要求在衙门

内斋宿。

[9] **宗伯** 礼部尚书。

[10] **四司** 指礼部四个主要清吏司，即仪制、祠祭、主客、精膳。

[11] **祠司** 即祠祭清吏司，是太医院的直接上级主管。

[12] **司厅** 即礼部司务厅。

[13] **三司** 指礼部四司中除祠祭司之外的另外三司。

[14] **隆庆二年** 公元 1568 年。

[15] **万历八年** 公元 1580 年。

[16] **六房** 指部门下的分科，仿六部之名，称六房，实际不一定是 6 个。

[17] **脚色手本** 相当于名刺。明人方以智《通雅》卷 31《器用〔书札〕》中说："今脚色手本履历，亦相谓为手版，其亦古之奏刺者乎？"

[18] **阁** 指内阁大臣。

[19] **六科十三道** 为监察机构官员，六科是指吏、户、礼、兵、刑、工六科给事中，十三道是都察院的十三道监察御史。

[20] **评博中行** 大理评事、太常博士、中书、行人的合称。

[21] **抚按** 巡抚与巡按御使之连称。

[22] **监司** 指督察州县的按察使、布政使等官员。

【考证】

[一] 有关太医院祭三皇之事，朝中大臣曾有争议。明代佚名著《太常续考》卷6《三皇庙》载："三皇庙，建于太医院之北，名景惠殿，前为景咸门，门东为神库，西为神厨，殿中奉安伏羲、神农、黄帝，皆南向；勾芒、祝融、风后、力牧（东西相向配）。东庑僦贷季、鬼臾区、天师、岐伯、俞跗、伯高、少俞、少师、桐君、太乙雷公、马师皇、伊尹、神应王扁鹊、仓公淳于意、张机，西庑王叔和、华陀、皇甫谧、巢元方、抱朴子葛洪、真人孙思邈、药王韦慈藏、启玄子王冰、钱乙、朱肱、刘完素、张元素、李杲、朱彦修从祀。每岁仲春、仲冬上甲日，本寺题请遣礼部堂上官一员行礼，太医院堂上官二员分献。三皇之祭自世宗皇帝始，嘉靖二十一年（1542）建今庙。（按本寺志云：三皇之祭，永乐初仍元之旧，至嘉靖二十一年，以庙制湫隘弗称，始命展拓，从祀僦贷季二十八人，时礼官所议增也。然查《会典》总览，并无祭三皇之文。岂二十一年以前，太医院原有庙祭而不系祀典所载邪？）隆庆四年（1570）春，礼部侍郎王希烈以三皇既祭于帝王庙，请罢太医院庙祭，而专遣太医院官祭先医。上不允。嘉靖初年，创建圣济殿祭先医之神。殿在文华殿后。每岁仲春、冬上甲日，本寺题请遣太医院堂上官行礼。十一月上甲日祭三皇之神，前期十日，本寺题本，遣礼部堂上官行礼，太医院堂上官二员分献。（甲属东方木，取生气也。）前期一日陈设。"①

《明穆宗实录》卷42"隆庆四年（1570）二月甲辰"条载："遣礼部侍郎王希烈祭三皇于景惠殿。希烈既承遣将事，因上言：三皇继天立极，功在万世，讵止一医哉？国家既祀

---

① 佚名. 太常续考·卷六[M]. 四库全书珍本初集（史部·职官类）. 上海：商务印书馆，1935：7-9.

于历代帝王，以明正统之有自，又祀于文华东室，以溯道统之相承，可谓礼义备俱矣。乃又杂之以医师之流，使共俎豆，不亦渎且亵乎？又配之以勾芒、祝融、风牧、力后，安取义乎？且公署中止宜有祠，不宜有殿，景惠殿之设于医院，已非其地矣！而况圣济殿之所祀者不过先医，遣祀者不过医官耳，乃医院则祀以三皇，遣以部臣，何内外互异而轻重失伦也？臣愚谓宜存其祠宇，裁其渎祀，春秋俱遣太医院官，止祀先医，一如圣济殿之礼，于名义为称，可以遵行。尚书殷士儋覆：从其言。上不欲改先帝之制，报罢。遣太医院官祭先医之神。"

祭祀先医的仪式，明代俞汝楫编《礼部志稿》卷 29《祠祭司职掌·群祀·先医》中记载：

"嘉靖十五年（1536）建圣济殿于文华殿后，以祀先医。岁用羊一、豕一、铏二、簠簋各二、笾豆各八、帛一，遣太医院正官行礼。二十一年（1542）又建景惠殿于太医院上，祀三皇，配以勾芒、祝融、风后、力牧，而附历代医师于两庑，凡二十八人。岁遣礼部堂上官一员行礼，太医院堂上官二员分献。

二殿之祭，并以春冬仲月上甲日，一陈设殿中正坛，犊一、羊一、豕一、登一、铏二、笾豆各十、簠簋各二、爵三、酒尊一、帛一、筐一、祝案一。东配位一坛，羊一、豕一、铏一、笾豆各十、簠簋各一、爵六、帛一、筐一。西配位一坛，陈设同。东庑医师十四位，僦贷季、天师岐伯、伯高、鬼臾区、俞跗、少俞、少师、桐君、太乙雷公、马师皇、伊尹、神应王扁鹊、仓公淳于意、张机，陈设分为三坛，每坛豕一、笾豆各六、簠簋各一、酒盏五、爵三、帛一、筐一；西庑医师十四位，华陀、王叔和、皇甫谧、抱朴子葛洪、巢元方、真人孙思邈、药王韦慈藏、启玄子王冰、钱乙、朱肱、李杲、刘完素、张元素、朱彦修、陈设同。

一正祭。赞引对引，导遣官至咸济门，赞。诣盥洗所，赞。搢笏洗讫，赞。出笏，典仪唱。执事官各司其事。赞引赞。就位，典仪唱。迎神，赞。四拜，赞。引赞升坛，导遣官至中香案前，赞。跪，赞。搢笏，赞。上香，赞引引至东香案前，赞，跪，上香讫，引至西香案前，赞，跪，上香讫，赞，出笏，赞，复位。太医院堂上官于两配位香案前上香讫，典仪唱，奠帛行初献礼，赞引赞。升坛，引至神位前，赞。搢笏，赞。献帛，赞。三献爵，献讫，赞。出笏，赞。诣读祝位，赞，跪，赞，读祝，读讫，赞。俯伏，兴、平身，赞，复位。两配位执事自献两庑仪同。正殿典仪唱，亚献礼，终献礼，仪亦同。初献惟不献帛，不读祝。典仪唱，彻馔执事彻讫。典仪唱，送神。赞引赞，四拜！典仪唱，读祝官捧祝，掌祭官捧帛、馔，各诣瘗位，赞引赞，礼毕。

一祝文。维某年某月某日，皇帝遣官某，致祭于太昊、伏羲氏、炎帝神农氏、黄帝轩辕氏。曰：仰惟圣神，继天立极，开物成务，寿世福民，尤重于医，所以赞帝生德，立法配品，惠我天民，功其博矣。时维仲春/冬，特修常祀，尚冀默施寅化，大著神功，深资妙剂，保和朕躬，期于一世之生民，咸跻疾疢，跻于仁寿之域，以永上帝之恩，不亦丕显欤！以勾芒氏之神、祝融氏之神、风后、力牧氏之神配，尚享。"

《太常续考》并绘有祭祀时的陈设图。见图 1 至图 4。

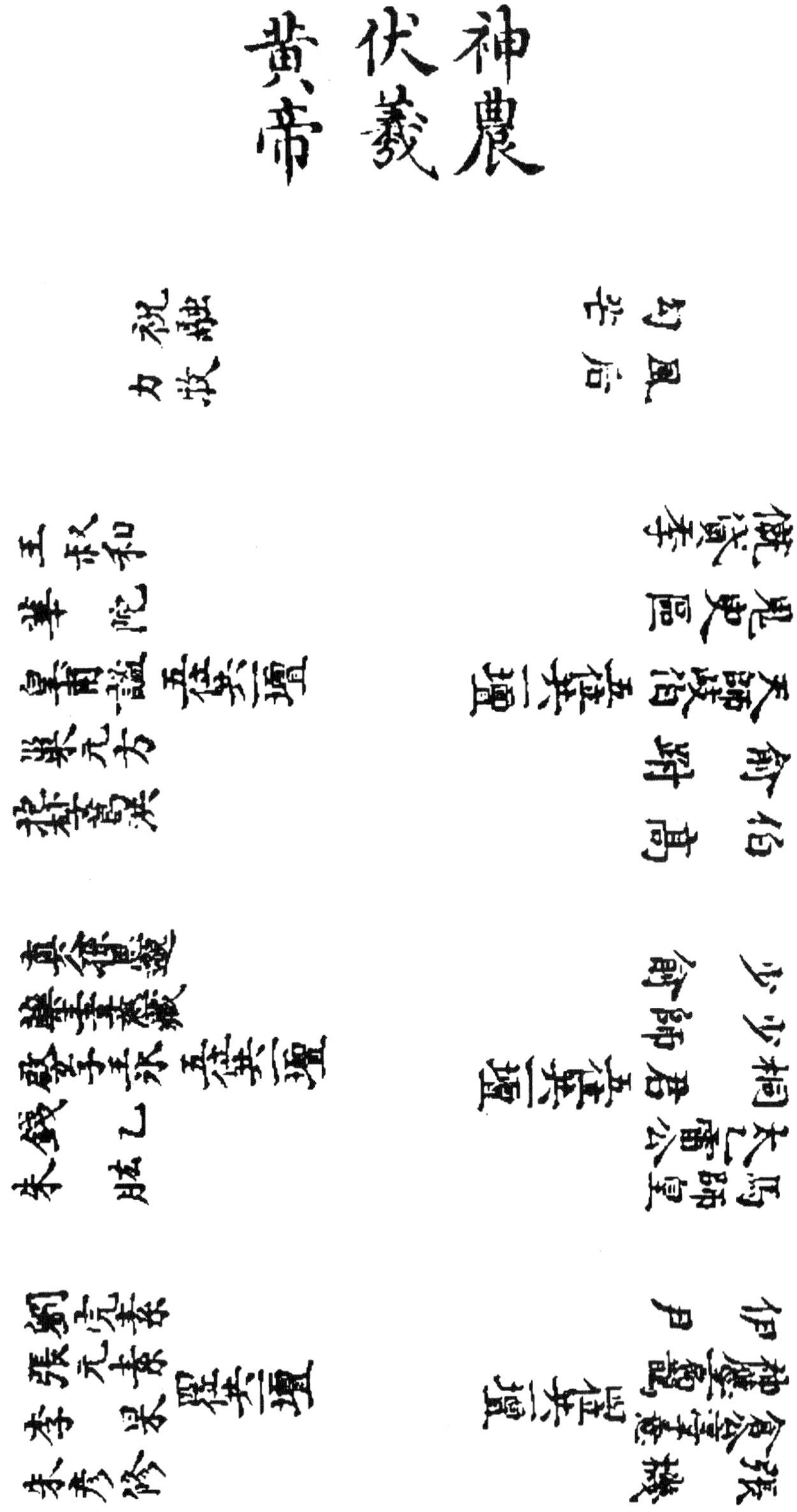

黄帝　伏羲　神農

图1　《太常续考》三皇祭祀总图

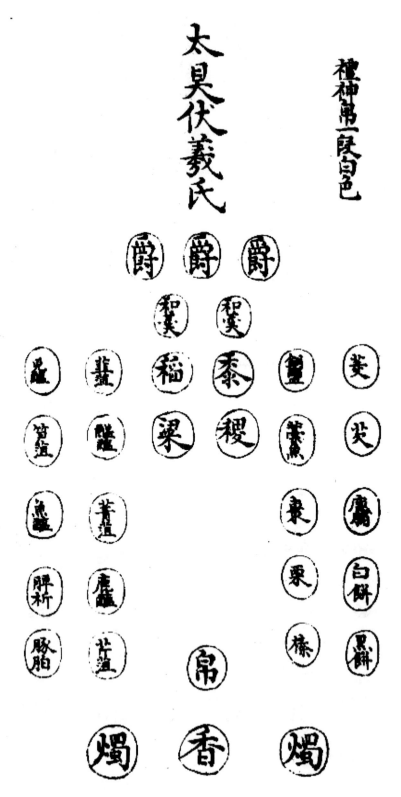

图2　《太常续考》三皇主祭陈设图（以伏羲为例，黄帝、神农同）

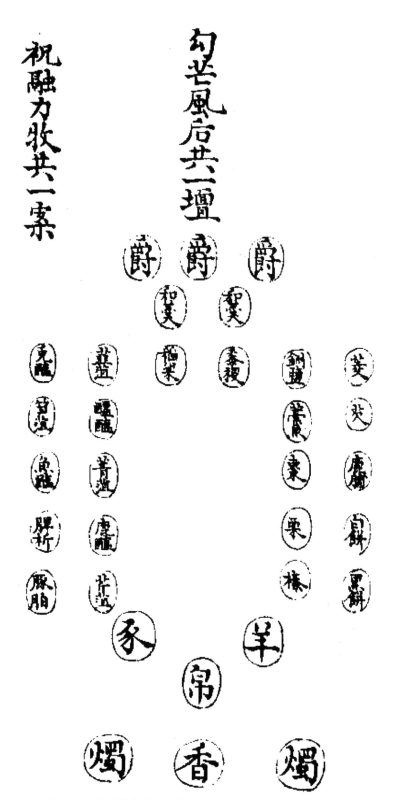

图3 《太常续考》东西配祭陈设图（以东配为例，西配同）

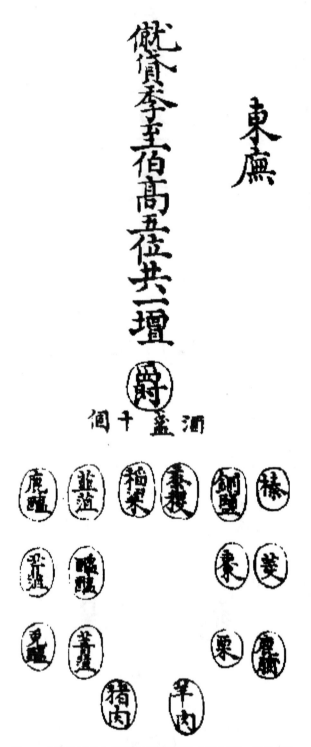

图 4　《太常续考》两庑从祀陈设图（以东庑一坛为例）

跋

《太医院志》者，封少宗伯朱公之所著也。公视院事若而年，其于当世之典、医国之事，稔矣习之，且于记载靡不窥览。有太史公子[1]，鸿世德[2]之庆，以廷对第一人修朝家实录[一]，称惇史[3]。公兹志简而不略，核而不诬，发例书事，最得体裁，即与《会典》诸书并传可也。昔汉司马子长作《史记》，然皆本之太史公谈。诗有云"有开必先"[4]，其是之谓夫！余弃博士业，应征承乏[5]院中几四十年，无能有所撰述。恒与儿子道立议梓行之，而立溘然下世矣，惜哉！今罗公右源从臾[6]校雠，而付之剞劂[7]。凡隶院中者，手此一编，其于当世之典、医国之事，思过半矣！至于积德以遗后人，则又不可不知。

万历丙辰[8]嘉平月[9]
上林苑监右监丞管御医事楚石首罗成名宾父甫识

【校注】

[1] **太史公子** 指朱儒儿子朱国祚，状元，撰《孝宗大纪》。
[2] **世德** 累世积累的德行。
[3] **惇史** 有德行之人的言行记录。《礼记·内则》："凡养老，五帝宪，三王有乞言。五帝宪，养气体而不乞言，有善则记之，为惇史。"
[4] **有开必先** 指事物必有征兆。《礼记·孔子闲居》引《诗》有云："嗜欲将至，有开必先。"
[5] **承乏** 暂任某职的谦称。
[6] **从臾** 怂恿。
[7] **剞劂** 刻镂的刀具。
[8] **万历丙辰** 公元1616年。
[9] **嘉平月** 农历十二月的别称。

【考证】

[一]《明史·艺文志二》载朱国祚（谥号文恪）撰有《孝宗大纪》一卷，此句当指此事。但《孝宗大纪》并未完稿。清代朱彝尊《曝书亭集》卷45《跋〔四〕》中有《孝宗大纪书后》一文说："万历二十二年（1596）三月，允礼部尚书南充陈公于陛之请修国史，阁臣议开局聚书分纂，于是……先太傅文恪公分撰《孝宗大纪》，皆附之家集中。缘陈公逝，其书未果成也。……康熙己未（1679），史局既开，以先公《大纪》送馆，幸存其副。未几雕本付撮书手，不戒于火，因书以付昆田。"① 昆田即朱昆田，朱彝尊之子。

① 朱彝尊. 曝书亭集[M]. 上海：世界书局，1937：549.

中 篇
清《太医院志》考释

序（鲁仁）①

　　志乘之作，源于迁史八书[1]，弘于班固汉志[2]。后人申其遗绪，于是始刱[3]方舆之史。六朝以来，厥类众伙，要皆以山川风土为书，兼及于一方典制。自唐李肇撰《翰林志》[一]，宋程俱撰《麟台故事》[二]，合周官[4]、唐典[5]志乘之体为一，始为专记一曹一司之旧事。言掌故者，多所取资。自是以降，代有名著。如元之《秘书监志》[三]，明之《礼部志稿》[四]《南雍志》[五]，清之《太学志》[六]《国子监志》[七]诸书，殆为官书之较著者。至私家著述，其目实繁，如《太医院志》一书，其一也。书题任锡庚撰，据自序知任氏曾两办院事，于丙辰（民国五年）[6]退职，前后凡历二十六年，得见九朝档案，因萃辑遗事，并身所敩历[7]者，撰成是书，聊为办公之资而已。然详其书，所载皆有清一代太医掌故，始自顺治，迄于宣统，每事各有标目，凡三十七条，本末赅备，首尾贯串，叙次颇为得体。尝取其数则以与《会典》[八]《通考》[九]《旧闻考》[十]诸书互相检核，其文虽详简不同，于事则完具。推任氏之意，殆以荟录之体，载述旧闻，撮最缀辑也。愚按：清代太医院旧署在钦天监之南（即户部街南口，美国兵营之地），仍沿明建。庚子[8]后划入使馆界。今之过客，匪独不能指其地，（本刊第三卷第四期章玉和君《北京使馆界之沿革》一文并未述及，盖久已不为人注意矣。）即太医院掌故，亦久不传于口耳。又清代京师官署，大抵皆有则例，而太医院者亦无闻也。（本刊第一卷第十一期曹宗儒君《记清代之则例》一文，附表中无太医院则例。）夫一物不知，儒者之耻，而遗文逸献，今之不为裒[9]辑，必致湮没。况近者易为功，远者难为力。此书不经见，因校录而披露之，既免离散，尤备采摭云。鲁仁[十一]识。

【校注】

　　[1] **迁史八书**　指司马迁《史记》中的有关典章制度的八篇，即《礼》《乐》《律》《历》《天官》《封禅》《河渠》《平准》八书。

　　[2] **汉志**　班固《汉书》将《史记》的"书"改为"志"，新增加了《刑法志》《五行

---

① 此为《中和月刊》标点本前的序言，石印本无。

志》《地理志》《艺文志》。

[3] **刱** 同"创"。

[4] **周官** 指《周礼》，在汉代最初名为《周官》。

[5] **唐典** 指《唐六典》。

[6] **丙辰（民国五年）** 公元 1916 年。

[7] **敭历** 敭同"扬"。扬历原指显扬贤者居官的治绩。后多指仕宦的经历。

[8] **庚子** 公元 1900 年。

[9] **裒（póu 抔）** 聚集。

【考证】

[一]《翰林志》，唐代李肇著，主要记载唐代翰林职掌沿革，成书于唐宪宗元和十四年（819）。记翰林典故之书，以此为最早。

[二]《麟台故事》，作者程俱（1078—1144），字致道，衢州开化（今属浙江）人。此书为绍兴元年（1131）作者任秘书省少卿时，利用官府文书编辑而成。分官联、选任、书籍、校置、修纂、国史、沿革、省舍、储藏、职掌、恩荣、禄廪十二门，可概见宋代之典章制度。明代已佚，清乾隆时四库馆臣从《永乐大典》中辑出。

[三]《秘书监志》，元代王士点、商企翁撰。王士点字继志，东平（今山东东平）人，官著作郎。商企翁字继伯，曹州（今山东菏泽）人，官著作佐郎。书成于元顺帝正至二年（1342），记载上起元世祖至元（1264）以来，下迄顺帝至正（1341—1368）年间的秘书监建置和典章情况，兼载司天监、职官题名、直长令史等。

[四]《礼部志稿》，明光宗泰昌元年（1620）俞汝楫等人奉命官修。全书内容有圣训 6 卷，录洪武至隆庆诏谕；建官建署 1 卷；总职掌 1 卷；仪司职掌 16 卷；祠司职掌 10 卷；客司职掌 10 卷；膳司职掌及司务职掌共 2 卷；历官表 4 卷；奏疏 5 卷；列传 8 卷；仪司事例 21 卷；祠司事例 9 卷；客司事例 9 卷；膳司事例 1 卷；总事例 7 卷。共 110 卷。

[五]《南雍志》，为明代南京国子监史专著。景泰七年（1456），祭酒吴节创修《南雍志》18 卷，嘉靖初祭酒崔铣重纂。嘉靖中，祭酒黄佐在崔铣遗稿和吴节原本的基础上重修，至嘉靖二十年（1544）成书，共 24 卷。之后，隆庆、万历、天启年间又有增修。是研究明代教育制度的重要文献。

[六]《太学志》，指乾隆年间国子祭酒陆宗楷所编的《皇朝太学志》，共 180 卷。陆宗楷，浙江仁和（今杭州）人。雍正元年（1723）进士，官至礼部尚书。该书是清代及以前太学设置和运行历史之综合记录，凡分纶章门、建制门、祀典门、诣学门、乐律门、官师门、生徒门、国子监则例、选举门、艺文门、经费门、杂识门等 13 大门类。

[七]《国子监志》，指清乾隆四十三年（1778）国子监祭酒陆宗楷等奉敕撰的《钦定国子监志》，共 62 卷。专记国子监设官、职掌以及有关制度。共分为 15 类，分别是圣谕、御制诗文、诣学、庙制、祀位、礼、乐、监制、官师、生徒、经费、金石、经籍、艺文、识余。

[八]《会典》，指《大清会典》，又名《钦定大清会典》《清会典》，是清朝官修的典章制度书籍，先后编修了 5 次。初成书时间是康熙二十九年（1690），雍正、乾隆、嘉庆、

光绪四朝均重修，最后一次于光绪二十五年（1899）完成。全书共 3312 卷，在编纂体例上仿照《明会典》，以六部官制为统筹纲领，分别记载政府各个行政机构的职掌和事例。

　　[九]《通考》　元代马端临著《文献通考》，简称《通考》。明代王圻撰有《文献通考》，清乾隆十二年（1747）官修《续文献通考》，对王圻原书进行增补订正。光绪时刘锦藻又编修了《清朝续文献通考》。

　　[十]《旧闻考》，指《钦定日下旧闻考》，是清乾隆时于敏中等奉敕在朱彝尊著《日下旧闻》的基础上重新整理、增补而成。共 160 卷。为地理史料学著作。

　　[十一] 鲁仁，生平不详，可能是《中和月刊》的编辑之一。《中和月刊》由民国文人瞿兑之创办，1940 年创刊，1945 年停刊。瞿兑之以提倡"掌故学"著称，该刊刊载掌故方面的文章甚多，在当时的学术界、知识界、政界影响很大。

序（张仲元）

　　掌故之学，其来旧矣。自迁固[1]而后，代有作者，史不绝书。然志传记述之编类，足为修国史者参考取材之藉，则掌故之学尚已[2]！后世留心掌故之士，于一代之典章文物，繁征博引，勒为成书。虽其间体例不同，著录各异，然皆有关典制之作，斯亦撰修国史之所重也。我朝鼎盛以还，制度文为[3]，灿然大备，鸿篇巨制，类跻于作者之林，抑何其卓荦[4]而闳远也。往者，元[5]读《清会典》，窃见采集虽详，卷帙繁夥，览之匪易。及读《纲鉴择言》[6]诸书，每叹其有关掌故。因思元奉职太医院，历数十年矣，其间因革典要，可征引事实者，兹复不尟[7]，不以此时网罗散帙，日月逾迈[8]，迄付阙如，是谁之咎？亦既数数发愤，思以自任，而学识谫陋，志虑不专，荏苒鲜就，弥用增怍。寅友任子修如[一]，闳[9]览多闻，长于记述，所为《太医院志》篇目厘然，凡所扬历，弥多搜讨，风雨鸡鸣，无间编述。非志毅而力勤，心果而才敏者，其孰能与于斯？任子之学，未见其止。世有留心掌故心焉修史者，必能衡而鉴之，其亦取材于斯志也可。

　　时夏历癸亥[10]冬月张仲元[二]序于如不及斋

【校注】

[1] **迁固**　司马迁和班固。

[2] **已**　通"矣"。

[3] **制度文为**　典章法制。《礼记·仲尼燕居》："孔子曰：制度在《礼》，文为在《礼》。"

[4] **卓荦（luò 洛）**　卓越，突出。《后汉书·班固传》："卓荦乎方州，美溢乎要荒"李贤注："卓荦，殊绝也。"

[5] **元**　本序作者张仲元自称。下同。

[6] **《纲鉴择言》**　又名《纲鉴择语》，清代司徒修撰，摘录《资治通鉴》和《资治通鉴纲目》言论的著作。

[7] **尟（xiǎn 显）**　同"鲜"。稀有，罕见。

[8] **逾迈**　亦作"踰迈"。过去；消逝。

[9] **闳（hóng 红）**　宏大。

[10] **癸亥**　公元 1923 年。

【考证】

[一] 任锡庚（1873—1927），字修如，北京人，曾任太医院上药房经理，御药库掌印。著有《难经笔记》《医宗简要》及《太医院志》。

[二] 张仲元（1863—1939），字午樵，河北乐亭县人。光绪年间任太医院左院判，1908 年任太医院院使，后改太医院督办，花翎三品顶戴。张仲元为清朝最后一任正式的太医院院使。民国成立后，退位的溥仪等原皇室成员仍居于紫禁城中，并保留太医院设置，任命有所谓"院使"，先后有李崇元、赵文魁等任该职。

弁言（任锡庚）

丙辰[1]清和[2]，拙著《难经笔记》，时方脱稿，偶于字纸筒中得太医院记事之草。盖庚[3]自入院以来，迄今二十有六年。两办院事[一]，得见九朝档案及特颁《大清会典》《古今图书集成》等书，凡与本院相关者，均于公暇录之。诚以二百六十年中，时迁事异，即遍检册档，尚不能尽悉其原，况太医院当庚子之变[4]，衙署划入使馆[二]，简编遗失过半。欲求往事，茫无以应。且碌碌下质，本乏案牍之材，昕抄夕录，当年藉为办公之资。今虽却差退置，云烟过眼，然衷曲思旧，人有同情，因依抄稿而成书，名之曰《太医院志》。尚望后人稽古者有以谅之。

时在丙辰季夏上浣[5]六日

北平任锡庚修如甫自题于水泽腹坚[6]室

【校注】

[1] **丙辰**　公元 1916 年。

[2] **清和**　农历四月的别称。

[3] **庚**　作者任锡庚自称。

[4] **庚子之变**　指 1900 年八国联军侵华，攻入北京。

[5] **上浣**　上旬。

[6] **水泽腹坚**　斋室名。出自《礼记·月令》，原意为水深的地方结冰很厚。

【考证】

[一] 任锡庚于光绪十六年（1890）进入太医院，供职至清末。后来清室退位，又为宫中的皇室服务。"两办院事"可能指这两个阶段。

[二] 清太医院官署，在正阳门内以东东交民巷内。1900 年，八国联军入侵北京，后依据《辛丑条约》将此地划入各国驻华使馆区。仲芳氏《庚子记事》载："前门内皇城以东各衙署，如吏部、兵部、工部、钦天监、鸿胪寺、太医院、詹事府、銮驾库、理藩院、顺天府、光禄寺、国子监、税课司等处，及神机营与八旗各衙门，俱被各国洋兵驻扎。堂库房屋俱皆拆改。库存各物例典案卷，均被劫抢焚烧，一无存留。"①

---

① 中国社会科学院近代史研究所《近代史资料》编译室主编. 庚子记事[M]. 北京：知识产权出版社，2013：55.

职　掌

太医院官无分满汉，职掌皆同。其宗室[1]、觉罗[2]、各项旗人均随入汉员，一律任用，职专诊视疾病、修合药饵。国初，依明制，术分十一科：曰大方脉，曰小方脉，曰伤寒科，曰妇人科，曰疮疡科，曰针灸科，曰眼科，曰口齿科，曰咽喉科，曰正骨科，曰痘疹科。嘉庆二年[3]以痘疹科并入小方脉，咽喉、口齿共为一科，谓之太医九科[一]。六年[4]，奉旨以正骨科划归上驷院[5]，蒙古医生长[6]兼充。

道光二年[7]奉旨：针灸一法由来已久，然以针刺火灸，究非奉君之所宜，太医院针灸一科，着永远停止[二]。

同治五年[8]，御史胡庆源奏整顿医官以正医学。经礼部会同太医院议定，以太医院教习厅限于经费，自道光年以来废弛几三十年。今为整顿，不但款项难筹，即人才亦不易得。勉就该院已圮教习厅略加修葺，暂立五科，即大方脉、小方脉、外科、眼科、口齿科是也。盖伤寒科、妇人科并入大方脉，外科即旧之疮疡耳[三]。

定制：太医院直庐[9]，常川[10]备有疮疡、眼科、口齿、咽喉各科应用之丸散、药膏、药线等物，以便随时取用。自道光年本院药库归并内务府管理，咨取不易，凡各科应需之药，均由入直各员捐廉[11]自备。咸丰兵燹[12]以后，俸禄核减，力难自给，从兹各科均无特用之药，迄于今日，未尝复旧。

【校注】

[1] **宗室**　清皇族，专指"显祖"（努尔哈赤的父亲塔克世）本支的后裔。

[2] **觉罗**　清皇族，专指"显祖"塔克世的叔伯兄弟旁支的后裔。

[3] **嘉庆二年**　公元1797年。

[4] **（嘉庆）六年**　公元1801年。

[5] **上驷院**　清代内务府所辖三院之一。掌管理、供养御厩、马厂的马匹驼只，以供扈从应用，并兼负责其医疗。《清史稿》卷141《兵十二》载："清初沿明制，设御马监，康熙间，改为上驷院，掌御马，以备上乘。……设蒙古马医官疗马病。"

[6] **蒙古医生长**　上驷院的医官。《清史稿》卷118《志九十三·职官五》载，上驷院

"其属……蒙古医师长三人（正六品）……乾隆十一年（1746），置蒙古医生头目二人"。

[7] **道光二年**　公元 1822 年。

[8] **同治五年**　公元 1866 年。

[9] **直庐**　即值班房。后文"入直"即指值班。

[10] **常川**　经常。

[11] **捐廉**　指官员捐献除正俸之外的养廉银，亦指个人捐款。

[12] **咸丰兵燹（xiǎn 显）**　指太平天国起事（1851—1864），贯穿整个咸丰时期（1851—1861）。

【考证】

[一] 乾隆朝《钦定大清会典》卷 86《太医院》载："掌九科之法（大方脉、小方脉、伤寒科、妇人科、疮疡科、针灸科、眼科、口齿科、正骨科）以治疾。"

[二] 有关停止针灸科一事，未见其他文献记载。光绪朝《钦定大清会典》中仍记载有针灸科，卷 81《太医院》载："凡九科：（国初设十一科，于九科外有咽喉、痘疹二科，后以咽喉、口齿合为一科，以痘疹归小方脉，定为九科。）一曰大方脉科，二曰小方脉科，三曰伤寒科，四曰妇人科，五曰疮疡科，六曰针灸科，七曰眼科，八曰口齿科，九曰正骨科，习各专其艺。（医官、医士、医生习业，皆令专精一科。）"光绪朝编成的《清朝续文献通考》中也是九科，有针灸科。

[三] 同治五年（1866），御史胡庆源奏请整顿医官以正医学。后在太医院设教习厅，改名医学馆。《清朝续文献通考》卷 128《职官十四·太医院》载："（同治）六年，议准复设医学馆，派教习厅三人，按春秋二季考试医士、恩粮、肄业各生，列定等第，按名顶补。"

官 名

日院使，日院判，日御医，日吏目，此国初之制也[一]。医士本系学位，顺治初年，有特简入直者，给与八品笔帖式[1]冠带，谓之冠带医士。六年[2]，特简医士给与八品冠带，奉旨随同吏目入直，谓之冠带吏目，即后之顶戴吏目。旋奉旨增设预授吏目。雍正八年[3]，奉旨以实授吏目为八品吏目，以预授吏目为九品吏目。宣统元年[4]，经内阁会议政务处奏准，改八品吏目为七品吏目，改九品吏目为八品吏目，以医士为九品实缺官[二]。

又己未[5]十一月，奉旨派张仲元督办清查管理太医院，佟文斌协办清查管理太医院，秩在院使上。

【校注】

[1] 笔帖式　官吏名，负责满文翻译。

[2]（顺治）六年　公元1649年。

[3] 雍正八年　公元1730年。

[4] 宣统元年　公元1909年。

[5] 己未　公元1919年。

【考证】

[一] 乾隆朝《钦定大清会典》卷3载："太医院，院使一人，正五品。左、右院判各一人，正六品。所属：御医十有五人，正八品。吏目三十人，八品，十有五人；九品，十有五人。"

[二]《清史稿》卷115《志九十·职官二》载："宣统元年（1909），院使张仲元疏请变通旧制，特崇院使以次各官品秩。初制，入院肄业，考补恩粮，历时甚久，军营、刑狱医士悉由院简选。光绪末叶，民政部医官，陆军部军医司长，与院使、院判品秩相等。至是厘定，崇内廷体制也。"

1909年张仲元要求提高级别的奏章内容如下："太医院官微任重，升转甚难，故有虑于人才之难得也。查太医院院使、院判，秩不过五六品，与民政部医官、陆军部军医司长品级相等，而其职任之轻重，相去悬殊。至升迁一途，则每届六年，会同礼部考试一次，按班挨名升补。由入院肄业起，遇会考取中始补恩粮，又历会考取中，始升医士，以至九品吏目、八品吏目御医，无不由会考取列前茅，始能升补。溯自恩粮迁升至御医，必历二

十余年之久……非年过五十，不克到班。其升迁之难如此。其秩俸不过七品耳……"后政
务处讨论，提出以下意见："除院使一缺业经奉旨定为四品，所有左右院判二缺，为升院
使之阶，拟请升为五品。其原设御医十三缺，拟升为六品、八品；吏目十三缺，拟升为七
品、九品，吏目十三缺拟升为八品。医士向无品级，今拟升为九品，其恩粮一项仍照旧制
食饷。"①

---

① 上海商务印书馆编译所编纂. 大清新法令（1901-1911）[M]. 第 7 卷. 北京：商务印书馆，2010：90-92.

学　位

　　凡初进医生，令其随时取具六品以上同乡官印结[1]，旗籍取具该管佐领图结[2]，均仍取本院官保结[3]，由首领官查明粗知医书、通晓京语，加结呈堂，面为考试，准其入院，听候肄业，是谓医生，挨名传其到院。肄业者曰肄业生[一]。

　　旧例，三年期满，经礼部考试，取中者曰医士；不取者仍照常肄业，以待再考。顺治九年[4]，礼部奏准医士定额四十名，月给银米，在院供事；粮生二十名，供缮写；切造医生[5]二十名，修合药饵。由是凡肄业一年以上且季考三次一等者，遇有粮生缺出，签掣[6]申明礼部充补。雍正八年[7]，奉旨添设粮生十名，并改粮生曰恩粮生。自是遇有医士缺出，由院签掣申部充补，不复考取矣。医生例准报捐贡生，否则不得捐纳各项实官。光绪三十四年[8]，奏准别立新医学馆，四年毕业，曰最优等学生、优等学生、中等学生[二]。

【校注】

[1] **印结**　加盖印章的保证文书。

[2] **图结**　画有图样的保证文书。清代规定汉人用印结，旗人用图结。

[3] **保结**　担保文书。

[4] **顺治九年**　公元1652年。

[5] **切造医生**　负责切制加工和制造丸药的医学生。

[6] **签掣**　清朝制度，候补官员通过抽签来确定任职。

[7] **雍正八年**　公元1730年。

[8] **光绪三十四年**　公元1908年。

【考证】

　　[一] 乾隆朝《钦定大清会典》卷86《太医院》载："教习二人，课医人习医，简御医、吏目之能者任之。……凡进院业医人，察其身无过恶且通医者，由本院官士任之，乃令进院，发教习厅肄业。院使、院判以时试其能否而进退之。"

　　乾隆朝《钦定大清会典则例》卷158《太医院》载："初进医生定例，察本身无过犯，通晓医理者，仍取本院医官、医士保结，方准入院。遇医生阙，于初进医生内考取，申部顶补。医士于医生内考取申补。其医士升补吏目，亦必考其方脉精明、品端劳著者，申礼部转咨吏部题授。"

[二] 光绪三十四年（1908），太医院使张仲元等奏设新医学馆，开办后至 1912 年结束。清宫档案有关于新医学馆学生情况的记载如下：

"计自光绪三十四年（1908）五月至壬子年五月四日期满。本年现届毕业之期，已有本院分科考试，计列入优等者十一名；中等者八名；次等者三名。

优等十一名：张连元、梁福恩、瞿书源、祁文煦、王文成、白永祥、何廷俊、佟成海、孙秀严、马开泰、李景福。

中等八名：杨缙、罗鼎铭、董麟生、王常明、王炘、尹振昌、殷承绪、冯则启。

次等三名：□绍曾、周裕海、陈葆铨。

本期学生除不及格者二人外，其余皆造诣有进，足证该教员教授有方。请准将医学馆医学兼国文教习医士伊宗衡以八品吏目在任候补。医学馆医学教习七品吏目袁其铭，以御医在任候补，先换顶戴。医士吴廷耀以七品吏目候补。"[①]

① 秦国经. 逊清皇室秘闻[M]. 北京：紫禁城出版社，2014：15.

品　级

国初，各官品级，满汉间有不同。康熙九年[1]改归画一，太医院院使正五品，院判正六品，御医正八品，吏目从九品。是年题准：考满[2]已停御医、吏目升转无期，许服六品冠带，仍照原品支俸。十年[3]，奉上谕：太医院御医准其服用六品冠带，原品给俸。其吏目各员仍俟择优赏给，不得援以为例。雍正七年[4]，奉旨：御医着定为正七品，六品冠带，并准其服用貂皮，挂数珠。八年[5]，奉旨以实授吏目为八品吏目，以预授吏目为九品吏目，经吏部议定为从八品、从九品。

医士原系学位，自顺治年间屡有给与八品冠带者。雍正八年，奉旨定为九品，冠服与实缺官一体加级给封。

宣统元年[6]十二月，钦奉谕旨：太医院院使，着定为四品。又奉谕旨：院判改为五品，御医改为六品，改为八品吏目为七品，九品吏目为八品，以医士为九品实缺官。经吏部议定，院使、院判、御医为正四、正五、正六品，吏目、医士为从七、从八、从九品。

【校注】

[1] **康熙九年**　公元 1670 年。

[2] **考满**　任满考绩。官员自任现职起，三年为初考，六年再考，九年通考，项目分为称职、平常、不称职三等。

[3] **（康熙）十年**　公元 1671 年。

[4] **雍正七年**　公元 1729 年。

[5] **（雍正）八年**　公元 1730 年。

[6] **宣统元年**　公元 1909 年。

额　缺

太医院俱汉缺[1]，属于礼部。正官：院使一员，左右院判各一员。属官：御医十员。首领官：吏目三十员。乾隆九年[2]，特派满洲大臣一员，为管院大臣[一]，以为领衔画诺，凡百公务皆自行办理，不复申详礼部。嘉道[3]时，间有派二员管院者。

雍正元年[4]，添设御医五员。道光二十三年[5]，裁御医二员。

顺治六年[6]，设预授吏目十员。十八年[7]，裁吏目二十员[二]。康熙九年[8]，复增吏目二十员。十四年[9]，裁吏目十员。雍正八年[10]，奉旨以实授吏目为八品吏目，以预授吏目为九品吏目，定额各十五员。道光二十三年，裁八品吏目二员，九品吏目二员[三]。

顺治九年[11]，礼部奏定医士四十名。道光二十三年，裁医士十名。宣统元年[12]，定为医士三十二员。顺治九年，奏定粮生二十名。雍正八年，奉旨添粮生十名，改粮生曰恩粮生[四]。道光二十三年，裁恩粮生十名。

顺治九年，定切造医生[13]二十名。乾隆三十五年[14]，裁切造医三名。

【校注】

[1] **汉缺**　清代由汉人专任的官位。

[2] **乾隆九年**　公元 1744 年。

[3] **嘉道**　嘉庆、道光。

[4] **雍正元年**　公元 1723 年。

[5] **道光二十三年**　公元 1843 年。

[6] **顺治六年**　公元 1649 年。

[7] **（顺治）十八年**　公元 1661 年。

[8] **康熙九年**　公元 1670 年。

[9] **（康熙）十四年**　公元 1675 年。

[10] **雍正八年**　公元 1730 年。

[11] **顺治九年**　公元 1652 年。

[12] **宣统元年**　公元 1909 年。

[13] **切造医生**　负责切制药材、制造药物的医学生。

[14] **乾隆三十五年** 公元 1770 年。

【考证】

[一] 乾隆时著名大臣和珅曾任此职。《乾隆朝上谕档》载："乾隆五十八年（1793）五月十八日，奉旨：和珅着管太医院及药房事务。钦此。"①

[二] 现存一份顺治朝《御屏京官册名录》，开列太医院官员名单如下。

太医院院使（1 人）：傅胤祖。

院判（2 人）：刘国栋、蔡嗣哲。

御医（10 人）：何焕然、曹尔朴、吴中凤、许宗化、王继芳、刘矿、张其政、徐维俊、张季廉、张希皋。

吏目（18 人）：徐煌、蔡汉显、朱维潘、陈继祖、张文举、许庆元、曹振煐、祝世遇、吴中鹏、孙枝贤、白应兑、翟余庆、黄廷达、李化鹏、甄国鼐、吴荣光、雷应运、张简。

预授吏目（9 人）：许辅元、刘国祯、沈崇爵、朱宗汤、冯兆祥、赵之翰、莫尔淳、边维中、王都盛。②

[三] 乾隆敕撰的《皇朝通典》的记载与此略有不同，可互勘。《皇朝通典》卷 28《太医院》载："太医院院使，汉人一人；左、右院判，汉人各一人，掌医之政令，率其属以供医事。御医十有五人，吏目三十人，八品十五人，九品十五人。医士四十人，医员三十人。以上俱汉人员额。……又有效力医生，无定员，掌炮制之法，院使考其术而进退之。……自顺治元年（1644）初，设御医十人，吏目三十人，预授吏目十人，医士二十人。十八年（1661），省吏目二十人，并省预授吏目员额。康熙九年（1670）复设吏目、预授吏目各十人。十四年（1675），省吏目十人。三十一年（1692）又省预授吏目。六十一年（1722），增置医士二十人。雍正元年（1723）复增置吏目十人，改预授吏目为吏目。七年（1729）增置御医五人。八年（1730），吏目改为八品、九品者各十五人，增置食粮医员三十人。"

[四] 乾隆朝《钦定大清会典则例》卷 158《太医院》载："乾隆二年（1737），奏请食粮医官三十人，可否永为定例？奉旨，着为定例。"

① 中国第一历史档案馆. 乾隆朝上谕档（乾隆五十七年八月至五十九年六月）[M]. 北京：档案出版社，1991：368.
② 上海书店出版社编. 清代档案史料选编（第 1 册）[M]. 上海：上海书店出版社，2010：143.

殊　恩

凡本院官有保和效力、勤劳素著者，或加衔，或给赏，俱出自上裁。

康熙十七年[1]十二月二十五日，奉上谕：皇太子出痘痊愈，朕心欣悦。医官甄国鼐、候选知县傅为格[一]侍奉调理，小心勤慎，自应优加奖叙，以示加恩，着吏部议奏。

雍正四年[2]，奉上谕：太医院官先年出外，甚是清苦，嗣后随扈出行，如何优给之处，着该部议定，以为常例[二]。八年[3]，奉上谕：此次制定医官品级，系为按班升转，其有奉旨加衔、加俸、赏戴翎枝者，不拘此例。

同治十一年[4]，庆典礼成，太医院奏侍值各员请分别奖叙。十一月初六日具奏，本日奉旨：依议。

国初以来，几三百年，太医官特蒙殊恩者，代不乏人。顺治年间即有颁赏内府珍物者。康、雍二朝，以得赐御笔屏联为最荣。乾隆时，医官吴谦[三]历升列卿，擢任部堂。嘉、道以后，由院使、院判特加卿、贰卿[5]衔者尤多。同治年间，院判李德立[四]曾以三品京堂候补，伊子廷瑞，先后赏主事郎中，终于花翎运使衔、怀庆知府。院使庄守和[五]于光绪年间，以花翎二品，蒙予御书匾额，病故京，帝览其遗疏，深为惋惜，赏银治丧。伊子寿荣由特用主事晋秩员外。八阅月院使悬缺，不忍授人[六]。此外，如院判李德昌[七]，咸丰时以医士随扈于热河，盖庚申之变[6]，仓猝北行，徒步百里，不敢告劳。庚子西巡[7]，匹马相随，是时医官随侍者仅昌一人，积劳成疾，久不入直。病则遣官存问，殁则赏银治丧。祗以身后萧条，月颁内帑①，赡其妻子，其子特用为郎中。此皆太医受恩之尤者也。余则不及备载。又癸亥[8]八月，院使赵文魁[八]奉旨赏给头品顶戴，总管太医院。[九]

【校注】

[1] **康熙十七年**　公元 1678 年。

[2] **雍正四年**　公元 1726 年。此处《钦定大清会典则例》卷一百五十八作"雍正

---

① 内帑（tǎng 倘）：国库。泛指内库。

二年"。

[3]（雍正）八年　公元 1730 年。

[4]同治十一年　公元 1872 年。

[5]**贰卿**　指侍郎。古代尚书称卿，侍郎副之，故称贰卿。

[6]**庚申之变**　指庚申（1860）年英法联军攻入北京，火烧圆明园，皇帝出逃，京师被占之事。

[7]**庚子西巡**　指庚子（1900）年八国联军进攻北京，慈禧太后和光绪皇帝携带众多宫人宗室逃亡西安之事。

[8]**癸亥**　公元 1923 年。

【考证】

[一] 傅为格，浙江金华人。康熙《金华府志》卷 19《岁贡》载："傅为格，授湖广武昌司理同知，逾二年，银载进京候补。"康熙十七年（1678）种痘成功，两年后又再被召入官，《康熙起居注》"康熙十九年（1680）十二月十八日癸卯"载："武昌通判傅为格善为小儿种痘，曩皇太子喜事，今诊视疗治，获奏痊愈。今宫中小阿哥等欲种痘，已令往取。"

[二] 乾隆朝《钦定大清会典则例》卷 158《太医院》载："雍正二年（1724）谕：太医院官先年出外，甚是清苦。嗣后随行出外，如何优给之处，着议定以为常例。钦此。遵旨议准：随行出外，凡堂官一人，给账房一架，行李车一辆，马四匹，每日给盘费银三钱。医官、医士等人，各给马三匹，盘费银二钱。三人共给账房二架，载行李车一辆，骁骑二人随行，看守马匹车辆。若四人，照依前例。若五人，增账房一架，车一辆，骁骑二人。"

[三] 吴谦（1689—1748），字文吉，安徽歙县人，乾隆时任太医院右院判。乾隆四年（1739），乾隆皇帝命吴谦、刘裕铎为总修官，陈止敬担任经理提调官，编撰《医宗金鉴》。《清史稿》卷 289《列传·艺术》有传："吴谦，字六吉，安徽歙县人。官太医院判，供奉内廷，屡被恩赉。乾隆中，敕编医书，太医院使钱斗保请发内府藏书，并征集天下家藏秘籍，及世传经验良方，分门聚类，删其驳杂，采其精粹，发其余蕴，补其未备，为书二部。小而约者，以为初学诵读；大而博者，以为学成参考。既而征书之令中止，议专编一书，期速成，命谦及同官刘裕铎为总修官。谦以古医书有法无方，惟《伤寒论》《金匮要略杂病论》始有法有方，《灵》《素》而后，二书实一脉相承，义理渊深，方法微奥，领会不易，遂多讹错，旧注随文附会，难以传信，谦自为删定，书成八九，及是，请就谦未成之书，更加增减，于二书伪错者，悉为订正，逐条注释，复集诸家旧注实足阐发微义者，以资参考，为全书之首，标示正轨。次《删补名医方论》，次《四诊要诀》，次《诸病心法要诀》，次《正骨心法要旨》。书成，赐名《医宗金鉴》。"

[四] 李德立，同治十二年（1873）冬《大清缙绅全书·京师》载："太医院左院判加三级李德立，顺天宛平县人。"

[五] 庄有和，字瑜如。同治十二年（1873）冬《大清缙绅全书·京师》载："太医院右院判加三级庄守和，顺天大兴县人。"

[六] 徐一士《一士类稿》云："院志所构[称]李德立以京堂候补，盖指同治十三年（1874）甲戌十一月事。时以穆宗'天花之喜'加恩，左院判李德立以三四品京堂候补，右院判庄守

和以四五品京堂候补。旋穆宗于十二月遽逝，李、庄均撤销京堂，并摘去翎顶。"①

[七] 李德昌，字晓峰，光绪三十年（1904）冬《大清缙绅全书·京师》载："花翎二品顶戴太医院左院判李德昌（晓峰），顺天宛平县人，监生。"

[八] 赵文魁（1873—1934），字友琴，祖籍浙江绍兴，先世迁居北京，其父赵永宽为太医院御医。赵文魁被溥仪任为太医院院使，受赐头品花翎顶戴，总管太医院，兼管御药房御药库事务。

[九] 乾隆敕撰的《皇朝通典》卷28《太医院》载："凡医员间有蒙特旨加衔者，不得过三品。"赵文魁子赵绍琴称："光绪年间，院使庄守和受赐二品花翎，已属殊恩。领头品花翎衔者惟先父一人而已。"②

---

① 徐一士. 一士类稿·一士谈荟[M]. 北京：书目文献出版社，1984：238.
② 赵绍琴整理. 赵文魁医案选[M]. 北京：人民卫生出版社，1990：2.

特简供奉

　　明时，太医院官非擢[1]任御医，不得侍直内廷。清制则不然。顺治初年，即屡令本院将合署官员缮单呈览，亲为点派，官无崇卑，一体入直，是为特简供奉。

　　直宿于乾清宫东、日精门南之配殿，为宫院内祭飨三皇、储药宿医之所，谓之御药房。凡医官入直，日赏御膳，月给素烛，冬给木炭。后之入直者，虽不必在其地，而职分如旧，日侍禁廷以备顾问，非仅诊视已也。

【校注】

[1] 擢（zhuó 卓）　提拔，提升。

内 直 供 奉

内值供奉者，奏派之宫值是也。昼侍外廷，夜直宫内，职专诊视，较之特简备顾问者，固有繁简之别。吏目以下各员皆得充任，要在品端术精，所负之责亦云重矣。[一]

【考证】

[一] 据载，入值医官每日均须到各宫诊脉，《清宫轶闻》载："御医每日在宫内□值，晨则赴各宫诊脉，不论其有无病，谓之请平安脉。宫中请脉时，则垂黄幕，外设几案，医官跪其前，后妃由幕中出手，置小枕上，医士按其脉，按毕退出。有疾则以黄面奏折书药方，出御前太监呈进。"①

---

① 佚名. 清宫轶闻[N]. 乐园（成都民国日报副刊合订本），1930（5）：10.

外直供奉

外直供奉者，照例轮充之，六值是也。东药房在禁城左掖，西药房在禁城右掖。西药房以院使、院判、御医为班领，以各吏目分班轮直。东药房以御医为班领，以吏目、医士分班轮直，兼备特遣[一]。

凡此官员，均于每月逢二、逢七日进东宫请安。康熙以后，不封太子，此礼遂废。道光元年[1]，奉旨：太医院堂官、御医均着入直东药房，其西药房每日派吏目、医士二员备差。二年[2]，奏定西药房仍派御医一员领班。咸丰以后，日仅一员[二]。所谓六值者，宁寿宫、慈宁宫、乾清宫、钟粹宫、寿康宫、寿安宫，恭备六处召命是也。道光末季，别谓公值者，专供缮写公牍；六值者，专诊总管内宫、御前内宫、嬷嬷[3]、女子、祭神房[4]女官、升平署[5]内宫六项杂差。为时无久，即已漫废，与旧制之宫值、六值名同实异[三]。

【校注】

[1] 道光元年　公元 1821 年。

[2] （道光）二年　公元 1822 年。

[3] 嬷嬷　老年仆妇。

[4] 祭神房　清宫中负责祭神、省牲的机构。

[5] 升平署　清宫中掌戏曲的机构。

【考证】

[一]《钦定大清会典则例》卷 158《太医院》载："内府设东西御药房二所，院使、院判、御医、吏目、医士各分班轮直。"

[二]《清朝续文献通考》卷 128《职官十四·太医院》载："光绪十三年（1887）议定，西苑寿药房，本院官每日二员值宿，药库库掌、笔帖式、切造生等是差传唤。乾清宫御药房，本院官大小方脉每日二员值宿进御。"

[三]《皇朝通典》卷 28《太医院》载："太医院……自院使至医士皆以所业专科，分班侍直，曰宫直，曰六直。其直次，曰外班房，曰东药房。各以其次更代，供使令焉。"

《钦定大清会典》卷 86《太医院》载："凡侍直，自院使至医士，以所业专科分班侍直。给事宫中者，曰宫直；给事外廷者，曰六直。宫直于各宫外班房侍直，六直于东药房侍直，各以其次更代。"

驻　署

　　国初，依明制，太医院除院使、院判、御医在御前行走，其吏目各员均轮直驻署。仍各派官人在午门朝房听差，遇有特派、奏派各差，从内抄出，随时由官人回署报知各该员，谓之报朝。顺治四年[1]以后，因医官入直者众，不敷驻署，奏明以外直各员兼备差遣，仍委首领官二员、库官二员，轮班驻署，收发文件，兼应传差急务。

　　旧例，太医院设有奏派教习，虽常川驻署，然专课诸生诵读。康熙二十三年[2]题准：太医院教习与首领官等，分班驻署，以应公务。道光年间款难时，领房间倾圮，既无师生课程，亦无官员驻署。迨至同治年间，始派老成司官一员，常川驻署，收发文件。

【校注】

[1] 顺治四年　公元 1647 年。
[2] 康熙二十三年　公元 1684 年。

办　公

太医院为朝廷执事官，本无公务可言，然升迁除授、考满京察[1]、告假丁忧各项事故，关支俸银俸米、月银月米、津贴公费、奏销药价、祭祀三皇、各项考试，凡诸事件，莫不与各部院、衙门文牍往来。国初，定于本院首领官内拣派熟谙公务者，奏派二人、堂派二人，一年更换。嗣以熟悉情形，差满辄留，一年之期，久同虚目。

乾隆十年[2]，奉上谕：太医院奏派接替办事官一折，着管院大臣酌核派委。自是以后，更换办事官，皆不入奏。

【校注】

[1] 京察　对京官的定期考核。清代每三年考核一次。
[2] 乾隆十年　公元 1745 年。

医 学

　　旧制，于御医、吏目内选取学识素著者二员，令居东药房，教习御药房太监读医书。光禄寺给厨役供膳，由本院月给津贴。年终考试毕，奏给师生奖赏。乾隆二年[1]，奉旨裁撤。

　　本院亦设有教习厅，于御医、吏目内，择品学兼优者各二员充任常川驻署，教习肄业诸生，并批阅未授职医士月课[一]。凡医官子弟，均准保送教习厅，课其诵读[二]。迨道光年间，款绌事废，三十年不闻书声。

　　同治五年[2]，御史胡庆源奏整顿医官以正医学，经礼部会同太医院奏覆，始于本院复设教习厅，改名医学馆。于司官中拣派教习三人、收掌三人，并不驻署，仅令医士、恩粮、肄业生朔、望交课而已。

　　光绪三十四年[3]，奏设新医学馆，略仿各省学堂之意，以院使、院判为管学，派司官二人为教习。其监学、庶务、稽察、书记各一员。除管学，余皆驻署。于旧肄业生内考选二十名，期以四年毕业。款由各官津贴中捐集。壬子[4]后不克续办矣。其旧医学馆，始终仍别树[三]。

【校注】

[1] 乾隆二年　公元 1737 年。
[2] 同治五年　公元 1866 年。
[3] 光绪三十四年　公元 1908 年。
[4] 壬子　公元 1912 年。

【考证】

[一]《皇朝通典》卷 28《太医院》载："太医院……设教习厅，简御医、吏目之能者二人为教习，以课医人。"

[二] 清朝仍然鼓励医官子弟继承医业。雍正元年（1723），朝廷讨论医学人才培养办法，有人建议让医官子弟可应考科举，但大臣隆科多等认为："至若考取生员及另编字号取中举人、进士等语，查得医学、儒学截然分途，考试进了，断难合一。若学医之人，又令业儒考试，则其心不专，及致荒废本业。应将所请考取生员及另编字号取中举人、进士

之处，毋庸议。"①

[三] 光绪《东华录》卷 204 "光绪三十二年（1906）十二月"条载："学部奏：御史徐定超言中西医派不同拟请分办学堂以弘造就一折，内称中西医派确有不同，造士不能合并，中医多理想而西医重实验，中医主述古而西医贵求新，其诣力独到之处，各有不可思议之精微，必欲兼营并骛，心力更有不遑等语。臣等窃惟中西医术各有独到之处，《奏定医科大学章程》于中西医学必令兼修，未尝偏废。惟中西医理博大精微，融会贯通必俟之于已入分科大学之后。一时兼营并骛，学者辄以为难，诚有如该御史之所云。查京师设有医学馆，拟即改为京师专门医学堂，中西医学分科肄业。"

宣统三年（1911），太医院院使张仲元、院判姚宝生等还曾拟《太医院医学堂章程》，计划在设学中医为主的中学班外，还要设立以洋文西医为主课的高等预科。高等预科的学习年限为 5 年，然后升入本科再学 3 年。

但以上学校均未开办。按清政府学部的规划，拟在宣统三年（1911）"京师筹设专门医学堂"②，辛亥革命后计划终止。

---

① 清代吏治史料（吏制改革史料·第 1 册）[M]. 影印本. 北京：线装书局，2004：71-72.
② 学部奏分年筹备事宜折（并单）[J]. 预备立宪公会报，1909，2（6）：9-12.

制　药

　　凡烹调御药，本院官请脉后，开方具本奏明，同内臣监视，每一剂备二服，合为一服，候熟分贮二器。本院官先尝之，次内臣尝之，其一器进御。亦有将方奏明，交与内药房按方烹调者[一]。乾隆五年[1]以后，凡药均由内臣烹调，自是医官不复制药。

　　旧例，各直省出产药材地方，每年解纳本院生药库收贮，委医官验辨优劣，其出入皆申礼部。每遇内药房取用药材，行本院申明礼部，开库照交。如有不足用时，由本院给价采买，年终由各省药材折色[2]中报销。交进俱以生药材，由内药房之医生切造炮制。于吏目中选委二员，为生药库库使，专管办买药材、典守库务。二年更换，任满以应升之缺升用，如著有劳绩，另由正官奏奖。倘代替乏人，仍令旧官管理[二]。康熙三年[3]以后，库使专派医士。

　　顺治十六年[4]，以药库专归本院，出入无申礼部。十七年[5]，题准：派太医院官一员，兼摄库务，颁给印信，并设库役十名，巡逻看守。康熙三年，以药库复归礼部兼辖，库印亦缴还礼部[三]。是年，又定直省岁解药材折色钱粮，着户部附库收贮[四]。道光以后，各省除例贡药材竟交内务府，其所产药材均改解折色，由内务府随时采买[五]。太医院之药库从兹无用矣。

　　又，癸亥[6]六月，奉旨以乾清宫御药房、永和宫寿药房并为一事，改组上药房。派院使赵文魁综理一切，御医任锡庚、吏目杨世芬为经理，医士梁福恩，恩粮朱曾煜、孙煜曾为班领，吏目何廷俊、苏施霖、医士白永祥为班员，督率切造医生修合药料，烹调汤液，以供上用。其寿三所[7]药房亦着入直，医官就近兼任。是年八月，奉旨派院使赵文魁兼管内务府之御药房、御药库。九月，派御医任锡庚兼充御药库掌印，佟成海兼充帮掌印，吏目刘文英兼充库掌。旋经内务府奏准，以前派之总办、帮总办、兼行各员一律撤销，留主事一员，职在帮掌印之次。

【校注】

[1] **乾隆五年**　公元 1740 年。

[2] **折色**　指折合银两。

[3] **康熙三年** 公元 1664 年。

[4] **顺治十六年** 公元 1659 年。

[5] **（顺治）十七年** 公元 1660 年。

[6] **癸亥** 公元 1923 年。

[7] **寿三所** 慈宁宫东侧有寿头所、寿二所、寿三所，其寿三所药房为晚清老妃嫔药房。

【考证】

[一] 乾隆朝《钦定大清会典则例》卷 158《太医院》载："内局修制药饵。本院官诊视调剂御药，参看较同，会近臣就内局合药。将药帖连名封记，具本开载本方药性治症之法，于日月之下，医官、近臣书名以进，置簿。凡进药奏本既具，随即登簿，年月下书名，近臣收掌，以凭稽考。煎调御药，本院官与近臣监视，二服合为一服，俟熟，分为二器，其一器御医先尝，次院判，次近臣；其一器进御。若将方奏明，交与内药房，按方煎调者，内药房办理。"

[二] 乾隆朝《钦定大清会典则例》卷 158《太医院》载："药库委官二人，于医士内选委，专管办买药材，二年一换。任满二年，升预授吏目。如着有劳绩，量加职衔。倘代替乏人，仍令留任管理。"

[三] 乾隆朝《钦定大清会典则例》卷 158《太医院》载："药材。旧例：各直省出产药材地方，每年解纳本院生药库收贮，委官验其所办优劣，其出入皆由礼部。顺治十六年（1659），分归本院职掌。十七年（1660）题准，选本院官一人兼摄库务，颁给印信。设库役十名。十八年（1661），定生药库复归礼部职掌。康熙三年（1664），定钱粮总归户部，本院以库印缴还礼部。其直省岁解药材本色并折色钱粮，均由户部收贮附库。"

[四] 有关内务府药房情况，乾隆朝《钦定大清会典》卷 90《内务府·掌仪司三·药房》载："凡合药医生十名，召募合药民医生二十名。凡合和御药，由药房官会同太医院医官敬谨监视。凡药料，由太医院医官详验，择其佳者，送药房备贮。凡奏销，每岁伏暑设暑汤，除夕进苍术，及随时所用药味，均三月一次具奏。人参无定额，每次酌量斤两，奏请备用，用毕以某人某月日患某症，服参若干，缮册进呈如前，奏请于广储司茶库支领。"

[五] 乾隆朝《钦定大清会典则例》卷 158《太医院》载："内药房所需药材，均按定例给价，令药商采办，每三月一次奏销，行文到院，转咨户部，药商赴部领银。其药材均以生药交进，由内药房医生切造炮制。"

乾隆朝《钦定大清会典则例》卷 163《内务府·掌仪司三·药房》对其制度记载最详：

"一职掌。顺治十年（1653）置内药房，属总管首领内监经理，设翻译笔帖式八人，书吏四名，领催①四名，听事碾药服役人三十名，太医院合药医生二十名。康熙十年（1671）奉旨改书吏为汉字笔帖式。十二年（1673）设六品库掌二人。二十二年（1683），增设汉字笔帖式四人。二十五年（1686），裁汰六品库掌，设未入流库掌二人。三十年（1691），裁总管首领内监，委内管领一人，内副管领二人兼管。三十三年（1694），增内管领下服役人十名，为合药医生。三十四年（1695），裁翻译笔帖式一人。雍正七年（1729）奏准，

---

① 领催：小吏，掌管文书、庶务。

增召募合药民医生六名，内管领下合药医生四名，听事碾药服役人四名；于听事碾药服役人三十四名内，委署领催四名。又奏准铸给药房图记。乾隆五年（1740）奏准，增委办事司官二人，增设主事一人，于笔帖式内委署库掌二人。十年（1745），定于领催内委署催长一人，仍食领催钱粮。十八年（1753）奏准，裁内领下医生四名，召募民医生六名。

一供用。顺治初年，定每年自小暑日起至处暑日，凡应安设香薷汤之处，具奏安设。又定每年除夕前期，将各处应用苍术数目，具奏交送。乾隆五年（1740）奏准，凡和合丸散膏丹，令太医院简委所属医官，会同本处官监视修合。又奏准：太医院委官交送药料，令太医院医官详慎验视，择其佳者，交送备用。

一奏销。顺治初年，定药房需用药味，陆续发票于太医院委官处传取。自本年七月二十一日至次年七月二十日，所有用过药味数目斤两，造具黄册，缮折交内药房总管内监具奏。后咨太医院于户部支领钱粮。又定药房备用人参，每次奏请斤数不等，支用将完，将服人参等职名，及用过斤两数目，缮折具奏，复请备用。得旨：移付广储司支领。又定每年处暑后，将用过香薷汤药味数目斤两，缮折交内药房执事侍等具奏，咨太医院于户部支领钱粮。乾隆四年（1739）奏准：嗣后所用药味数目斤两，每三月一次，缮折具奏，咨太医院于户部支领钱粮。香薷汤所用药味，亦入于此折内汇奏，毋庸别奏。五年（1740）奏准：所用药味，各立文案，每月一次，将用存数目，呈明存案，仍照原议，三月一次具奏。再将旧管新收，开除实在数目，缮造黄册，于次年五月内具奏。八年（1743）奏准：药味内，除鹿茸等三十一味不准折耗外，其随从出外车载，药味不免潮湿霉变，及揉碎之处，均准其据实开除。再库贮药味，有易于折耗者，亦准其分别开除。"

《内务府则例》记载御药房的设置是："首领二名，八品侍监，每月食银四两、米四斛，公费制钱七百。太监二十名，内：三名每月食银三两，米三斛，公费制钱六百；五名每月食银二两五钱，米二斛半，公费制钱六百；十二名每月食银二两，米一斛半，公费制钱六百。专司带领御医各宫请脉、煎制药饵、坐更等事。"[1]

清后期，御药房制度有所变化。光绪朝《清会典》卷 98《内务府·御药房》载："掌合丸散。"

御药房定期配制成药，供宫中备用。后来也经常交由同仁堂独家制度供应。《清宫轶闻》载："药品以御药房司之，亦有管理大臣，系内务府大臣兼摄。下设主事库掌若干人。内廷所用药品，勿论汤剂、丸散膏丹，均由该药房炮制，药材皆由产地采进，有亦由外间药肆购入者，承其乏者惟同仁堂一家。

常用药品，如卧龙丹、益元散、平安丹、七厘散、痧药、万应丸、紫金锭、煤气药、三黄宝蜡、再造丸、荷叶丸、活络丹，皆御药房秘制，所用之料，均为上上品，炮制尤精。以之治疾，则非常灵效云。

外间药肆所用痧药，则用皂角，内廷则用蟾酥。万应丸外间则用寻常墨，内廷则用元明古墨。每年夏日以二颁赐内廷诸臣及军队，所费不下万金。"[2]

现故宫博物院所藏丸药底账中，也有许多用中成药赏赐臣下的记载。[3]

① 钦定宫中现行则例（内务府辑）[M]. 近代中国史料丛刊续编，第 63 辑. 台北：文海出版社，1966：673.

② 佚名. 清宫轶闻[N]. 乐园（成都民国日报副刊合订本），1930（5）：10.

③ 恽丽梅. 清宫医药与医事研究[M]. 北京：文物出版社，2010：95-97.

随 扈[1]

本院凡随扈圣驾行幸[2]，有奉旨点派者，有堂官奏派者，有按班轮派者，俱给夫马车辆、帐房需用等物。除往返途中外，每日于光禄寺支领米肉柴炭[一]。

【校注】

[1] **随扈** 跟随皇帝出巡。
[2] **行幸** 指皇帝出巡。

【考证】

[一] 乾隆朝《钦定大清会典》卷86《太医院》载："凡扈从行在，或奉特旨随行，或按班次。其应给车马、器物、饩廪之类，申所司发给。"

乾隆朝《钦定大清会典则例》卷158《太医院》载："车驾行幸，有奉旨点用者，有按班轮委者。皆给夫马车辆，装载药材，仍给账房需用等物，均申礼部，转咨各该部给发。"

随　侍

　　凡遇圣驾驻跸[1]园庭，仍照在大内一律入直。此外，坛庙各差宿坛[2]者，堂官一员、办公官一员，随往直宿。其不宿之坛差，只院使、院判随班迎送，并不随侍。

【校注】

[1] 驻跸（bì 毕）　帝王出行途中停留暂住。

[2] 宿坛　官员外出时寄宿神庙，设座理事。

特 派 差 务

旧制，王、贝勒、公主、额驸[1]及文武内大臣请医视疾，本院奉旨差官前往。其治疗可否，皆具本覆奏。外藩公主、额驸及台吉[2]大臣有疾请医，亦奉旨差官前往，由部给驿马、皮箱、绳毡、油单等项，其药材于内药房支领或由药库给发，请旨遵行，回日销算[一]。

乾隆年间，以奏请视疾为渎，令在京王公、公主、额驸等自行延请。其王公额驸、勋旧国戚、满汉大臣有患病遣医诊视者，出自特恩。外藩王公仍依定制。然从此蒙古王公非病重而值年班[3]，不敢轻于请医。道光末季，每令理藩院查明，即准免年班，自是请医一事不复见矣。

遣将出师，准其随时奏请派医，得旨俞允，由礼部堂官选派太医院官二员具题，驰驿前往，并遣兵部官一员送至军前[二]。康熙二十四年[4]，奉上谕：黑龙江墨尔根[5]地方紧要，着太医院遣良医二人前往，一年更换。雍正十三年[6]，奏裁。

同治年间，特派御医汪兆镛赴江南各省采买药材。光绪末年，派恩粮生陈鉴赴上海购买牙科药料。

【校注】

[1] **额驸** 即驸马。

[2] **台吉** 蒙古贵族封爵名称。

[3] **年班** 指清代蒙古王公每年分班入京师朝觐。

[4] **康熙二十四年** 公元 1685 年。

[5] **墨尔根** 现属黑龙江省嫩江县，清朝曾是黑龙江将军和墨尔根副都统驻地。康熙二十二年（1683），为抗击俄国哥萨克对黑龙江流域的侵略，在黑龙江建城永戍，并自黑龙江至吉林乌拉设置驿站。墨尔根为此区间之一站。康熙二十四年（1685）建城设兵驻守。

[6] **雍正十三年** 公元 1735 年。

【考证】

[一] 乾隆朝《钦定大清会典》卷 86《太医院》载："凡奉旨视诸王公主暨文武大臣疾者，既视，仍具状覆奏。外藩、公主、额驸、台吉大臣遇疾请医，奉旨往视者，亦如之。"

[二] 乾隆朝《钦定大清会典》卷 86《太医院》载："军前需医，由院遴选二人具奏，得旨即驰驿往，兵部遣官护行。其随征医人私以庸医充代者，罪之。"

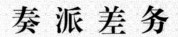

奏派差务

　　国初以来，每直京师多疫，由步军统领奏请恩施医药，惠济满汉军民人等。得旨后，由本院开单奏派。

　　顺治十一年[1]，奉旨于景山东门外筑房三间，由礼部奏派太医院官施医给药。康熙二十年[2]，经五城御史奏准，设厂十五处于五城地方，派佥都御史督同五城御史发内帑办理施医，由太医院奏派每厂医官、医生各一人。二十一年[3]，改设东西南北四厂，照旧办理，奉旨以为常例[一]。乾隆五十八年[4]，奏裁[二]。

【校注】

[1] 顺治十一年　公元 1654 年。
[2] 康熙二十年　公元 1681 年。
[3]（康熙）二十一年　公元 1682 年。
[4] 乾隆五十八年　公元 1793 年。

【考证】

　　[一] 光绪《大清会典事例》卷 1105 载："顺治十一年（1654），定景山东门外盖造药房三间，于本院（指太医院）官内选择差遣施药，惠济满属军民人等。康熙二十年（1681），议准设厂十五处，于五城地方，差佥都御史督同五城御史，发帑金令医官施药。二十一年（1682），定设东南西北四厂，发帑金差医官施药。嗣后每年照例遵行。"

　　有关太医院奉旨救济及散药的记载很多，略补充二例。《清实录·圣祖仁皇帝实录》卷 90 "康熙十九年（1680）六月丁丑"条载："先是，上轸念饥民就食京师者众，已命五城粥厂展限两月，至是期满。上念饥民冒暑枵腹，难以回籍，又展限三月。复遣太医院医生三十员，分治五城抱病饥民以全活之。"

　　乾隆朝《钦定大清会典则例》卷 179 载："（雍正）十年（1733）谕：见今天气炎热，着步军统领于各门设立冰水、解暑汤药，以解行人烦渴。即于工部所窖冰块应用，如尚不敷，动用崇文门宣课司余粮采买办理，永着为例。其解暑汤药交太医院官定方配制，钦此。"

　　[二] 此处"奏裁"，裁撤的应是常设性质的机构。乾隆以后仍经常有临时安排救疫的记载。如《清实录·穆宗毅皇帝实录》卷 196 "同治六年（1867）二月壬辰"条："谕内阁：御史李德源奏《京城时疫流行请饬太医院拟方散药》一折，着太医院即行拟方刊刻，并将药饵发给五城，随时散放，以育群生而消沴疠。"

又如《清实录·宣宗成皇帝实录》卷21"道光元年（1821）七月二十七日乙亥"条载："谕内阁，昨因京城内外时疫传染，降旨着步军统领衙门、顺天府、五城，分设药局、棺局，亟为拯恤。第恐各衙门委员，不能尽心经理，仍属有名无实，着都察院堂官，于五城地方，拣派满汉御史各一员，分司查察。其京城内外设局之处，该堂官不时自行察访，务使认真拯济，多所全活。倘查有怠玩从事，奉行不力者，即行据实参奏。"这些都说明京师疫灾时通常都有救济举措。

咨 派 差 务

　　文武会试，由礼部、兵部咨行太医院，文场派官二员，武内场派官一员，入场供事。差毕，与各执事官一同赴宴。由嘉庆丙辰[1]科以后，专派医士[一]。

　　顺治八年[2]，刑部设常差医士一名，每月由部给发药价银米，期满六年，咨回本院，升预授吏目。所差医士，如本院需用，随时咨取回署遣差，另行咨派。康熙二十三年[3]，刑部奏准添派医士一名[二]。嗣以此差医治病犯，多不乐为，往返咨商，准以医生咨充。然既非医士，自不得升任吏目。光绪年间，刑部奏准仍专咨派医士，三年期满，以九品吏目即补。宣统元年[4]，该部奏准，医官作为本部实缺，此次即以太医院前派之王德潏改补，以后由部自行遴选，毋庸由院咨取。

　　顺治十一年[5]，设督捕应差医士一名，制与刑部同。未几裁撤[三]。

【校注】

[1] 嘉庆丙辰　公元 1796 年。
[2] 顺治八年　公元 1651 年。
[3] 康熙二十三年　公元 1684 年。此处乾隆《钦定大清会典则例》卷一百五十八作"康熙十三年"。
[4] 宣统元年　公元 1909 年。
[5] 顺治十一年　公元 1654 年。

【考证】

[一] 乾隆朝《钦定大清会典》卷 86《太医院》载："文武会试，以医士一人入闱供职，由院简送礼部听委。"乾隆朝《钦定大清会典则例》卷 158《太医院》载："文武会试定例：取医士一人入场供事，由院遴选通晓医理、熟谙方脉者，申送礼部委用。如有用过药材，开单量给药价。事毕与各执事官一同赴宴。"

[二] 乾隆朝《钦定大清会典》卷 86《太医院》载："刑部设医士二人，令狱囚之病者受其药，由院简送，六岁一更。更之日，稽其医事之优劣，优者升吏目，劣者斥之。"

　　清人赵舒翘《提牢备考》卷 2《条例考》载："内外刑狱医治罪囚，各选用医生二名，每遇年底稽考优劣。如医治痊愈者多，照例俟六年已满，在内咨授吏目，在外咨授典科、训科。不能医治，病死多者，责革更换。谨按：此条系康熙年间现行例，劝惩并用，亦钦恤罪囚之意。提牢厅由太医院咨送医官二名，轮流进署当差，须加礼貌，最以令典，饬其尽心医治。如疲劣过甚，无妨咨回另取。"[①]

　　[三] 乾隆朝《钦定大清会典则例》卷158《太医院》："诊视狱因。顺治八年（1651）题定：设刑部应差冠带医士二人，每月给发药价、银米，效力满六年，札回到院升授吏目。十一年（1654），定该督捕应差冠带医士一人，与刑部同。如本院需用，即申明取回，别选充补。康熙十三年（1674），又增设医士一人，例各同前。"

---

① 赵舒翘著，张秀夫译注. 提牢备考译注[M]. 北京：法律出版社，1997：54.

征　取

　　雍正元年[1]，上谕：良医须得老成，经历多者，但伊等多年老惮劳，嗣后果有精通医理、疗疾有效者，着京外大臣保奏，准其子弟一人随同来京。着大学士、九卿议奏，遵旨议定：令九卿、各部院堂官暨直省将军、督抚、都统、副都统、提督、总兵各举灼知之年老医生，不拘有职无职，统由该地方官派员护送来京，由礼部太医院面为考试，即行引见，入直供事。有职者，加予封典，优给俸禄。无职者，留院授职外，仍将伊等随行子弟，如有现任官，以应升之缺即用；候补候选者，以本班即用；贡监生员，以府经历即用；布衣，以吏目、典史即用[一]。

　　道光以后，屡有京外大臣保荐知医官员[二]，虽皆渥蒙优异，然俱奉旨随同太医院给事。惟光宣[2]年间，大学士陆润庠[3]以辅弼大臣特命请脉，乃不随同太医院之后矣。

【校注】

[1] 雍正元年　公元1723年。

[2] 光宣　光绪、宣统。

[3] 陆润庠（1841—1915），字凤石，元和（今江苏苏州）人。同治十三年（1874）状元，历任工部尚书、吏部尚书，官至太保、东阁大学士、体仁阁大学士。其父是晚清名医陆懋修。

【考证】

[一] 乾隆朝《钦定大清会典则例》卷158《太医院》载：

　　"访择良医。康熙四十七年（1708）覆准：太医院见有御医、吏目等百有五人，每日各处轮直，需用一百十有一人，差多人少，实不敷用，应于直省民医暨举贡生监有职衔人内，择精通医理、情愿效力者，酌增二十名布衣，赴该院具呈。其有职衔者，该地方官给照，亦于该院具呈，遴选补用。如效力年久，实有成效，布衣与医士、医生照常补授外，其有职衔者，该院将应用情由开明具奏，移送该部，于伊等应用职衔，准其先用。其御医、吏目、医士等老疾不能行走者，呈院验实，奏准告退。病愈仍赴院具呈，准其原额补用。若推委托故，不具呈补用，在外行医者，交该部严加议处。若非实因年老有疾，该院徇情准退者，一并议处。

雍正元年（1723）谕：良医须得老年经历多者，但伊等惮于远行。嗣后果有精通医理、疗疾有效者，或将伊等子弟辈授为经历、吏目微职，以示鼓励。着大学士等议奏，钦此。遵旨，议准：令九卿暨直省督抚，各举灼知之年老医生，该地方官资以路费，护送到京，报礼部交院试用。果能医理精通，疗疾有效，即奏明，照例在院授职外，仍听报出伊子弟等一人，如系见任官，以应升之官即用；候补、候选者，以应得之职即用；贡监生员，以经历即用；布衣以吏目、典史即用。

又覆准行文直省巡抚，察所属医生，详加考试，果有精通《类经》注释、《本草纲目》《伤寒论》三书者，题请为医学官教习，每省设立一人，准其食俸三年。如果勤慎端方，贡入医院，授为御医，其员阙即于本省学习人内简选补授。凡所属州县卫习医人，令其访明考试，即将三书教习，有精通者，呈报巡抚，给咨赴院考试，上者授以吏目、医士等官。其有年力不能赴京者，留为本省教授待补。"

雍正元年所订的办法，源于学士戚麟祥所奏，由大臣隆科多等奉旨与太医院刘声芳、林祖成等一起商议形成。原奏章部分内容如下：

"查者学医必先明理，明理在乎读书，如明之张景岳所辑《类经》，注释《内经》《灵枢》《素问》之旨其明；李时珍之《本草纲目》，辨别药性甚备；张仲景之《伤寒论》，分析脉症甚详。医家必于此三书熟读研究，然后脏腑、经络、阴阳、寒暑了解于心，按病制方始能见效。若徒记成方，虽亦可以治病救人，而学无本源，不知通变，不得称为名医。嗣后行文直隶各省巡抚，访查所属明于医学之人，详加考试，果有精通三书者，指名提请，投为医学教授，每省设立一员，准其食俸三年……"①

[二] 清代从太医院外征调医者的情况很常见。以光绪时为例，光绪六年（1880）慈禧太后有病，下旨各省督抚推荐名医。重臣李鸿章、刘坤一、曾国荃均荐医者上京。

直隶总督李鸿章推荐名医薛福辰。他上奏说：

"圣躬关系宗社安危者甚重，亟应设法调治速愈，以慰天下臣民之望。微臣受国厚恩，谊关休戚，私衷焦系，寝馈难安，断不敢以无人可派稍涉推诿。窃维医之为道，脉理至奥而门户亦最多。尝见有同医一症，选药则寒温之不同；同用一药，分量则轻重之不同。巧伪之辈，更或挟其平平寡效之方，委蛇从事，日延一日，以至轻病转重。其最下者，则又泥守成方，强病就药，冀以幸中于万一。即使药不对症，以为成书具在，援引旧按，总可免人指摘。病情朝夕变更，彼成方乌可恃乎？臣愚以为诊病之要，全在医者心灵手敏，因时制变。法在猛攻，非但枳朴可投，即硝黄亦非所忌；法当峻补，非但参茸可饵，即金石或且频施。至若肝木为病之自有起伏，尤非庸工所能测识。当其病之起，则药与症对而未必骤平，然暗中之受益良多也；及其病之伏，纵药与症乖而未必猝发，然日后之为患更剧也。此又非素具学识之良医不能坚持定见，徐收成效。苟稍不持重，而为病情所摇惑，医者必且茫无主张，贻误实非浅鲜。臣逐加咨访，查有二品顶戴按察使衔前任山东济东泰武临道薛福辰，由举人出身，研精医理有年，洞五运六气之源，晓三部九候之法，观书既富，临症亦多。臣妻素患虚羸，屡延诊治，极有效验，委系真知可靠之人。前闻该道服阕到京

① 清代吏治史料（吏制改革史料·第1册）[M]. 影印本. 北京：线装书局，2004：70-71.

候简，尚未得缺，经臣札调来津，襄办洋务。兹钦奉求医明诏，当即询以圣躬欠安，是否堪胜诊治。该员惶恐万状，一则以治病全在察色审脉，天威咫尺，不免震敬；一则其治法与时手迥殊，恐难合辙，坚辞再四。臣伏思医学各有专家，不取其同而转取其异。设使该员处方论药一一与太医吻合，则是调理各法，太医院已诊治数月，尚未大安，正无庸滥竽充数，益以该员之附和。惟其治法迥异，似堪饬令驰诣阙廷，恭候命下随同太医敬谨诊视，讨论方法，借资参酌，不无稍裨。惟奉旨既令太医院堂官详加察看，方得随同参酌。是疗病本太医之专司，凡一方一药，该员固不妨据理直陈，在太医尤须悉心考订，遇有应需膏丹丸散，统应候院官核准进奉，庶于慎之又慎中寓集思广益之道矣。倘蒙俞允，臣即令该道薛福辰即日起程进京，自赴军机处报到，毋庸另行派员伴送，以期迅速……"

不久收到上谕："薛福辰既能精研医理，着即饬令来京。"①

两江总督刘坤一推荐郑敦谨、潘霨、程春藻三人，其奏章说：

"奏为遵旨查明精于医理之官绅，先行由驿恭折覆陈，仰祈圣鉴事：窃于光绪六年六月十三日，承准军机大臣字寄：'初七日奉上谕：现在慈禧端佑康颐昭豫庄诚皇太后圣躬欠安，已逾数月，叠（迭）经太医院进方调理，尚未大安。外省讲求岐黄、脉理精细者，谅不乏人。着详细延访，如有真知其人医理可靠者，无论官绅士民，即派员伴送来京，由内务府大臣率同太医院堂官详加察看，奏明请旨等因，钦此。'臣跪聆之下，焦悚莫名。即经于江苏省官民中，访有明习医道数人，尚须详加查验，如果可靠，方敢资送入都。第系疏逖小臣、草茅下士，一旦仰瞻圣颜，天威咫尺，难免举动失常，窃恐诊脉开方，未能神安志定。兹谨查有告退在湖南原籍之前刑部尚书郑敦谨，丁艰在江苏原籍之前湖北巡抚潘霨，均称国手，中外所知，相应请旨饬令兼程进京，会同太医院敬谨从事。该尚书等身受国恩，自必闻命即行。又查有署湖北盐法道程春藻，于医道极为讲求，前在江宁为副都统臣富升治病，沉疴立起。并请旨饬下湖北督抚臣转饬程春藻，由轮船刻日进京，听候太医院察看，冀取一得之长。至前内阁学士周寿昌，亦属精于岐黄，现在京都住家，若饬令与太医院互相参酌，计亦有所裨补。臣惓惓愚诚，是否有当，伏祈圣明采择施行。"②

山西巡抚曾国荃则推荐一名知医知县汪守正，其奏章说：

"伏惟我皇太后宵旰忧勤，垂二十年，薄海内外，无事不仰劳宸虑，以致圣躬违和，万几未能稍暇。微臣受恩深重，闻之寝馈难安。查晋省僻处山陬，讲求岐黄者原属无多，而名医尤为罕觏。查有在任候补直隶州知州、阳曲县知县汪守正，籍隶浙江，宦晋多年，老成稳练，于医学夙有师承，脉理亦尚精细。臣在晋患病，迭服该员药方，历有效验。此次钦奉谕旨，臣与司道熟商，饬令该员交卸阳曲县事，即于六月十三日由太原启程，驰入都门，听候内务府率同太医院堂官详加察看，奏明请旨。"③

① 顾廷龙，戴逸主编. 李鸿章全集（第9册·奏议九）[M]. 合肥：安徽教育出版社，2008：113-114.
② 刘坤一著；陈代湘校点. 刘坤一集（第2册）[M]. 长沙：岳麓书社，2018：41.
③ 曾国荃撰；梁小进主编. 曾国荃集（第2册）[M]. 长沙：岳麓书社，2008：54.

考　试

定制：太医院肄业生由本院堂官每年分四季考试，于《内经》《难经》《脉经》《本草经》及各科要紧方书内出题作论，分别等第，申明礼部注册。每届三年，由礼部堂官来院考试。取中者曰医士，不取者仍照常肄业，以待再考。

顺治九年[1]，礼部奏准，医士四十名，月给银米，在院供事；粮生二十名，供缮写。由是凡肄业一年以上且季考三次一等者，遇有粮生缺出，签掣申明礼部充补。遇有医士缺出，即以粮生签掣申明礼部充补，不复考取。旧制，医士未授吏目职以前，每月在教习厅交课二艺，改签补之后，医士、粮生均依此例，仍随四季考试。

同治五年[2]改设医学馆后，改四季考为二季，仲春、仲秋为之。凡交月课之医士、恩粮生、肄业生，统由堂官面考二艺，出题多本《医宗金鉴》《伤寒论》《金匮要略》，间用《内经》《难经》。每届寅、申年，本院院使、院判会同礼部堂官，除御医毋庸考试外，所有吏目以下各员生均一律会考。备卷、受卷均由收掌官批阅，由教习评定等第，由本院堂官封送礼部覆勘，到院拆封，咨行吏、礼部注册。遇有应升缺出，咨行吏部查核，由院奏咨补用。凡考取一、二等者，如无处分事故，按名挨次拟补；三等者，照旧供职，暂停升转；四等者，罚停会考一次；不列等者，革职留院效力，下届仍准入考。此同治五年礼部会同太医院奏定章程也[一]。

考章附后：

一、考试出题，务须明白显亮，不得割裂经文，批语亦宜从简质。

一、试卷务照定式置办，不得长短不齐。卷面上印"太医院"字样，中填某班，即医士、医生各名目，下粘浮签。接缝用教习厅印，卷面用堂印。考前由收掌官分正、大、光、明四字填簿，照号填卷，折叠弥封，再用教习厅印。浮签楷书姓名，旁填坐号，仍钤教习厅印，半在卷半在签。用印毕，将号簿固封。首领厅于需用卷外，不得多备一卷。

一、考试日，各员生黎明齐集，听候点名，照号入座。临点不到者扣除。

一、入座后，由稽察官逐号详查，其有签坐不符者，立即扶出。

一、题纸亦按正、大、光、明分号粘悬，明白大书，使诸生一览无遗。概不准离坐抄题。

一、出题后，限时由稽察官挨号盖戳。其尚未得句者，印盖卷面不录。

一、统限日落交卷，不准继烛。

一、交卷，自行揭去浮签。

一、题目字句不得错落，誊真不得行草，涂抹不得至百字，不得越幅[3]、曳白[4]、油墨污。

一、教习阅卷，只用句圈句点，不许浓圈密点。收掌均分，呈堂批定。

又，康熙二十一年[5]，礼部奏准，近年太医院咨送本衙门肄业生员考试，或监生，或并非监生，冒人监生姓名入场考试者，皆由不在本省起文，无凭稽察。嗣后太医院及各馆有应考举之生监，俱令各该院、该馆具题移送，到日准其考试。按此条亦系考试事故，附载于此。

又，本院于光绪三十一年[6]，奏办招考俊秀以恩粮用，诸生以医士用，举人以九品吏目用，不过偶一为之，不为常例[二]。

又，本院光绪三十四年[7]奏设之新医学馆。一切考试均与学部奏定中学堂考试章程同，兹不复赘[三]。

【校注】

[1] 顺治九年　公元 1652 年。
[2] 同治五年　公元 1866 年。
[3] 越幅　违反书写格式，超越行、格随意书写。
[4] 曳（yè 夜）白　卷纸空白，只字未写。
[5] 康熙二十一年　公元 1682 年。
[6] 光绪三十一年　公元 1905 年。
[7] 光绪三十四年　公元 1908 年。

【考证】

[一]《清朝续文献通考》卷 128《职官十四·太医院》载："每届六年，本院会同礼部堂官，除院使、院判暨内廷传值御医毋庸考试外，其八九品吏目、医士、恩粮、肄业等员，一律考试，素专何科，预期报明，由本院堂官核其文理医学，分别去留，列定等第，封送礼部覆勘，到院填榜，咨行吏、礼二部注册。其未经录取及医学荒废之人，仍发送教习厅课读，下届考试仍准入场。

又议准考取一等者，按名尽先拟补，一等用完，将二等之差务勤能者，分别续补。三等者，停升转。不列等者，革除。"

[二] 晚清时太医院多次举行考试。《北洋官报》1906 年第 1023 期《京师近事：太医

院考试医官》载："探闻太医院堂官日前下一堂谕，饬令各医员无论有无乌布者，一律分班考试。拟定章程，或作脉论，或讲医理科学。如考头等者，咨送官医院，优给薪金，三年保奖。如赴考不列等者，考试完毕，听候堂谕核办，以资整顿。"

《北洋官报》1909 年第 2233 期《新政纪闻·杂记》载："太医院月考办法：太医院堂官面谕各吏目，凡经考取肄业各生，均按堂期日出题目，下堂期亲行交卷，月终时再行考核一次。所有文理通顺，岐黄精熟、分别面试，酌给津贴，将名次开列在前补用。"

〔三〕据载，民国时退位后的清室太医院仍有考试之举。1922 年《京报》载："清室太医院院长李崇光，因查属员中粗通岐黄、滥竽充数者，颇亦有之，故已决定，拟将属员等一律甄别。凡取列优等者，仍承值御医差使。取列中等者，作为候补。至取列次等者，入所学习，或勒令休致云。"[①]

———————————

① 太医院人员恐慌要严加甄别[N]. 京报，1922-07-25（4）.

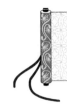

升 迁 除 授

太医院院使员缺，由左右院判升补。左院判员缺，由右院判转补或由御医升补。右院判员缺，由御医升补。御医员缺，由七品吏目升补。七品吏目员缺，由八品吏目升补。八品吏目员缺，由医士升补。医士员缺，由恩粮生除授。旧制，太常寺丞、鸿胪寺寺丞以下官，钦天监、太医院官员升转，俱由各该衙门呈送礼部转咨吏部，于单月题补[一]。

顺治五年[1]，定太医院官缺，由礼部奏补，仍咨吏部注册。九年[2]，定太医院院使、院判员缺，由本院自行奏补[二]。乾隆九年[3]以后，堂司各官缺，均由本院自行奏咨补授。如遇院使缺出，将左右院判开单，请旨圈放。左院判缺出，则列右院判、各御医为两单；右院判缺出，仅列御医一单，请旨圈放。御医、吏目缺出，旧例由本院堂官将内直勤劳之应升者，出具切实考语，申部题授。如内直应升无人，方将外直应升各官按俸次开列[三]。乾隆九年以后，凡御医、八九品吏目缺出，应升各员合班开列。嘉庆[四]、道光时，两次奉旨申明，务将全班开单呈览。

同治五年[4]，奏定除院使、院判缺照旧奏补，其御医、八九品吏目缺出，以会考名次为应升之员拟正，其次者拟陪，咨行吏部查核后，由本院开单具奏，请旨圈放。如奉朱笔圈放拟正，则拟陪者作为记名，专待升补，不再会考。如未经拟陪，虽考取在前，亦于下届考试日注销。即因事不考，旧名次亦不随带。医士、恩粮之缺，照吏目缺一体办理，惟不入奏，以吏部覆文到院之日为补缺日期。虽仍由本院堂官定期补放，不过沿依旧制，而吏、户部扣计，仍以文到日期为定[五]。

宣统元年[5]以后，医士改为实官，而补缺仍依咨案，其各员缺有奉用者，遵旨特理。有另案奏保者，亦各依定章办理。同治年间，奏定旨办：八品吏目俸满，以按察司经历州判咨部，在任候选；九品吏目俸满，以县丞府经历咨部，在任候选，亦得开缺归部候选。

光绪三十年[6]，本院奏准：御医六年俸满及京察一等者，由院咨部注册，以主事在任候选；八九品吏目俸满，仍照旧章办理，其京察一等者，准其随时呈请掣定一项，分省候补[六]。余与各部、院官制同者，见吏部则例。

又，御医以下各员，如有差使脱误、医学荒疏者，由本院即时咨行吏部，停其升转。俟查其当差勤慎、学业有成，即由本院堂官出具切实考语，咨部"注销停升"字样。

又，顺治十五年[7]题准：太医院官升至院使，只加京官职衔，仍掌院事，然亦不得逾正二品。

又，癸亥[8]八月，院使赵文魁以花翎二品，晋给头品顶戴。

【校注】

[1] 顺治五年　公元 1648 年。
[2]（顺治）九年　公元 1652 年。
[3] 乾隆九年　公元 1744 年。
[4] 同治五年　公元 1866 年。
[5] 宣统元年　公元 1909 年。
[6] 光绪三十年　公元 1904 年。
[7] 顺治十五年　公元 1658 年。
[8] 癸亥　公元 1923 年。

【考证】

[一] 乾隆朝《钦定大清会典》卷 86《太医院》载："凡升补院使、院判，由院申礼部，拟正、陪，咨吏部奏补。御医、吏目，由院奏补，申礼部转咨吏部注册，均循资叙俸，各以次升。医士以下，由院考选，申礼部拔补。医士有内直者，有外直者，升则先内后外，其考选皆如定制。"

[二] 乾隆朝《钦定大清会典则例》卷 8《吏部·文选清吏司》载："太医院官，顺治十五年（1658）题准：凡太医院官升至院使，止加京官职衔，仍掌院事。又题准：太医院院判员阙，由御医升补。御医员阙，由八品吏目升补。八品吏目员阙，由九品吏目升补。九品吏目员阙，由医士升补。遇有员阙，不论双单月，由太医院于应升人员内，按其医学优长、行走勤慎者，遴选正、陪奏闻，请旨补授。丁忧起复、假满候补之人，仍按原衔，先尽坐补。"

[三] 乾隆朝《钦定大清会典则例》卷 8《吏部·文选清吏司》载："乾隆七年（1742）议定：凡太常寺、鸿胪寺、钦天监、太医院所属官员，如有奉旨即用者，遇阙即行补用，其议叙即用及分班选用者，仍各按议叙原题，分别补用。"

[四]《清朝续文献通考》卷 128《职官十四·太医院》载："嘉庆五年（1800）奏准：各项医官暨八九品吏目，共额缺四十五员，内有通晓医理，当差勤勉者，值京察年分，由院择其优者量保三四员作为一等，咨送吏部过堂。奉旨后，将一等者注册，毋庸带领引见，遇有应升缺出，先尽补用。其衰庸不能称职者，奏请黜革，以归核实。"

[五]《清朝续文献通考》卷 128《职官十四·太医院》载："同治五年（1866）议准：

八九品吏目食俸六年，无过，准其归部候选。八品吏目升按察司经历州判，九品吏目州判经历县丞，定为应升之缺，俟到任后，扣实历俸，由该堂官出具切实考语，保送到部，由部注册，以应升之缺归于俸满，即升班内，与各省佐贰六年俸满即升人员较俸升用。如遇俸深到班，亦准论俸升用。至俸满人员中有脉理精通，熟谙治法者，准该堂官奏留。如已铨选军务及边远省分，不准临期奏留，以杜规避。如医理生疏，虽届六年，不准充数。六年（1867）议准：……御医、八九品吏目缺出，将应升人员按考取名次，酌其差务勤惰，拟定正、陪奏补。医生、恩粮缺出，按名次酌勤惰拟补效力。医生先尽正取名次拟补，再以次取名次续补，不取者革退。录取各员，如差务懒惰，医学荒疏，停其升转，遇缺将其次应补之人拟补。停升后，勤慎学习，由本院出具考语送吏部，准其升转。"

[六] 光绪三十年（1904），太医院院使庄有和等上奏："整顿医学，必先简拔人才，尤须广为招徕，优予升转之阶，方足以昭激劝。查本院取士，皆出自本院之医学馆，每届六年，会同礼部大考一次，其名列一二等者，始得由肄业生拔补恩粮，月仅食银二两。由恩粮而补医士，由医士补九品吏目，始得食俸。由九品而升八品吏目，始能升补御医。俸饷既廉，升途又窒，是以有志之士类皆观望不前。查八九品吏目向有俸满咨选之例，由本院堂官察其差事勤劳、治疗有效者，出具切实考语，咨部注册。八品吏目以按经历州判用，九品吏目以府经历县丞用。然虽有咨选之名，而无轮选之实。至御医，由肄业生挨次推升，非三四十年不可。此数十年中，差务之劳，历俸之苦，转不得预咨送之例，更属向隅。此外更有京察一等人员，每届御医二员，八九品吏目各一员，得一等者于署既无升阶，于外选又无推转，尤属具文。相沿既久，而学术精邃之士，类皆视为畏途。此真才之所以难得，而医学之所以难期整顿也。"①经吏部讨论，后形成文中方案。

---

① 抚宪升行知准太医院咨吏部奏覆核议御医吏目等官升选班次折稿文[J]. 秦中官报，1904（45）：3-7.

章　服

国初，太医院医生章服视生员，医士视举人。顺治四年[1]，特简医士入直，给与八品笔帖式冠带。康熙九年[2]，题准：考满已停，御医、吏目升转无期，许服六品冠带。十年[3]，奉上谕：太医院御医，准其服用六品冠带，原品给俸。其吏目各员仍俟择尤赏给，不得援以为例[一]。雍正七年[4]，奉旨：御医着定为正七品，六品冠带，并准其服用貂皮，挂数珠。八年[5]，奉旨：定医士九品，冠服与实缺官一体加级给封[二]。乾隆三年[6]，奉旨：凡进内当差之医官，着一体挂数珠，并准戴貂帽。其余项戴衔翎、衣服坐褥与各京官制同。

【校注】

[1] 顺治四年　公元 1647 年。
[2] 康熙九年　公元 1670 年。
[3]（康熙）十年　公元 1671 年。
[4] 雍正七年　公元 1729 年。
[5]（雍正）八年　公元 1730 年。
[6] 乾隆三年　公元 1738 年。

【考证】

[一] 乾隆朝《钦定大清会典则例》卷 65《礼部·仪制清吏司·冠服》载："（康熙）四十年（1701）定太医院官、医士等服饰，悉照御前侍从例。"

[二] 乾隆朝《钦定大清会典则例》卷 158《太医院》载："给品服。雍正元年（1723），定医士许用从九品冠带，如钦天监天文生例。七年（1729），定御医均授七品，许用六品冠带，挂数珠。八年（1730），定吏目许用八品冠带。"

俸　禄

国初，定在京文武官俸俱按品级支给。其俸银，满汉一律颁发俸米。满蒙汉军官，每俸银一两支米一斛；汉官不论品，俱岁支米十二石，每年春秋二季支给。旋改满汉一律支领米石。其数目详列于后。

正、从一品，岁给俸银一百八十两；二品，一百五十五两；三品，一百三十两；四品，一百五两；五品，八十两；六品，六十两；七品，四十五两；八品，四十两；正九品，三十三两一钱一分四厘；从九品，三十一两五钱二分。恩俸亦如之[一]。

又，直堂直厅，岁给银十两，太医院十名。

又，顺治二年[1]定各衙门官员分别等次，每月支给公费银。有差纂修书史官员，加倍支给公费。按：京官公费，久已改领钱文。太医院院使、院判，月四串八百。御医、吏目、医士，月二串四百。太医院医士，顺治九年[2]定每名按四季给银四两五钱，米一石八斗，雍正八年[3]改给二石七斗。粮生，旧定季银三两，米一石二斗，雍正八年改给季银六两。切造医生，旧定季银一两五钱，米一石五斗，雍正八年改给季银三两。咨调刑部医士，每名每半年给银二十四两，米二石四斗[二]。盛京[4]刑部医士，照京城刑部例支给。

按：京官俸银，自咸丰兵燹以后，屡改四成、五成、六成、七成不等，俸米改五成、三成五分、三成、二成五分、二成，各部院皆同。

按：公费自咸丰后，改领五成当十钱[5]，实作制钱十分之一。光绪二十六年[6]以后，竟裁之，各部院同。

按：医士季银，亦屡改五成、七成不等。光绪二十四年[7]十二月，始经本院奏准，将医士、恩粮、切造医生应得银两，由五成还归十成。二十六年后，又改七成。其米，自咸丰年，医士者略折些微之银。光绪二十六年以后，亦竟裁之。其恩粮、切造之米，久于咸丰年停放无着。

光绪三十二年[8]正月十七日，军机大臣面奉谕旨：着户部每节交进银二万两，备赏内廷当差各项人员。单开应领：各衙门大门侍卫、散秩大臣、内务府、南书房翰林、太医院、銮仪卫、批本处、奏事官、奏蒙古事侍卫、如意馆。旋经内务府大臣奏定,太医院院使、院判每节赏银各一百五十两,御医各六十两,两班吏目各三十两,医士各十两,恩粮生各四两五钱。迄宣统三年[9]停放。

光绪三十三年[10]十月二十一日,本院奏请赏给办公津贴,请由三十四年[11]起,岁支银一万两,分四季由部支领。本日奉旨:依议。经本院奏定,以三千捐办新医学馆,以七千作为办公经费。宣统三年停领。

又癸丑[12]五月,以内帑不敷支放,所有入直医官之节赏,奉旨改由广储司银库发给。钦定有差。又乙卯[13]春,经内务府奏准,供奉各官三节酌给津贴,太医院所领之数如光绪三十二年正月所定者,然以银两改发银元,不过三之二耳。

【校注】

[1] 顺治二年 公元 1645 年。

[2] 顺治九年 公元 1652 年。

[3] 雍正八年 公元 1730 年。

[4] 盛京 今辽宁沈阳,为后金都城,清朝以此为留都。

[5] 当十钱 以一枚当十枚使用的钱。清咸丰四年(1854)曾铸各种面额为当五、当十以至当千的大面值铁钱。

[6] 光绪二十六年 公元 1900 年。

[7] 光绪二十四年 公元 1898 年。

[8] 光绪三十二年 公元 1906 年。

[9] 宣统三年 公元 1911 年。

[10] 光绪三十三年 公元 1907 年。

[11] (光绪)三十四年 公元 1908 年。

[12] 癸丑 公元 1913 年。

[13] 乙卯 公元 1915 年。

【考证】

[一] 乾隆朝《钦定大清会典则例》卷 51《户部·俸饷上》载:"太医院院使……月支银三两。""太医院左右院判、七品御医……月支银二两二钱。""太医院八九品吏目、额外吏目、医士……刑部八品医官……月支银一两五钱。""(雍正)八年(1730)议准,太医院医官每人月给公费银二两。"

[二] 乾隆朝《钦定大清会典则例》卷 158《太医院》载:"给廪饩。雍正元年(1733)定医士月给银一两五钱,公费饭银一两五钱,米九斗。八年(1730)题准,增设食粮医官三十人,每人月给银二两。"

考　满

　　崇德八年[1]，定各官考满。如直办事勤慎，考注[2]一等、二等者，虽有小过，亦准加授官爵。顺治二年[3]，定鸿胪寺鸣赞、国子监典簿、太常寺各杂职、钦天监、太医院官，考满毋庸具题，俱由该衙门堂官考核，咨送吏部、都察院覆考注册。五年[4]，定太医院官三年考满，申明礼部，勤劳称职者，特咨吏部照例请叙，酌量加衔。八年[5]，议准钦天监、太常寺、太医院官九年考满，有缺升任，无缺升俸二级。各小京职旧例历俸二年，遇应升缺按俸题补，康熙元年[6]题准：查照考满等第升授。二年[7]，定鸿胪寺鸣赞、国子监典簿等官及太常寺杂职、钦天监、太医院官，九年内考满三次俱一等者，将二次考满各准记录一次，给表缎[8]外，其第三次考满升俸一级，仍给表缎。四年停止考满[一]，专事京察。是年，定京官升转停止考满，仍照旧例论俸。九年[9]题准：考满已停，太医院御医、吏目升转无期，许服六品冠带，仍照原品支俸。

【校注】

[1] 崇德八年　公元 1643 年。

[2] 考注　考核后评定等级。

[3] 顺治二年　公元 1645 年。

[4] （顺治）五年　公元 1648 年。

[5] （顺治）八年　公元 1651 年。

[6] 康熙元年　公元 1662 年。

[7] （康熙）二年　公元 1663 年。

[8] 表缎　绸缎面料，与里缎相对。

[9] （康熙）九年　公元 1670 年。

【考证】

[一] 清康熙四年（1665），山西道监察御史季振宜条陈停止考满三疏，经议政王大臣遵旨议覆后，宣布停止考满制度。按旧例官员每年考核一次，三考为"满"，"考满"后进行升降，一般升迁者多。"京察"则是每三年举行一次的考核。

京 察 [一]

康熙四年[1]，定停止考满，专事京察。是年定太医院官京察，由该院正官考核，申送礼部，礼部送吏部、都察院复考。旧制，京察时大小各官俱暂停升转，候事毕出榜后照常举行。又吏部封门后，科抄[2]中有应处分各官，亦俟京察事毕查议。按：此二条系顺治十三年[3]所议准，是年复申明之。康熙十三年[4]奏定，太医院察，除院使、院判例在京堂中引见[5]，其[6]御医、吏目之一等者，免带引见。雍[7]正三年[8]定太医院官于京[9]察时，应造册自咨呈吏部、都察院，仍令造册另呈礼[10]部。乾隆十七年[11]奉旨：太医院奏简员缺，务遵定章，将京察一等人员签注明晰，其非奏明请假者，仍照旧开列。同治五年[12]以后，太医院官升迁，专依会考名次，其京察一等人员已归虚名。光绪二十八年[13]，御医悬缺，应升无人。经吏部议，令以京察一等者拟正请简，嗣后仍不得援以为例。光绪三十年[14]，本院奏定御医、吏目京察一等者别有升途，见升迁除授条。

【校注】

[1] **康熙四年**　公元 1665 年。

[2] **科抄**　亦作"科钞"。由六科给事中分类抄录朝廷内外章疏及帝王谕旨，送有关官署承办的文书。

[3] **顺治十三年**　公元 1656 年。

[4] **康熙十三年**　公元 1674 年。

[5] **见**　底本无此字，据中和本加。此处后共 25 字，在底本中分属三行，首数字有错行现象，中和本已作调整。

[6] **其**　底本作"京"字，属错行。中和本亦无此字。从底本来看，有一"其"字被错放到下一行，中和本调整后此字无着落。从文意和位置看，当系于此。

[7] **雍**　底本作"其"字，据中和本改。

[8] **雍正三年**　公元 1725 年。

[9] **京**　底本作"雍"字，据中和本改。

[10] **礼**　底本后多一"京"字，据中和本删。

[11] **乾隆十七年**　公元 1752 年。

[12] 同治五年　公元 1866 年。

[13] 光绪二十八年　公元 1902 年。

[14] 光绪三十年　公元 1904 年。

【考证】

[一] 乾隆朝《钦定大清会典则例》卷 11《吏部·考功清吏司》载："太医院院使、院判、御医、八品九品并额外吏目等官，向来每届京察，皆沿习旧例，填注守、政、才、年四柱考语。但此等官员与各部院办理案件者不同，其沿例注考，全属故套。嗣后……太医院官则但论其医理之是否通晓，令各衙门堂官于三年京察时，秉公察核，填注切实考语，以定去留。其四柱守、政、才、年等字，一概不必填注，以崇实政。"

衙署公所

太医院署，建于明之永乐年间，在阙东钦天监之南，西向，门三，对门有照壁。朱色立额，黑漆"太医院"三字。随门左右环以群房，为门役住所。左为土地祠，北向。右为听差处，南向。听差处东北隅有井一元、二门三、左右旁门二。随门环以群房，北者为萧曹祠，南者为科房。直接二门有甬路，过宜门平台，台右置铁云牌。大堂五间，堂内恭悬圣祖仁皇帝[1]御制赐院判黄运[一]诗，其诗云："神圣岂能在，调方最近情。存诚慎药性，仁术尽平生。"地板为乾隆时所特赐。大堂之左有南厅三间，西向，为御医办公之所。堂壁立有石碑三通，皆记特恩者也。大堂之右有北厅三间，西向，为吏目办公之所。堂壁悬有纸屏八幅，幅绘马八匹，共六十四匹，为吏目陶起麟所绘。道光年间，无人经理，霉烂无存矣。南廊房为医士厅、恩粮厅、效力厅，皆北向。

北廊房为首领厅、教习厅，皆南向。北厅之北为藏书处，承接大堂之过厅，为二堂。后有三堂五间，纯庙[2]御书堂额曰"诚慎堂"，为本院堂官办公之所。堂前种竹数百竿。南有厨房、茶房，北为庙公所。诚慎堂之南为板库。三堂后西向栅门内即先医庙址。北有垂花门三，曰咸济门，为先医庙正门。门之极南有焚帛炉，北向。东有打牲亭，亭后东北有井。咸济门内石筑丹陛，北接正殿之平台，正殿立额曰"景惠殿"。殿内有圣祖御书"永济群生"额，殿前松柏高耸，皆数百年物也。东西两庑各三间。西北有门通公所。焚帛炉之后有药王庙，北向，殿宇三间，亦北向，附供碧霞元君暨各圣母像。殿中立古铜人，即所谓之铜神者。此东南、东北均有皂役住庐。再东则为生药库，库中有库神堂、土地殿。

道光以后，药库作废，署后之地半为民房所侵。光绪二十六年[3]以后，全部划归俄使馆，借东安门内大街御医白文寿住房为公所。二十七年[4]，僦[5]东安门北池子街大悲观音院为公所。御医顾元灏曾有诗云："何事人间满目痍，当年曾作殿中医。方欣院署依然在，争奈题名是大悲。"嗣查地安门外东皇城根兵仗局东有内务抄产一区，足敷建设新署，附右有吉祥寺空地一段，商允住持僧智法以为改建先医庙。二十八年^[6]正月指地奏请，蒙准饬工建筑，三年乃成。门三，外设辖护木，随门有房，西为听差茶房，东为科房。东有土地祠一间，西向。西有铜神庙一间，东向。宜门内东西厅各五间，为御医以下各官办公之所。北即大堂，堂前平台设铁云牌、日晷。堂后屏门内为二堂三间，仍名"诚慎堂"。东房三间首领厅，西房三间医学馆。东耳房二间，为庶务处。西耳房二间，为教习室。此后仍有北群房，为诸生自修室。东隅有厨房、听差房。大堂之东有井，西北为先医庙。正殿有德宗^[7]御书匾额。较之旧署，固是具体而微，以方丈计之，十之一耳。

光绪十五年^[8]后，圣驾时驻三海。太医院于西苑门南乞地一隅，官为建房一所，仅五六间，曰"外值房"。京西圆明园为皇上离宫，驻跸时则医官随侍入直。园之东南地，名"一亩园"，有太医院御赐公所一区。计东西二所，以西所为三皇殿，东所为大堂。计房八十余间。大堂有院使李德宣^[二]题匾曰"春台尺五"。光绪十八年^[9]，景庙^[10]奉慈禧太后驻颐和园，太医院官随侍入直，蒙赏在大宫门外建筑公所。

热河本古之木兰地，有行宫曰"避暑山庄"。早年皇上巡幸，医官随扈，由本院筹款在行宫左近置有民房，以为公所，至今太医院署存有印契。

【校注】

[1] **圣祖仁皇帝**　康熙皇帝庙号"圣祖"，谥号"合天弘运文武睿哲恭俭宽裕孝敬诚信功德大成仁皇帝"，故称圣祖仁皇帝。

[2] **纯庙**　乾隆皇帝庙号"高宗"，谥号"法天隆运至诚先觉体元立极敷文奋武钦明孝慈神圣纯皇帝"，后人也称呼乾隆为"纯皇帝""纯庙"。

[3] **光绪二十六年**　公元 1900 年。

[4] **（光绪）二十七年**　公元 1901 年。

[5] **僦**　租赁。

[6] **（光绪）二十八年**　公元 1902 年。

[7] **德宗**　光绪皇帝庙号。

[8] **光绪十五年**　公元 1889 年。

[9] **光绪十八年**　公元 1892 年。

[10] **景庙**　光绪皇帝谥号"同天崇运大中至正经文纬武仁孝睿智端俭宽勤景皇帝"，故称景庙。

【考证】

[一] 黄运，生平不详，康熙时御医，后任太医院左院判。清人宋荦《西陂类稿》卷 37《奏疏六》载《谢恩疏（四十四年十一月二十四日上）》中说："十月十七日武闱填榜时，

忽患气脱。出闸之后，因督赈勘河，均关重务，力疾前赴维扬，而病势缠绵不减……蒙皇
上矜怜犬马，特赐上方参药，又遣御医臣黄运驰驿前来诊视……自服圣药后，觉中气渐充，
方图加意调理，以保残喘，用报天恩于万一。"①知其在康熙四十四年（1705）时任御医。

　　[二] 李德宣，生平不详。乾隆五十二年（1787）任太医院院判，后任院使。《乾隆朝
上谕档》载："乾隆五十二年正月初一日，内阁奉上谕：太医院院使员缺，着张肇基补，
所遗左院判员缺，着李德宣补授，钦此。"②

---

① 宋荦. 西陂类稿[M]. 清代诗文集汇编（第 135 册）. 上海：上海古籍出版社，2010：449.

② 中国第一历史档案馆. 乾隆朝上谕档（乾隆五十一年正月至五十二年九月）[M]. 北京：档案出版社，1991：669.

先 医 庙 制 [一]

先医庙者，古之三皇庙也。明初仍元制，岁以三月三日、九月九日通祀三皇。洪武元年[1]，令以太牢[2]祀。二年[3]，命以句芒、祝融、风后、力牧左右配，俞跗、桐君、僦贷季、少师、雷公、鬼臾区、伯高、岐伯、少俞、高阳十大名医从祀。仪同释奠[4]。四年[5]，帝以天下郡邑通祀三皇为渎。礼臣议："唐玄宗尝立三皇五帝庙于京师。至元成宗时，乃立三皇庙于府州县，春秋通祀，而以医药主之，甚非礼也。"帝曰："三皇继天立极，开万世教化之原，汨[6]于医师可乎？"命天下郡县毋得亵祀。正德十一年[7]，立伏羲氏庙于秦州[8]，秦州古成纪[9]地，从巡按御史冯时雄奏也。嘉靖间，建三皇庙于太医院北，名"景惠殿"，中奉三皇及四配，两庑从祀历代先医。岁仲春、秋上甲日，礼部堂上官行礼，太医院堂上官二员分献，用少牢[10]。二十一年[11]，帝以规制湫隘，命拓其庙[二]。清初，仍之。顺治三年[12]，定祀以太牢[13]。乾隆年间，奏定历代帝王庙制，奉上谕：三皇辟教立化，功德与天无极，就医药而论，穷极天理，洞彻人生，垂万世寿民之仁，太医院之三皇庙，着定名"先医庙"。旋经礼部奏定，虽改庙名，仍应双抬[14]书写。

【校注】

[1] **洪武元年**　公元 1368 年。

[2] **太牢**　古代祭祀，牛羊豕三牲具备谓之太牢。

[3] **（洪武）二年**　公元 1369 年。

[4] **释奠**　古代学校奠祭先圣先师的典礼。

[5] **（洪武）四年**　公元 1371 年。

[6] **汨（gǔ 谷）**　扰乱。

[7] **正德十一年**　公元 1516 年。

[8] **秦州**　今甘肃天水市秦州区。

[9] **成纪**　西汉县名，原在今甘肃静宁县，唐时迁至今甘肃省天水市秦州区。

[10] **少牢**　古代祭祀只用羊、豕各一者，称少牢。

[11] **（嘉靖）二十一年**　公元 1542 年。

[12] **顺治三年**　公元 1646 年。

[13] **太牢** 古代祭祀时，牛、羊、豕三牲全备者，称太牢。

[14] **双抬** 另起一行并高出两格。

【考证】

[一] 乾隆朝《钦定大清会典则例》卷 126《工部·营缮清吏司·宫殿》载："先医庙在太医院署内之左，围垣一重，庙门一间，咸济门三间，左右更衣室各三间。景惠殿三间，南向。左右步廊六间，东西庑各五间。庙门东西南均列栅涂丹，南燎炉一。"

[二] 明代万历年间又曾重新修整此庙。詹景凤在万历十八年（1590）记载说："门之右有三皇庙像，祀羲农黄帝而下以迄历代名医凡若干人。庙四壁圮，中一堂土阶蒿塞，枝柱而已，诸像风雨不蔽。予甚恻焉。顾问管库，则库若罄悬，而署事者恒不五六月代矣。将如大（太）医院何？吾同舍汤君国衡、冯君叔熙、周君君衡幸见教之曰：'君视事一日，即一日任之矣。欲奚俟焉？'予敬拜受教，而力莫之办也。居四越月，例当得直，乃先令署吏目孟继孔度其费，既直入则以授吏目张鸣凤、库大使刘文炼主其办。于是筮日斋戒，首饬庙之堂皇，下为唐陈，次以砖四周为垣，覆以瓦，前起庙门，涂以丹艧。以三皇之称，于医无取，更额'圣医庙'。"①

---

① 郑金生主编. 海外中医珍善本古籍丛刊[M]. 第 374 册. 北京：中华书局，2016：82-85.

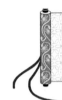

昭穆[1] 次序

　　先医庙神位次序，一依明世宗之钦定者也。景惠殿之中奉太昊伏羲氏，中之左炎帝神农氏，中之右黄帝轩辕氏。神牌之后，仍有铸铜敷金之三皇像。以上皆南向。句芒、风后配于左，西向；祝融、力牧配于右，东向。东庑则僦贷季、岐伯、伯高、鬼臾区、俞跗、少师、桐君、雷公、马师皇、伊尹、扁鹊、淳于意、张机，西庑则华佗、王叔和、皇甫谧、葛洪、巢元方、孙思邈、韦慈藏、王冰、钱乙、朱肱、李杲、刘完素、张元素、朱彦修。

　　乾隆年间，特命儒臣会同礼部，更定先医庙昭穆次序。奏定以僦贷季、天师岐伯、伯高、少师、太乙雷公、伊尹、华陀、巢元方、皇甫谧、仓公淳于意、药王韦慈藏、钱乙、刘完素、李杲十四人从祀于东庑，以鬼臾区、俞跗、少俞、桐君、马师皇、神应王扁鹊、张机、王叔和、抱朴子葛洪、真人孙思邈、启玄子王冰、朱肱、张元素、朱彦修十四人从祀于西庑。

【校注】

[1] **昭穆**　指宗庙、墓地或神庙的辈次排列规则和次序。

祭 礼 略

　　国初定祭三皇之礼，与明制同。先期由太常寺分咨礼部、太医院，行取现无事故之堂官，衔名由寺题派，并咨光禄寺备办祭品。正殿三皇三案，四配二案。正用俎以牛、羊、豕，配用俎以羊、豕。所用簠、簋、爵、登、铏、豆均铜质。铜尊高尺余，两耳为牺，另有杓竹，边髹朱漆。里正殿，供酒以爵，两庑以白瓷盏，帛织篆文，曰"礼神之帛"。两庑以素帛祝，版用白绢，缘黄绫，清字赞礼，引赞读，祝皆清语，乐用《庆神欢》[1]，主祭、分献以次。凡太常寺、光禄寺、乐部暨太医院陪祀各司官，皆朝衣朝冠，补褂披肩，挂数珠。

　　凡祭先医，前期一日，由本院驻署官一员，冠带珠补，率庙户焚香行礼，拂拭殿宇，悬挂冕衣。大堂设斋戒牌，主祭、分献各大臣于邸第斋戒，各司官均在庙斋宿。大门、宜门均前期开正门，以迎内阁之祝版亭。雍正十三年[2]议准：春秋致祭先医，令御医、吏目一律陪祀[一]。

【校注】

[1]《庆神欢》　清代群祀所用乐曲，是祭祀乐中规格最低的一种，主要乐器包括云锣、管、笛、笙、鼓、拍板。清《皇朝通志》卷63《乐略二·祀飨正声》载："每岁祭先医于景惠殿……皆奏《庆神欢》曲，三献三奏，辞谱皆同。乾隆七年（1742）定。"

[2] 雍正十三年　公元 1735 年。

【考证】

[一] 乾隆朝《钦定大清会典》对仪式和祝词均有详细记载。关于仪式，卷49《礼部·祠祭清吏司·群祀三》载：

"凡祭先医之礼，为庙于太医院内，殿曰景惠，中奉太昊伏羲氏，左炎帝神农氏，右黄帝轩辕氏，均南向。配位句芒、风后，西向；祝融、力牧，东向。两庑从祀，东：僦贷季、岐伯、伯高、少师、雷公、伊尹、淳于意、华陀、皇甫谧、巢元方、韦慈藏、钱乙、刘完素、李杲，皆西向；西：鬼臾区、俞跗、少俞、桐君、马师皇、扁鹊、张机、王叔和、葛洪、孙思邈、王冰、朱肱、张元素、朱彦修，皆东向。岁以春、秋仲月上甲日，遣官致祭。

三皇位前，牛一、羊一、豕一。各帛一、铏二、簠二、簋二、笾十、豆十、尊一、爵

三、炉一、镫二。配位东西各一案，每案帛一、羊一、豕一、铏一、簠簋各二、笾豆各十、尊一、爵六、炉一、镫二，两庑各帛一、爵三、尊一、炉一、镫二。各设三案，每案簠一、簋一、笾四、豆四、腥二、盏十。和声署设乐于西阶下。（自迎神至望燎，皆奏乐，作、止视礼仪为节。）

日出前四刻，遣官朝服，俟于医署，至时赞引。太常赞礼郎二人，引遣官由庙左门入咸济左门，赞盥洗，遣官盥洗，引诣中阶下拜位前立。分献官于遣官后，夹甬道序立。太医院陪祭官以次分左右序立，咸北面。典仪官赞，执事官各共乃职。（以下自迎神至望燎皆典仪官唱赞。）赞引官赞，就位。遣官就拜位立，乃迎神。司香官奉香盘进，赞引官赞，就上香位。引遣官由殿左门入，诣太昊伏羲氏位。司香官跪，奉香。赞引官赞，跪。遣官跪，赞，上香。遣官上炷香，次三上瓣香，兴。以次诣炎帝神农氏、黄帝轩辕氏位，司香官诣配位上香，各如仪。赞引官赞，复位，引遣官复位，赞，跪，叩，兴。（以下升降行礼皆有赞。）遣官行三跪九叩礼，分献、陪祭官均随行礼，奠帛。初献爵，司帛官、司爵官各诣神位前，司帛官跪，奠帛，三叩。司爵官立，献爵奠正中，皆退。赞引官赞，就读祝位，引遣官诣读祝拜位立，司祝至祝案前，跪，三叩，奉祝版，跪案左。遣官跪，分献、陪祭官咸跪。司祝读祝毕，奉祝版，诣太昊伏羲氏神位前，跪，安于案，叩如初，退。遣官暨分献、陪祭官行三叩礼，赞，复位。引遣官复位。分献官诣两庑上香，执事生奠帛。献爵毕，分献官退，复位。亚献，司爵官献爵奠于左；终献，司爵官献爵奠于右。两庑以次，毕献仪，均如初，乃彻馔送神。遣官暨分献、陪祭官行三跪九叩礼。有司奉祝，次帛，次馔，次香，恭送燎所。遣官转立拜位旁，东面候祝帛过，复位。祝帛燎半，引遣官诣望燎位望燎。告礼成。引遣官出，众咸退。"

关于祝词，卷 83《太常寺·祝文》中载："先医庙祝文。维乾隆年岁次二（十一）月朔越日，皇帝遣致祭于太昊伏羲氏、炎帝神农氏、黄帝轩辕氏曰：古昔圣人，德泽深宏，创治医药，拯济斯世，仁寿庶民。兹当春（冬）时，谨以牲醴致祭，惟神慈惠，蠲除疾疢，笃佑朕躬，致和天下。配以句芒氏之神、祝融氏之神、风后氏之神、力牧氏之神。尚飨。"

圣 济 殿

圣济殿者，亦明世宗嘉靖年间之所建也，在大内文华殿后，以祀先医。春秋致祭，以太医官主之。国初承其旧。旋以三皇已祀于传心殿，则圣济殿之祀专为报享先医，令将神像暨铜人皆移于太医入直之东药房，以圣济殿遗址改建文渊阁。

药　王　庙

　　太医院所奉之药王，亦画像三皇也，左右配以十大名医。署后者，制亦如之。此外东西药房、圆明园一亩园公所、颐和园公所、热河避暑山庄公所皆同。其乾清宫御药房、宁寿宫寿药房、寿康宫寿药房、寿安宫寿药房，每直朔望，医官皆焚香行礼。然在宫禁，不以太医主祀，兹不详载。

铜　　神

太医院署药王庙香案前立有范铜[1]之铜人[一]，周身之穴毕具，注以楷字，分寸不少移。较之印于书、绘于图者，至详且尽，为针灸之模范，医学之仪型也。铸于明之正统年[二]。光绪二十六年[2]，联军入北京，为俄军所有。先医庙之铸铜三皇像亦为俄军所得。和议后，经御医陈守忠委屈周折，始将神像由俄之驻华营迎回，铜人则据为奇物，不肯交矣[三]。经陈守忠恩准太医院堂官，奏给俄武官二等第三宝星以酬之。嗣改建新署，随工复置铜人，由堂派医士苏秉钧、候补吏目张庆云为监造。东药房药王殿之铜人，铸于明嘉靖年，惟其质略小，余与本院署中者同。以医林咸师其穴，不呼铜人而称为铜神[四]。

【校注】

[1] 范铜　用模子浇铸铜器的工艺。

[2] 光绪二十六年　公元 1900 年。

【考证】

[一] 太医院铜人被称为"都门八古迹"之一。清人陈康祺《郎潜纪闻》卷 8《都门八古迹》载："乾嘉间，诗人多赋都门八古迹。……一为太医院铜人，在署内药王庙，作于宋天圣时。世谓从海涌出，非也。"①针灸铜人最早铸于北宋天圣年间，但此铜人实为明英宗时仿制者。

[二] 1926 年《国立历史博物馆丛刊》刊《太医院针灸铜像沿革考略：附铜人腧穴针灸图经卷数分合考（附照片）》一文云："明英宗时，宋代所铸铜像尚在，至新像铸成，旧像存毁则不可知矣。又案，当时监铸新像者为医官徐鳌，旧太医院铜神殿相对有土地祠，相传即祀鳌者云。"②按文中徐鳌当作徐鏊。

[三] 据黄龙祥等考察，称"现藏于俄罗斯圣·彼得堡国立艾尔米塔什博物馆的针灸铜人正是 100 多年前珍藏于清太医院的'铜神'"③，亦即明正统铜人。

---

① 陈康祺. 郎潜纪闻[M]. 笔记小说大观，四十一编（第 6 册）. 台北：新兴书局有限公司，1986：180.

② 太医院针灸铜像沿革考略：附铜人腧穴针灸图经卷数分合考（附照片）[J]. 国立历史博物馆丛刊. 1926，1（1）：41-45.

③ 黄龙祥，徐文斌，张立剑，等. 圣·彼得堡国立艾尔米塔什博物馆藏针灸铜人研究[J]. 中华医史杂志. 2005，35（2）：67-73.

[四] 1926 年《国立历史博物馆丛刊》刊《太医院针灸铜像沿革考略：附铜人腧穴针灸图经卷数分合考（附照片）》一文云："光绪庚子（1900）拳匪之乱，太医院被焚……铜像虽未毁灭，亦复损伤。及乱定，迁太医院署于地安门外东步压桥，修复铜像，别建铜神殿奉焉。（以上据旧太医院院长全顺君所述。全君字诚斋，光绪中为太医院院长，曾重修《医统正脉全书》。）"[①]此处说铜像是修复而不是新铸，误。

---

① 太医院针灸铜像沿革考略：附铜人腧穴针灸图经卷数分合考（附照片）[J]. 国立历史博物馆丛刊，1926，1（1）：41-45.

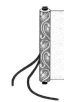

土 地 祠

　　太医院署有土地祠，生药库复有土地祠。库内土地祠仅殿一间，塑像蓝袍，左右二童。署中土地祠在大门内，北向。门外有照壁，内有南殿三间，塑以锦袍坐像，前列牌位，题为"明太医徐鏊之神"。有谓徐为明之忠臣，故后署中人附祀于土地祠；或谓国初奏请简放明之忠烈为本署之土神者。既未见于记载，不敢妄指。惟徐鏊确有其人，而太医院诸前达相传不一。迨至光绪二十九年[1]，塑像新署，适符八十老人退居林泉之象，并非监修者有所成见，不过偶与史传暗合耳。然其事迹足垂后世。宣统二年[2]，御医任锡庚在七品吏目任内，曾充驻署官，乃摘《明史》题于土地祠之左壁，以志徐公之德。

　　其题曰："考《明史·夏良胜传》附载：徐鏊，嘉定人，本高氏子。少孤，依舅京师，冒徐姓，从其业为医，以医士供事内殿。正德时，南巡诏下，继良胜、舒芬等具疏，以其术谏。略言：'养身之道犹置烛然，室闭之则坚，风暴之则泪。陛下轻万乘，习嬉娱，跃马操弓，捕鱼玩兽。迩复不惮远游，冒寒暑，涉关河，膳饮不调，肴蔌无择，诚非养生道也。况南方卑湿，尤易致病。乞念宗庙社稷之重，勿事鞍马，勿过醉饱，喜无伤心，怒无伤肝，恐无伤肾，劳无伤脾，就密室之安，违暴风之祸。臣不胜至愿。'疏入，帝与诸倖臣皆大怒，遂下鏊诏狱。俄令跪阙下五日，加梏拲[3]焉。至晚，仍系狱。晨入暮出，累累若重囚，途观者无不泣下。跪既毕，杖五十，戍乌撒，而车驾亦不复出矣。世宗即位，召还，寻擢御医。鏊性耿介，时朝士多新贵，不知鏊，鏊亦不言前事，一官垂三十年不调。年七十，求致仕。值同县徐学谟为礼部郎中，引见尚书吴山。山阅牒，有谏南巡事，瞿然曰：'此武庙时徐先生耶？何淹也！'两侍郎嫌其老，学谟抗声曰：'鏊虽老，然少与舒状元同患难，为可敬耳。'又久之，始迁院判，自引归。卒年八十三。"

　　按：乌撒即贵州旧大定府威宁州地。

【校注】

[1] 光绪二十九年　公元 1903 年。

[2] 宣统二年　公元 1910 年。

[3] 梏拲（gǒng 巩）　古代的一种刑罚，把双手铐在一起。

跋（任锡庚）

甲寅[1]仲春，却秩家居，日事笔墨，以资消闲。所著《难经笔记》，既经呈送内、教二部[2]立案，复蒙太医院管院大臣张午樵、佟质夫二夫子奏进，经毓庆宫大臣阅看，得旨留览。文俗识浅，睿鉴奚荣！其《鼠疫辨略》《舌苔志验》《医宗简要》《小窗磨墨》《修身如此》《明辨录》《河洛数》《枯竹籁》《合掌数》《祭器歌》等作，从未示人。癸亥[3]花朝[4]，同人集中医学社[5]，谬承社长全诚斋[6]、袁琴舫[7]二先生推为编辑主任。是秋，假内府之板，刷印《医统正脉》若干部，造福苍生，端赖诸君，庚无与焉。乃名誉社长、太医院长赵公[8]，迫以所辑之《太医院志》就付手民，俾修清史者采择之。聊题书后以志。

任锡庚又书

【校注】

[1] **甲寅** 公元 1914 年。

[2] **内、教二部** 指北洋政府内务部、教育部。

[3] **癸亥** 公元 1923 年。

[4] **花朝** 夏历二月初二。

[5] **中医学社** 1923 年成立，参加者主要是前清太医，名誉社长赵文魁，社长全顺，副社长袁琴舫。该刊曾刊行《古今医统正脉全书》。

[6] **全诚斋** 即全顺，字诚斋。生平不详，曾任御医、东药房值宿供奉官。光绪三十四年（1908）慈禧、光绪去世后，被革职，留院带罪效力。

[7] **袁琴舫** （1879—1958），字其铭，又名鹤侪，河北雄县人。1903 年考入京师大学堂医学馆，1906 年优选考入清太医院。曾任清太医院御医兼医学馆教习。民国时任内城官医院内科医长、华北国医学院教授。

[8] **赵公** 即赵文魁。

太医院同寅录

花翎三品顶戴督办清察管理太医院事务：张仲元（午樵）

花翎三品顶戴协办清察管理太医院事务：佟文斌（质夫）

花翎头品顶戴总管太医院兼管御药房、御药库事务太医院院使：赵文魁（友琴）

四品顶戴太医院左院判：郑敏书（慎之）

三品衔太医院右院判：范一梅（寿臣）

御医：全顺（诚斋）　张惟寅（子清）　张德枢（子蕃）　瞿宝全（子安）任锡庚（修如）　袁其铭（琴舫）　佟成海（阔泉）　何继德（秦方）　王文元（翰卿）

七品吏目：冯淮清（秋平）　郭锡章（紫封）　吴廷耀（焕臣）　庄寿山（樾堂）　董文清（子彬）　董启儒（克臣）

八品吏目：杨世芬（菊农）　杨世葆（心源）　刘文英（翰臣）　范承顺（焕章）　瞿书源（文楼）　何廷俊（杰臣）　苏施霖（恩溥）　李景福（益三）

九品医士：梁福恩（寿臣）　王文成（质卿）　姚贵荣（文卿）　周丰（禹川）　白永祥（瑞堂）　栗玉振（声甫）　冯怀宽（济卿）　李培庠（秀升）

恩粮：陈鉴（镜蓉）　韩善长（一斋）　寿征（骥超）　郭泮芹（荫樵）范懋功（仲文）　王泽澎（鸿波）　王大济（况东）　郑启彬　冯树勋（健儒）朱曾煜（星桥）　朱殿华（佩实）　钮子镜　王炘（希臣）　张英涛（友松）孙煜曾（土惟）　殷承绪（继川）

肄业生：陈尔康　周融（慕新）

候补御医：郭荣（晓山）　李锡璋（艺林）　艾世新（辅臣）　王继曾（绍武）

候补七品吏目：朱曾润（雨田）　冯盛化（雨亭）　阎荣海（什州）王治宽（荩臣）　吴锡光（寿臣）　胡溥源（静泉）　张连元（仲三）

候补八品吏目：李振（显臣）　杨得山（峻峰）　徐起霖（雨苍）　罗增寿

候补医士：张鹤书（畅斋）　崔敬修（筱轩）　广琦（洁田）　张瑞恩（子

和） 张彭寿（福延） 吴锡明（月川） 赵进嘉（子琪） 王德续（述尧）
刘乙然（星楷） 马之骥（载之） 孙秀严（瑞峰） 戴贻麟 陆宝善（伯纯）
王澄滨（竹泉） 白毓良（乐民） 王文魁（仲达） 程煦 吉勒罕（畅秋）
刘仲祺 常山（仁甫） 刘富年

候补恩粮：郭志义（品卿） 王常明（旭初） 梅梦松（仲兰） 阎守庆
（寿卿） 尹振昌（世五） 冯则敬（公甫） 王庆麟 朱玉崑

上药房值宿供奉官：张仲元 佟文斌 赵文魁 范一梅 佟成海 李景福
王炘 王大济 陈鉴 陈尔康

上药房值宿司药官：任锡庚 杨世芬 梁福恩 朱曾煜 孙煜曾 何廷俊
白永祥 苏施霖 周融

寿药房值宿供奉官：郑敏书 张德枢 王文元 郭锡章 董启儒 董文清
范承顺 栗玉振 冯怀宽 韩善长 郭泮芹 张英涛

东药房值宿供奉官：全顺 张惟寅 袁其铭 何继德 冯湉清 吴廷耀
杨世葆 刘文英 姚贵荣 王文成 李培庠 郑启彬 钮子镜 冯树勋 王泽澎
寿征 瞿书源 周丰 殷承绪 朱殿华 范懋功

首领厅：瞿宝全 王文元

驻署官：庄寿山

御药库同寅录

太医院院使兼管御药房、御药库事务：赵文魁

掌印御医：任锡庚

帮掌印御医：佟成海

兼充库掌八品吏目：刘文英

额设

主事：定保

笔帖式：达龄

在堂行走笔帖式：续泽　庆斌　富润　常龄　富林　瑞光　德绪

帮办库掌催长：顺龄

候补领催：禄康　长富　策政　广智　广煐　祥绂　文连　宝丰　奎霙

效力柏唐阿[1]：永惠　崇俊　增义

候补笔帖式：英趾　增纯　盛连　广林

缮写：延昭　文林　恩夔　恒玉　荣兴　德椿

【校注】

[1] **柏唐阿**　又作拜唐阿，满语音译，意为听差的人。

下 篇
明清太医院史事略考

第一章　明清《太医院志》略考

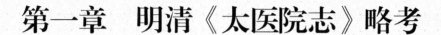

明清两朝的太医院制度，承继以前各个朝代的太医制度而来，同时也有自己的特色。医疗系统在国家政权中虽然不算位高权重，但是由于医事活动的特殊性，太医往往直接接触皇帝后妃等人，医疗活动的成效可能影响到权力中心的运转乃至更替，因此两朝的太医院制度受到较多学者关注，既往研究可谓相当丰富。对记载相关制度的明清两种《太医院志》亦已有不少研究。本章在吸收前人成果的基础上，就有关问题略作论述。

第一节　明代朱儒《太医院志》

明代《太医院志》，作者是明朝万历时期的太医院使朱儒。成书于万历甲申（1584）年，后又由罗必炜、罗成名于万历丙辰（1616）年校正整理。

一、作者概况

朱儒（1515—1591），字宗鲁，浙江嘉兴人。曾任东阁大学士、首辅及太子太师的申时行为其撰墓志铭，已见于前面第 4、5 页。据记载朱儒幼时家贫，后得僧人杨时升教其医术。嘉靖时，其同族朱恭担任太医院院判，将朱儒招入太医院为医士。隆庆辛未（1571）年授太医院吏目，万历丁丑（1577）年任御医，万历己卯（1579）年任院判，万历甲申（1584）年任太医院院使。其子朱国祚在癸未科（1583 年）获廷试第一，后拜礼部尚书兼东阁大学士，入阁参理机务，又加太子太保，进文渊阁大学士。朱儒因朱国祚得赠太保大学士。

朱儒有门人许兆祯，著有《医家四书》，朱儒为其作序说："己卯（1579）春，余奉使西粤，便道归敝庐，培元负笈而来，获接謦欬。居数日，请北面就弟子列……直圣济殿事太医院御医携李朱儒书于元恩堂。"[①]这里说朱儒在回乡时收许兆祯为徒弟，故元恩堂应是他家中的书斋名。

朱儒的太医院使经历对其家族带来良好影响。清初著名文人朱彝尊是他的五世孙，他在为《张氏医通》作序时说："昔余先少保实以医起家太医院使，而太傅文恪公始大其门。医故吾家故业也。先少保撰《立命元圭》一编，兵后遗失。"[②]在许兆祯的《医家四书》重

① 严世芸主编. 中国医籍通考（第 2 卷）[M]. 上海：上海中医学院出版社，1991：2597-2598.

② 张璐. 张氏医通[M]. 北京：中国中医药出版社，1995：朱彝尊序.

印时他曾作跋说："南浔布衣许兆祯培元，精医术，著录于先少保之门。……先公亦御医，直圣济殿，官至院使。尝被召入乾清宫西暖阁，诊定陵脉，奏曰：'圣体病在肝肾，宜宽平以养气，安静以益精。'上喜，立命太监陆敬书之屏。所纂《立命玄圭》经乱失，惟《太医院志》仅存。"[①]可见朱家一直以朱儒为荣耀，并没有儒士轻视医学的陋习。

朱彝尊说朱儒另一著作《立命玄圭》散失，实际上该书尚存，全名为《太医院纂集医教立命元龟》，共7卷，存明万历十八年（1590）福建建阳潭城书林余成章刻本。书前有吉州（今江西吉安）人习孔教《题医教立命元龟叙》说："余官京都数十祀，接五方贵贱稠矣，睹其病恙亦甚夥且奇矣。窃谓药之太艰，即疗而起者，亦侥幸长人命脉耳，医何称哉！乃者观太院朱君妙济垓埏，痼无弗愈，愈无弗神，自黄屋紫袍以逮箪瓢生齿，藉料理而获长筹者，类呵呵发赏音。间过君而诹之，君谓寰中人总总不可量，则其疾亦总总不可量。区区业医者，讵漫然克生斯人耶？所赖以立天下命者，有上诀焉，在先君子数代秘录间也。遂欣然为予授若干。余读之终旦夕，乃知其谭脉也玄，其示方也毂，其济天下人也多。无论当世草泽者流，莫能颉伍，纵岐黄复起，卢扁再兴，大开齿颊而吐医家千万世真诠，要不过是编已。生人命脉，实在斯哉乎！君之奏效神而称国手也。曩时吾友刘柱史奉天子命居禁中，尝录君之编归吉，识者啧啧曰：兹立命元龟也。惜哉无木书。余愿君付剞劂以为天壤生人福，且呵呵而引其端云。"

习孔教对朱儒的医术相当推崇。而按其所述，朱儒的医术是历经数代积累与传承始达高妙境界的。

二、版 本 概 况

朱彝尊说《太医院志》尚存，应是指明刻本。罗必炜在序言中说，对该书曾"校而梓之"，罗成名在跋中也曾说"付之剞劂"，可知当时《太医院志》曾经刊刻。但此书的明刻本目前已难觅，各地图书馆均未见收藏。《贩书偶记续编》提到此书时说："《太医院志》一卷，明檇李朱儒撰，万历丙辰刊，近见旧抄本。"[②]似亦未见刻本。

目前所见的版本，一种为清抄本，另一种为民国时合众图书馆的蓝晒本。

《太医院志》清抄本存上海图书馆。首页为朱儒自序，页面自上至下有印四方，印文依次为：上海图书馆藏（朱文）、南昌彭氏（朱文）、知圣道斋藏书（朱文）、遇读者善（白文）。后为罗必炜序，页面有印一方，文字为：杭州叶氏藏书（朱文）。正文首页有印四方，印文自上而下依次为：上海图书馆藏（朱文）、合众图书馆藏书印（朱文）、常熟翁同龢藏本（朱文）、卷盦六十六岁所藏书（白文）。

由诸印可见此抄本收藏有序，经过3位名家收藏。

其一是彭元瑞（1731—1803），字掌仍，一字辑五，号芸楣（一作云楣），江西南昌人。乾隆二十二年（1757）进士，官至工部尚书、协办大学士。彭氏富于藏书，书斋号"知圣道斋"，著有《知圣道斋书目》四卷和《知圣道斋读书跋》。"南昌彭氏"朱文印、"知圣道

① 朱彝尊. 曝书亭全集[M]. 四部备要（集部）. 上海：中华书局，1936：414.
② 孙殿起. 贩书偶记续编[M]. 上海：上海古籍出版社，1980：145.

斋藏书"朱文印和"遇读者善"白文印均是他的印章。①《知圣道斋书目》卷 2 史部中载有"太医院志，一本"②，未作其他任何说明。应即指此抄本。

其二是翁同龢（1830—1904），字声甫，号叔平、瓶笙，晚号松禅。江苏常熟人。咸丰六年（1856）状元，授翰林院修撰。官至协办大学士、军机大臣兼总理各国事务衙门大臣。其父翁心存（1791—1862）藏书丰富，但后来流散不少。③

其三是叶景葵（1874—1949），字揆初，号卷盦，别称存晦居士。浙江杭州人，光绪二十九年（1903）进士，民国著名实业家、藏书家。曾参与创办中国最早的民营银行浙江兴业银行，成为中国首位银行董事长。叶景葵多年致力搜求珍本。所聚之书，后来捐给上海合众图书馆，解放后并入上海图书馆。

合众图书馆是抗日战争全面爆发后，由叶景葵、张元济等人在上海发起成立的，旨在抢救和保存历史文献。该馆于 1939 年筹建，1941 年建成馆舍。叶景葵"首出所藏，以资倡导"，众多藏书家纷纷响应，至 1953 年统计，"历十有四年，藏书凡三十万册"④。其中叶氏藏书的特点是"稿本钞本为全目之最，古人心血赖以不湮"⑤。《太医院志》亦在其中，并被著录于《杭州叶氏卷盦藏书目录》"史部"的"仪制之属"：《太医院志》不分卷，明檇李朱儒（宗鲁）撰，旧抄本，一册。"⑥

此抄本就是现在上海图书馆的藏本。以上书目都没有提到抄本的年代。今人沈津定此本为"清初抄本"⑦，上海图书馆馆藏目录署为"清初（1644—1722）抄本"。1722 年为康熙去世之年，即认为应属于乾隆前的抄本。

由于此抄本曾经彭元瑞收藏，故抄录时间不会晚于乾隆。而上海之所以断代到乾隆前，可能是因为书中大多数地方出现明孝宗年号"弘治"时，"弘"字未避乾隆皇帝名字"弘历"之讳。但是细看全书，书中在头三次出现"弘治"年号时，即《恩异考》中王玉、徐生和邱钰条下是写成"洪治"的，只是从《恩异考》的"黄绶"条起，到后面多次出现此年号，都写作"弘治"，并且"弘"也未作缺笔处理。这种全书不一致、前讳后不讳的情况，令人费解。观全书字体前后基本统一，或许前半部分在乾隆朝曾募写重抄过，故出现讳字。

另一版本是合众图书馆蓝晒本。合众图书馆曾经致力于刊行图书，出版过两辑"合众图书馆丛书"，共 15 种，"志在使先贤未刊之稿或刊而难得之作广其流传"⑧。从已出的丛书来看，基本都是重新精抄后再石印的，有相当一部分还是由馆长顾廷龙亲自抄写的。此《太医院志》可能也有石印刊行的打算，故进行了重抄，并蓝晒看样，只是后来未能正式出版。

① 胡道静. 简明古籍辞典[M]. 济南：齐鲁书社，1989：140.

② 彭元瑞. 知圣道斋书目[M]//丛书集成续编（第 4 册）. 台北：新文丰出版社，1988：687.

③ 仲伟行. 常熟翁氏藏书源流考[M]//李万健. 开放的藏书楼，开放的图书馆：纪念古越藏书楼创建百年论文集[M]. 杭州：浙江人民出版社，2002：182-188.

④ 杭州叶氏卷盦藏书目录[M]. 上海：合众图书馆，1953：张元济序.

⑤ 杭州叶氏卷盦藏书目录[M]. 上海：合众图书馆，1953：顾廷龙跋.

⑥ 杭州叶氏卷盦藏书目录[M]. 上海：合众图书馆，1953：卷二之 20.

⑦ 沈津. 书城挹翠录[M]. 上海：上海社会科学院出版社，1996：73.

⑧ 顾廷龙. 顾廷龙全集（文集卷上）[M]. 上海：上海辞书出版社，2015：257.

蓝晒本与清抄本的内容基本相同。且重抄者显然有意保存原抄本面貌，故所有页面的版式都完全一致。只有以下几处细微的区别：字体不同；没有印章；各页有页码。文字方面，包括前面所说的"洪治""弘治"等，一概如旧，没有更改。仅仅有个别字的笔划可能由于书写习惯不同而有小异。算得上改动的地方只有一处，即清抄本中的"廬州"，其"廬"误写作"疒"字头，而此合众本改回"广"字头，订正了错别字。其他方面几乎雷同，所以这两个本子对校勘来说价值不大。

第二节　清代任锡庚《太医院志》

一、作 者 概 况

有关任锡庚的生平情况，史料记载不多。根据其《太医院志》的记载，知道他是光绪、宣统两朝御医，后曾任太医院上药房经理、御药库掌印，著有《难经笔记》《医宗简要》及《太医院志》。韩晋根据《太医院志》及一些网络资料，整理出比较具体的任锡庚生平情况如下：

同治十二年癸酉（1873）诞，清穆宗同治十二年任锡庚出生于府右街，字修如。

光绪十六年庚寅（1890）17岁，入太医院（东交民巷）。

光绪二十二年丙申（1896）23岁，撰《医宗简要》。

光绪三十四年戊申（1908）35岁，开始撰《难经笔记》。

民国三年甲寅（1914）41岁，仲春，闲居在家，《难经笔记》送内教二部立案。

民国五年丙辰（1916）43岁，开始撰《太医院志》。

民国九年庚申（1920）47岁，晚清御医组织"北平（中）医学社"，社长全诚斋，名誉社长赵文魁。

民国十二年癸亥（1923）50岁，癸亥花朝，同人集中医学社，谬承社长全诚斋、袁琴舫二先生推为编辑主任。

六月奉旨以乾清宫御药房、永和宫寿药房并为一事，改组上药房，派院使赵文魁经理一切，御医任锡庚、吏目杨世芬为经理。

民国十二年癸亥（1923）50岁，九月，派御医任锡庚兼充御药库掌印。

民国十六年丁卯（1927）54岁，殁于草厂四条[①]。

在清宫医案中，有任锡庚为光绪诊病的记录，未署时间，估计为光绪二十九年（1903）前后。当时光绪帝眼睛患病，多名御医为其拟洗目方，其中有两条出自任锡庚之手：

光绪　年十一月二十五日酉刻，任锡庚谨拟皇上洗目方。

小青皮一钱　元明粉一钱五分　川柏二钱　防风一钱　甘菊花一钱　胡黄连八分

水煎，薰洗。

① 韩晋. 任锡庚与《太医院志》[D]. 长春：东北师范大学硕士学位论文，2016：14.

光绪　年五月二十六日，任锡庚谨拟皇上洗目方。

僵蚕二钱　白菊花一钱　青皮一钱五分　元明粉一钱

水煎，薰洗[1]。

民国成立之后，清帝虽然退位，但仍居于紫禁城内，保持着太医院的设置，任锡庚继续在其中供职。档案中还保留有 1923 年任锡庚为皇室人员诊病拟方的记载。如：

正月初六日戌刻，任锡庚谨拟皇上代茶饮。

盐柏二钱　炒知母二钱　花粉一钱五分　麦冬三钱　广皮三钱　枳壳一钱五分　连翘二钱　浙贝二钱　栀仁一钱五分（炒）　鲜竹叶十片

水煎代茶。

正月二十六日酉刻，任锡庚谨拟：淑妃代茶饮。

酒芩一钱五分　连翘二钱　天花粉二钱　广皮一钱　川贝二钱（研）　栀仁八分（炒）清夏片一钱　茅术一钱五分　云苓一钱五分　竹叶十片（鲜）

水煎代茶[2]。

二、版　本　概　况

不少书目对任锡庚《太医院志》的著录都有明显错误。《中国中医古籍总目》记载有三种印本[3]：①清同治二年癸亥（1863）石印本；②1916 年石印本；③ 1923 年石印本。显然，任锡庚的《太医院志》不可能有"同治二年"本。但众多书目都沿用这一说法，包括《续修四库全书》收录《太医院志》也称是据同治二年石印本影印的，对书中的序跋信息如此描述："据此书咸丰丙辰（1856）弁言可知，任氏自道光庚子（1840）入太医院……"[4]很明显这些说法都是错误的。原书中只有干支纪年，并没有同治、咸丰、道光等年号，著录者没有考察作者的生平情况，尤其没有注意任锡庚后期是在民国时的逊清宫中任职，错误地把这些时间都往前提早了一个甲子。

另外该书虽完成于 1916 年，但当时并未刊印。韩晋对书目中著录的"同治二年本"和"1916 年本"进行了考察，证实它们其实都是 1923 年石印本[5]。由此，也可以解释书中有一处出现"己未"年号的情况。己未为公元 1919 年，此时溥仪仍居于紫禁城，仍有"太医院"建置。此处当为成书后补记。

因此，任锡庚《太医院志》最早的版本应即 1923 年石印本。此外，1942 年《中和月刊》曾将此书加上标点后分两期刊出，但删去了各篇序跋，成为一种不完整的版本。

任锡庚其他著作均为稿抄本。如成书于 1896 年的《医宗简要》存抄本，共 18 卷，主要是以《医宗金鉴》为蓝本，撮要简述原书各门的内容[6]。成书于 1904 年的《难经笔记》，

---

① 陈可冀主编. 慈禧光绪医方选议[M]. 北京：中华书局，1981：221.

② 陈可冀主编. 清宫医案研究[M]. 北京：中医古籍出版社，2003：1907、1919.

③ 薛清录主编. 中国中医古籍总目[M]. 上海：上海辞书出版社，2007：873.

④ 续修四库全书总目提要编纂委员会编. 续修四库全书总目提要（子部）[M]. 上海：上海古籍出版社，2015：256.

⑤ 韩晋. 任锡庚与《太医院志》[D]. 长春：东北师范大学硕士学位论文，2016：20-21.

⑥ 余瀛鳌，傅景华主编. 中医古籍珍本提要[M]. 北京：中医古籍出版社，1992：541.

存抄本，有任锡庚作于 1916 年的序说："《八十一难》者，医经之枢纽也。《黄帝内经》已阐医学之理，仲景之书始昭医学之实。而《难经》承《内经》之理，启《伤寒》之实，谈理之处固多，尚实之处亦复不少，体用兼备，华实并茂者也。……惟《八十一难》篇章并然，依类而集。故善学者，必先熟读《难经》，而后上溯《内经》之理，下探仲景之实。由《素问》而《灵枢》，由《伤寒》而《金匮》，按序循阶，登堂入室。医经之理虽深，自不难得其原旨也。……盖以《难经》一书，为千载之秘录，文词古奥，率以今文解之，鲜能得其万一。所赖汉唐以来，诸家注经释，学者乃能有所归。而予质性颇钝，二十余年，勉能得其梗概。每有觉悟，随时援笔记之。今则联缀成篇，用示不忘也。"①

近年，任锡庚晚年一批手稿被发现，内容有《舌苔志验》《鼠疫辨略》等②。

◆ 第三节　对明清《太医院志》的评价 ◆

朱儒与任锡庚的《太医院志》，分别是明清两代唯一的太医院志书，有着重要的文献价值。不过它们作为志书亦非完美。本书在考注的基础上，对二书的价值与不足略谈几点看法。

一、明清《太医院志》的文献学价值

明清《太医院志》在历史文献学上有着独特的价值，可以概括为三点。

其一，丰富了古代官署志书的类型。

明清《太医院志》是历史上仅有的两部官方医疗机构志书。有关明清太医院的情况，固然在《明史》《清史稿》等正史中有比较详细的记载，《明会典》《清会典》等政书中也有专门的篇章，但二书的独立成书，从文献学来说显然更有意义。

我国编修志书有悠久的传统。方志是重要的历史资料，但它与史书又有区别，傅振伦指出："顾史书与方志虽皆为记事之作，然亦有不同者焉。盖方志系乎地，国史则系于朝，国别纪传，体制各殊。良史之作，唯取证于古；方志之书，则兼详于今。"③方志比起史书来说，收集的内容较为芜杂，但保存的资料更全面，因此是非常重要的历史文献。

中国古代的部门机构志，一般认为始于唐代韦述的《御史台记》，该书已佚。现存最早的则是南宋程俱的《麟台故事》。元代王士点、商企翁的《秘书监志》则是最早以"志"来命名的官署志书。明代时，官署修志之风大盛，有研究者统计南京政府机构中九成以上的衙门都编有官署志，北京也有《礼部志稿》《皇明吏部志》《鸿胪寺志略》《太常总志》《太常寺续考》等多种④。此处其实遗漏了朱儒的《太医院志》。而后者的成书，自然也是当时

---

① 郭霭春. 难经集注白话解[M]. 北京：中国中医药出版社，2012：197.

② 任锡庚御医手稿披露引发关注[N]. 健康报，2007-09-06[3].

③ 傅振伦. 中国方志学通论[M]. 上海：商务印书馆，1935：5.

④ 方骏. 明代南京诸司的官署志[M]//赵毅，林凤萍主编. 第七届明史国际学术讨论会论文集. 长春：东北师范大学出版社，1999：590-591.

风气下的产物。

《太医院志》作为独立的官署志书，比起"会典"之类大型政书对该部门的记载，除了书名更醒目、范围更专一外，还可以不受其体例限制，更为自由地发挥，从而收录了更多有本部门特色的内容。另外，"太医院"和"钦天监"是古代官署中少有的技术类部门，在古代政府机构体系中远不如其他文武官署受到重视，它们的志书留存有着独特的价值。因此，无论其内容是否足够翔实精当，这两本《太医院志》的存在本身就有历史意义，是对历史文献类型的充实。

其二，有助于补充和互勘明清太医院史实。

前面提到，明清的正史、政书都有颇为详细的关于太医院的记载。相比之下，两种《太医院志》的篇幅均不大，所记载的内容并没有增加太多。但也有一些独到的内容。

例如朱儒《太医院志》与两种《明会典》比较，有关太医院建置、职掌、医学教育等许多方面都基本一致，但一些细节上小有差异。例如本书第 12 页表 1 所列几种文献对太医院职官的记载中，《明史》的记载有官阶，可补其他二书的不足；《大明会典》《太医院志》记载沿革情况较详。而诸书亦有不同之处，例如关于太医院吏目的出身和人员数目，各书就有互异。本书在正文的相关考证中已作讨论。此外再如表 2：

表 2　明代有关医员免役记载比较表

出处	内容
明朱儒《太医院志》	凡在御药房供事者，洪武钦定典例，免原籍民差。弘治二年令：院使、院判、御医、吏目等官，查照户部题准事例，免原籍差役，内籍供事者免二丁，本院应役者免一丁；御医、吏目免房一所，医士二间；一应行户、门面、杂差俱免
明申时行《大明会典》卷 224	凡本院取充医役者，洪武以来例免原籍民差。弘治二年令：御药房供事者免二丁，本院应役者免一丁
明王圻《续文献通考》卷 91	凡本院取充医役者，洪武以来例免原籍民差。弘治二年令：御药房供事者免二丁，本院应役者免一丁。凡医生残疾及年七十以上不堪应役者，放免

表 2 中三书的内容，显然可以互补。以上均有助于更细致了解明代太医院发展的情况。

任锡庚《太医院志》与历朝《清会典》相比，同样也是同中有异，可供互勘。例如其《职掌》篇中有一条受人关注的记载：

"道光二年奉旨：针灸一法由来已久，然以针刺火灸，究非奉君之所宜，太医院针灸一科，着永远停止。"

类似的记录在其他书中都未曾出现，光绪朝《清会典》不但没有提到此事，而且制度上仍然称太医院有九科（包括针灸科）。这一直令研究者迷惑：到底此事是否属实，属实的话取缔针灸的具体原因是什么？最近有人提供了一种口述说法："当年道光皇帝在午门骑马摔下来不能动弹，屁股痛得不得了，腿不能动。当时的一位针灸师给道光皇帝扎了一针环跳穴，一针下去，道光皇帝就吃不消了，认为该针灸师想行刺，下令将其杀了。"[①]据称此说来自中医师周左宇（1914—2011），其曾祖父为道光皇帝御医，此事在其家族中口耳相传至

今。这种说法有一定程度的可信性。因为谕旨听起来带有一定的不满情绪，可能只是一时意见，后来并没有反映到制度上。只是当时的御医都牢记于心，并作为规矩来奉行。

另外，任锡庚《太医院志》附录有《同寅录》，全面地记载了清室退位后宫中太医院、御药房供职人员的名录，包括很多下级医官、小太监的名字。对这一时期的医药建置情况，其他文献很少涉及，故尤为珍贵。

其三，呈现特有的部门视角与情感。

《太医院志》所记载的内容与正史、政书相比虽然差别不大，但作为部门志书，其视角必然与那些综合著作有所不同。这种不同，首先体现在某些内容的细致和系统上。例如朱儒《太医院志》专门设有《恩异考》《谏诤考》，在综合性的正史、政书中固然也有这类专题，但满朝多的是更高级别的官员，肯定不会记载到医官的层次。只有该部门志书才会如此郑重和详细地记载。

其次，还体现在记载这些内容的态度。以"恩异"为例，朱儒将此内容放在《建官考》之后，作为第二篇，可见其重视程度。内容详列了太医院官员中曾获封礼部尚书、侍郎、通政司使等超出医官应有级别的人员情况。对于朱儒来说，这是本部门的"光荣"。但在当时，其他文人对医官获得这种待遇常有微词。明人王世贞曾专门列出各类"不由是途（指科举）而登大位者"的情况，除了"以方术""以推命""以木工""以石工""以卜"等外，许绅、许观、蒋宗武等人"俱以医"①也是其中一类。明人顾起元也说："国家谥法，非三品以上两京大臣不得与……若太医院判蒋用文，六品官也，以技艺小臣侍上起居，乃得谥恭靖，则尤为异典矣。"②在《明实录》中经常有大臣批评皇帝不经正常渠道加封医官"传奉官"的情况。如《明宪宗实录》第148卷"成化十一年（1475）十二月戊寅"条载："太监黄赐传奉圣旨，升太医院院使方贤为通政司左通政，仍掌院事……前此，杂流升四品官带俸者，止于太常、太仆、少卿及顺天府丞，以通政官带俸者，自贤始。贤得宠尤甚，尝为赐盖寺，以修衙门为名，罚纳药材户及听考医生银人至数十两，募匠易木，所费不赀，人莫敢非议云。"

任锡庚《太医院志》记载医官所获恩典，也不吝笔墨。如载："院使庄守和于光绪年间，以花翎二品，家予御书匾额。病故，京帝览其遗疏，深为惋惜，赏银治丧。伊子寿荣由特用主事晋秩员外。八阅月院使悬缺，不忍授人。此外如院判李德昌，咸丰时以医士随扈于热河。盖庚申之变，仓猝北行，徒步百里，不敢告劳。庚子西巡，匹马相随，是时医官随侍者仅昌一人。积劳成疾，久不入直。病则遣官存问，殁则赏银治丧。祇以身后萧条，月颁内帑，赡其妻子，其子特用为郎中。此皆太医受恩之尤者也。"但时人也说："太医院官虽亦列仕版，其堂官（院使、院判）且亦颇具京堂体制，而士大夫终以方伎轻之，此是相沿一种风气。"③

《太医院志》突出了本部门的荣誉感。这种部门视角或者情感，也是官署志的特色之一。

---

① 王世贞. 弇山堂别集（第1册）[M]. 上海：上海古籍出版社，2017：224-226.

② 顾起元. 客座赘语[M]. 南京：南京出版社，2009：64.

③ 徐一士. 一士类稿·一士谈荟[M]. 北京：书目文献出版社，1984：238-239.

二、明清《太医院志》的不足之处

从志书的角度来看，两部《太医院志》也有明显的不足。首先是内容方面，它们并没有成为关于太医院最权威、最详尽的文献。前面提到，《太医院志》所记载的内容大体上也见于其他著作，《太医院志》与之相比并未更加全面，甚至有些内容缺如。例如万历《明会典》就记载了朱儒《太医院志》没有提到的医官告假不归处理办法、医士考试科目、太医院医役人员子弟亲戚补缺的规定等。因此要全面了解明清太医院的情况，还需要参阅其他史料。

其次，作为专门官署志应有的内容，两本《太医院志》都并不够系统。甚至对该部门的正职负责人太医院院使，都未能一一列出。一些为后世医界熟知的名医，如明初曾任太医院院使的戴原礼，明中期获赠院使的薛铠、薛己，清朝主持编修《医宗金鉴》的太医院院判吴谦等，书中完全没有提到。

最后，章节详略不匀，如朱儒《太医院志》的《礼仪考》，类似于给本部门人员所用的礼仪手册，与其他章节相比显得过于琐碎。另外，也有讳言的地方，像明太医院判刘文泰主持编修《本草品汇精要》，后来获罪下狱，这是牵动朝野的大案，书中只字未提。清《太医院志》也有疏漏之处，如虽提到了傅为格的名字，但对他推行人痘接种术这一医学史重要事件涉及甚少。

第二章 明清太医著述略考

朱儒《太医院志》的目录中有《著述考》，但现存版本的正文中无此内容，不知道是原书中此部分未完成，还是传抄者不重视，未予抄存。

历代太医医官留下许多医学著作，另外太医院也曾校订出版过一些医书。本章对明清与太医及太医院相关的著作略作辑考，以弥补《著述考》缺失的遗憾。

第一节 明代太医院相关著述

历代医学著作中明确记载由太医院所刻的书不多，明人周弘祖《古今书刻》载："太医院：《铜人针灸图》《大明律直指》《医林集要》。"[1]实际校订或刊刻的应不止这几种。下面尽量辑集明清太医撰著或经太医院刊刻的相关著作，以供参考。当然，并非所有声称"太医院刻"的都是事实，有研究者指出："太医院，是医学权威机构，故明清坊间刻书，每题曰'太医院原本''太医院校正''太医院参订''太医院真传'等字样，欲以官书取重。"[2]这在查阅时是应予注意的。

一、戴思恭《秘传证治要诀》《证治要诀类方》《推求师意》

明代医学家戴思恭（1324—1405），字原礼，号肃斋，浙江诸暨马剑镇马剑村人。幼从父学医，继向朱震亨（号丹溪）学习医术二十余年，得其真传。洪武十九年（1386）朱元璋病，诏戴思恭诊治，后召其为太医院御医。建文帝登位后，任太医院使。永乐初以年老求归。永乐三年（1405年）夏，再次奉召入京。去世时明成祖亲撰祭文，派人致祭。著作方面，曾订正丹溪的《金匮钩元》，著有《秘传证治要诀》《证治要诀类方》《推求师意》。

《秘传证治要诀》初刊于明正统八年（1443），12卷。每卷一门，分别是诸中、诸伤、诸气、诸血、诸痛、诸嗽、诸寒热、大小腑、虚损、拾遗、疮毒、妇人。每门列若干病证，详论病因、病机、症状、治则、治法以及治验。钱曾《读书敏求记》载："戴原礼《证治要诀》十二卷。复庵受文皇宠顺，供奉之余，著为此书。"[3]

---

① 高儒，周弘祖. 百川书志·古今书刻[M]. 北京：古典文学出版社，1957：326.

② 黄龙祥. 中国针灸学术史大纲[M]. 北京：华夏出版社，2001：151.

③ 钱曾. 读书敏求记[M]. 北京：书目文献出版社. 1984：106. 需注意的是钱曾将戴原礼称为"复庵"是错的。戴复庵另有其人，是宋代医家。

《证治要诀类方》初刊于明正统八年（1443），4 卷。系戴思恭根据《秘传证治要诀》各类病证，选录前代医书方剂 442 首编成，分汤类方、饮类方、散类方和丹膏类方四部分。书前有胡濙序说："本朝太医院使戴元（原）礼，得神农品尝之性，究黄帝问答之旨，明伊尹汤液之法，察叔和诊视之要，精东垣补泻之秘。故凡疗疾，加减用药，取效如神，虽古之扁鹊、华佗，不是过矣。况其际遇明时，遭逢圣主，位总医流，名扬四海，有正谊不谋利、明道不计功之心，惟以活人为念。尝著《证治要诀类方》二册，藏之箧笥，甚为秘惜。"[①]1955 年商务印书馆将此书与《秘传证治要诀》合刊成一书，改名《秘传证治要诀及类方》。

《推求师意》，2 卷。本书原无刊本。嘉靖年间由汪机编录，题名《推求师意》，并由汪氏门人陈桷校刊，编入《汪石山医书八种》。书中论述各类病证，认为均本其师朱震亨之学予以推求发挥。明嘉靖甲午（1534）王讽序说："详其所著，知其为丹溪未竟之意，其门人戴元（原）礼者阐之，编而次其意者石山。"[②]

二、戴思恭《丹溪医按》

《丹溪医按》，据说由戴原礼整理。现存常熟杨鹤峰藏清同治抄本 1 卷，有明洪武丁巳（1377）王行序、成化甲辰（1484）张习跋、清同治丙寅（1866）杨鹤峰识语。有医案 345则。2005 年收入《丹溪逸书》出版。王行序说："肃斋当侍教之日，见先生用药治病，病异而药异，此固然也；有病同而药殊，有病异而药同，然病无不瘳者。肃斋从而录之，名曰《医按》，犹法家出治之左券也。肃斋推而为医，已人之疾多奇验。尝授之立方，立方为医之良，未必不由是乎？乃以示予，泪为之序。"[③]

杨鹤峰在跋语中写道："同治丙寅孟夏，吴门海鸥生来，下榻余斋，出此相视，因嘱从弟镜湖手抄一过。"可知此书杨鹤峰抄自海鸥生。海鸥生，姓徐，名子晋。海鸥生传本《丹溪医按》现存台湾，原为国立中央图书馆藏善本，1 卷 2 册，书首题签书名作"丹溪先生治验医案"。卷末有海鸥生跋语，照录于下：

"元朱丹溪先生为四大家之一，惟稍偏于滋阴耳。然具绝世奇才，故所治辄应，今人未见望见项背也。向传《丹溪心法》一书为家传户诵。此书世无传本，昨于艺海楼得来，字画近褚登善，精妙无比。因付工委治，遂附志于后。时同治元年（1862）十一月，海鸥生。"

三、杨珣《针灸集书》《丹溪心法》

杨珣，字恒斋，长安（今陕西西安）人。明正德《武功县志》载："杨珣，长安人，以名医召入太医院，授武功医学训科。诊治殊验，所著有《伤寒撮要》《针灸详说》行于世。" 明景泰三年壬申（1452），都察院右副都御史耿九畴镇守关陕，对杨珣说："知子由

① 戴原礼. 秘传证治要诀及类方[M]. 北京：中国中医药出版社，2006：133.

② 戴原礼. 推求师意[M]. 南京：江苏科学技术出版社，1984：王序.

③ 刘时觉，薛轶燕编校. 丹溪逸书[M]. 上海：上海中医药大学出版社，2005：3.

太医院出，亲炙当代各人，博览群籍，必得其旨要，尝著《伤寒撮要》等书，已行于世。子何不详考诸说，立成经络起止，绘图分注腧穴，各归所属经，分类而集之？"①杨珣于是类集前代针灸歌赋及针法、灸法，列举并注释经脉循行路线，绘制经脉或经穴图，名为《针灸集书》。《针灸集书》或为《针灸详说》的别称。

《丹溪心法》一书，最早由杨珣收集丹溪的一些证治经验所编辑而成，后由程充、方广等人重订，版本众多。

四、严治《医家二要》

严治，字朝重，明代山阴（今浙江绍兴）人。为太医院医官。其祖父近湖翁，精于医术，为越医之冠。现存明崇祯刻本严治辑《医家二要》卷首1卷，正文3卷，主要论述了脉学知识与本草知识，称"医之为道，虽分十有三科，以言其要，不过脉与药而已"②。卷首为"医家二要随图脉赋"，署为"浚川傅滋著"。傅滋，字时泽，号浚川，明代浙江义乌人，私淑朱丹溪，著有《医学集成》。卷上、卷中之首题书名为"医家二要胗宝决疑"，署为"太医院医官山阴严治朝重甫编辑"。卷下题书名为"医家二要药性要览卷之下"，署为"太医院医官山阴（下脱）"。

五、吴嘉言《医经会元》《针灸原枢》

吴嘉言，字梅坡，明代严州分水（今浙江桐庐）人。其家世业儒，兼通医学。吴嘉言曾任官太医院。南京礼部尚书潘晟作有《太医吴梅坡像赞》云："丰仪秀朗，襟度垣夷。早游儒术，晚透玄机。妙穷河洛，神并轩岐。飞踪五岳，驰誉两畿。身膺冠佩，寿始耆颐。神已出世，颜不改朱。此非清时，大隐而少。试其蕴，抑亦蓬岛真仙，而托迹于医者耶！"③还有余有丁作《赠国医梅坡吴先生序》一文也提到他的情况。

《医经会元》全书10卷，前8卷卷首题为"吴梅坡医经会元保命奇方"，卷9、卷10题为"吴梅坡家传神效针灸原枢"。署名各卷均有者为"浙江严州分水梅坡吴嘉言著，男吴学易、侄吴学问校正"，其后之校正、编次人各卷不尽相同，计有：门人韩师文、顾汝濂、瞿康、邵时登、陈应元、周学诗、沈学诗、周道充、沈浩然、吕希尚、周世昌、余松、陈应麟、何一舜等。另各卷均有"书林叶贵梓行"字样。全书内容含括内、外、妇、儿、针灸诸科。此书的成书，系因吴嘉言治愈了南京兵部尚书凌云翼的脾胃之疾，凌云翼向吴嘉言索要家传之方，以期刻梓广传，吴嘉言于是汇集平生经验而著成。他在自序中说："今际圣君贤相法三代之仁，以臻雍熙之治，诏取天下明医以广好生之术。余齿七十有四，自揣不能应召，谨以是书奉凌公命而梓焉。"落款为"万历庚辰岁孟春立上浣之吉，原太医

---

① 郑金生主编. 海外中医珍善本古籍丛刊[M]. 第42册. 北京：中华书局，2016：169.
② 郑金生主编. 海外中医珍善本古籍丛刊[M]. 第42册. 北京：中华书局，2016：211.
③ 郑金生主编. 海外中医珍善本古籍丛刊[M]. 第258册. 北京：中华书局，2016：28.

院官浙严分水梅坡吴嘉言撰"①。

　　另据万历《严州府志》载，吴嘉言还著有《医学统宗》《针灸原枢》，均佚。其中，《针灸原枢》很可能就是指以上的卷9、卷10，不一定另有刻本。

六、俞桥《广嗣要语》

　　俞桥，字子木，号溯洄道人，浙江海宁人。《杭州府志》载："俞桥，海宁人，嘉靖间以名医征入京，初授太医院吏目，升院判。桥于医书无所不究，又博询故老，得河间、洁古、东垣未刻诸稿，及古今诸家授受良方，晨夜抄录，斟酌损益，处方治病，无不奇应。居京师，耻事权贵，贫寒之家有延者，尽心治之，不责报。故医名日盛，而家用不给，士大夫雅重之。"据记载其著有《医学大原》《广嗣要语》二书。《医学大原》一书已佚。

　　《广嗣要语》为妇科胎产类医书。不分卷。全书首先论男女生理特点、受孕机理、男女用药不同规律，用阴阳虚实图来阐述其机理和治则。对调理元气法、调经及娠病治则论之较详，并载述四十六首方的适应证、方药及加减用法。后附验案、小儿始生诸法。其在书首载道："尽万物而观之，山无不草木，地无不黍稷，人无不生育，要之得其养耳。……桥乃不惭愚昧，积以平日所闻缙绅方士之说，质诸古今名家论议，著为'调理精血''直指真源''男女服药'三论，阴阳虚实四图，合用方法三十五道，附录经验秘方，号曰《广嗣要语》。"②

　　此外，俞桥还曾重刊张仲景《金匮要略》一书。

七、支秉中《痘疹玄机》《女科枢要》

　　支秉中，字以道，号改斋，直隶太仓州（今属江苏苏州）人。曾任太医院吏目。明隆庆二年（1568）徐春甫等在北京成立"一体堂宅仁医会"，支氏为会员之一，并曾参与徐春甫《古今医统大全》的校正工作。

　　《痘疹玄机》全名《支氏痘疹玄机》，正文4卷，有论40则。书前支秉中作于万历甲戌年（1574）的"小引"中写道："医家以小儿科为难，至于痘疹，号为尤难。盖其禀受之毒有浅深，则其所发之痘有顺逆。如顺者可必治，逆者不可治。惟介乎可否之间，兼之以他证者，则必藉药力以维持之。然昔之立法者，不偏于寒热，则偏于攻补，以致今之胶柱调瑟、不知合变者，惟执前人一定之方，以应变化不测之证，往往陷人于虚虚实实之祸……余窃悲之。乃即痘之始终本末，类次为论，随症附以方药。盖惟因人之气血虚实寒热、痘之多寡轻重，相机施治。并录其所治者于后，以备参考。初未敢削规裂矩，别之枢轴，妄为臆说，以欺世误人也。录成，名之曰《痘疹玄机》。"③

　　《女科枢要》全名《支氏女科枢要》，共3卷。书前有支秉中作于万历辛巳年（1581）的小引。内容包括调经、种子、崩漏、带下、胎产、临产、产后、杂病等。

① 郑金生主编. 海外中医珍善本古籍丛刊[M]. 第258册. 北京：中华书局，2016：51.
② 郑金生主编. 海外中医珍善本古籍丛刊[M]. 第308册. 北京：中华书局，2016：3.
③ 郑金生主编. 海外中医珍善本古籍丛刊[M]. 第338册. 北京：中华书局，2016：3.

另据载支秉中还著有《保婴直指》5 卷，已佚；《痘疹秘要》，存抄本。明代刘浴德《脉学三书》所附《医林续传》中有《支改斋传》，说他"生长南服，道行北方，精婴儿之异业，擅痘疹之专门，术动公卿，名播遐迩"，称"支氏子为当时幼幼之冠"①。

八、叶文龄《医学统旨》

《医学统旨》，明代叶文龄著。《仁和县志》载其小传说："叶文龄，字德征，号石峰，仁和人。……尝以医验，受知何、陈二侍御，起送礼部，屡试优等，例授冠带，供职于圣济殿。钦委内阁会考居首，奏除太医院吏目。甲午（1534）召诊，保和有功，升御医。忽赐召对，被温旨御书'忠爱'额于堂。庚子（1540）再召对，升院判。"明代夏言《夏桂洲文集》之《祭先医诸神文》中也提到叶文龄："维嘉靖二十年（1541）岁次辛丑月日，少师兼太子太师、吏部尚书、华盖殿大学士夏，谨以酒果脯醢之奠告于先医之神、神农之神、黄帝之神、岐伯之神、扁鹊之神、华陀之神，曰：兹以衰龄，多所疾苦，匪资药饵，曷以永年？谨卜佳辰，合和良剂，仰邀神惠，默助灵通，俾调剂适宜，服食奏效，用扶疲薾，恭赖神庥。不胜恳祷之至。谨属太医院官叶文龄、许延龄、俞桥，国子生顾定芳代告。尚享。"②

《医学统旨》有 6 卷和 8 卷之分。明隆庆六年（1572）"玉夏斋藏板"本为 8 卷，卷首署为"太医院院判石峰叶文龄编集，太医院医士门人朱应轸参校"；卷 1 总结前人脉学观点；卷 2 至卷 7 以病证为纲，分门别类，征引历代各家学说，立证列方，又参以己见；卷 8 专论本草，收药 200 余味。

九、佚名《急救小儿良方直旨》

《急救小儿良方直旨》2 卷，存明刊本，由两部分组成。前部名《（新锲）太医院精选小儿全婴秘法》，其内容有"验指心法""三关脉法""手穴经络图""脚穴经络图""辨证心法"及"验痘心法"等有关痘疮的诊治。后部名《（新锲）太医院小儿全科经验秘诀传奇真方》，其内容有"小儿神色总论""小儿正经""入门审候歌"和小儿面部、小儿手指三关的望诊图像、证治，以及各种病症的诊疗与方剂。③

十、吴球《新锲太医院鳌头诸症辨疑》《新刊方脉主意》

《新锲太医院鳌头诸症辨疑》6 卷，存明代余完初怡庆堂刻本和余秀峰刻本，现出版有标点本。吴球，括苍（今属浙江丽水）人，生平不详。以往认为吴球字茭山（一作茭仙）。

① 刘浴德. 脉学三书[M]. 影印本. 北京：中医古籍出版社，2017：医林续传之 23.
② 夏言. 夏桂洲文集[M]//沈乃文主编. 明别集丛刊. 第 2 辑　第 16 册. 合肥：黄山书社，2015：158.
③ 马继兴. 马继兴医学文集（1943～2009）[M]. 北京：中医古籍出版社，2009：497.

但吴球另著有《新刊方脉主意》2卷，刊于嘉靖四年（1525），署名为"丽水后学茭山吴球撰"，书末有李端《赠茭山吴天球诗》。由于丽水有山名茭山，故"茭山"应不是字号，而是指其家乡。吴球可能字天球。

以上资料都未曾提到吴球任医官的事。《新锲太医院鳌头诸症辨疑》标点本整理者认为"至于'太医院''鳌头'等字样，恐为吸引读者之噱头，不能由此认为吴氏曾为太医"①。

十一、徐凤《鼎雕太医院校正徐氏针灸大全》

《鼎雕太医院校正徐氏针灸大全》，明徐凤著，有明万历三十年（1602）书林郑氏宗文堂合刊本，扉页载："官板徐氏针灸，国朝太医院考正，书林宗文堂刊行。"书中有太医院医官龚云林序。另有明万历三十三年（1605）金陵书林唐翀宇刊本，题作《新锲太医院参订徐氏针灸大全》。又有明天启年间金陵三多斋重印本，书名《太医院原本铜人徐氏针灸合刻》，与《铜人腧穴针灸图经》合刻。本书卷1、2为针灸歌赋，卷3为周身穴法歌，卷4为窦氏八法流注，卷5为金针赋及子午流注，卷6为灸法等。

作者徐凤，《古今医史》载："徐凤字廷瑞，信州人。明针灸，著《周身经穴赋》。"②

十二、王大德、王绍南《（新锲太医院秘传妙诀）百发百中百病回春要紧真方》

《（新锲太医院秘传妙诀）百发百中百病回春要紧真方》7卷，存明万历刊本。卷1首页署"太医院医官王大德集著，豫章金绣谷王绍南参阅"。王大德，生平不详。该书卷四首署"豫章乡公王绍南精著"，卷2、3的内容中也曾提到"绍南"名字，故王绍南也是主要作者之一③。

十三、傅绍章《新刻太医院校授丹溪秘藏幼科捷径全书》

《新刻太医院校授丹溪秘藏幼科捷径全书》4卷，题元丹溪朱震亨秘藏，明傅绍章精校，明金陵唐富春刻本。傅绍章，豫章（今江西南昌）人，生平不详。此书内容包括小儿诊察法及常见小儿内科疾病，尤其以惊风、痘疹为主。书中较大部分内容与明万全《片玉痘疹》（一名《痘疹全书》）大致相同。日本学者池田柔行曰："若傅绍章之校刻《丹溪幼科捷径全书·痘疹部》，亦与《痘疹全书》同，则其袭万氏之说、托之丹溪者可知矣。"④

① 吴球. 诸症辨疑[M]//曹洪欣主编. 海外回归中医善本古籍丛书（续·第9册）. 北京：人民卫生出版社，2010：124.

② 王宏翰. 古今医史[M]// 周仲瑛，于文明主编. 中医古籍珍本集成（续·综合卷）. 长沙：湖南科学技术出版社，2014：372.

③ 马继兴. 马继兴医学文集（1943～2009）[M]. 北京：中医古籍出版社. 2009：454.

④ 〔日〕丹波元胤著，郭秀梅、〔日〕冈田研吉整理. 医籍考[M]. 北京：学苑出版社，2007：601-602.

十四、胡濙《卫生易简方》

《卫生易简方》12 卷，成书于 1410 年，胡濙编撰。胡濙（1375—1463），字源洁，号洁庵，武进（今江苏常州）人，于《明史》有传。胡濙为建文二年（1400）进士，历授兵科、户科都给事中、礼部尚书。此书集方丰富，分为诸风、诸寒、诸暑、诸湿等 145 类病证，共 396 方。胡濙任礼部尚书，太医院属于礼部之下，但胡濙并非医官，而是以儒臣身份集方。永乐年间他进献此书并受嘉奖。嘉靖四十一年（1562），皇帝下旨刻印此书，后再着礼部左侍郎兼翰林院学士臣李春芳率太医院医士陈云凤、惠民局大使梁应奎等校正刊刻，并颁行两京和直隶十三省等处。

十五、龚信《太医院补遗医学正传》《古今医鉴》

《太医院补遗医学正传》16 卷，明代龚信著，余应奎补遗，约成书于明万历四年（1576）。龚信，字瑞芝，江西金溪人，曾任职太医院。康熙《金溪县志》卷 6《方技》载："龚信，下渐里（今江西金溪县合市镇龚家村）人，官太医院。尝著《古今医鉴》并《云林医彀》。"① 本书卷 1 为病机要诀，其余 15 卷论述内科杂病以及外、妇产、小儿、五官等科病证。

《古今医鉴》由龚信纂辑，其子龚廷贤续编，原为 8 卷，王肯堂订补，改为 16 卷。其内容首论脉诀、病机、药性、运气等理论，后分论述各科病证，辑集诸家言论，并有个人见解及验案。

方志中提到的另一本著作《云林医彀》，今未见，怀疑是指其子龚廷贤的《云林神彀》。

十六、龚廷贤医书

龚廷贤，字子才，号云林，别号悟真子，江西金溪人，生活于明嘉靖、万历年间。为龚信之子，曾任太医院吏目。康熙《金溪县志》卷 6《方技》载："龚廷贤，字子才，信子。幼颖异，以医世其家。……以己意立方，所活无算，于是名噪中州，尚书某荐为太医院吏目。……所著有《万病回春》等书。子守国，守宁，俱授太医院医官。"②

现存著作有《种杏仙方》《鲁府禁方》《云林神彀》《万病回春》《寿世保元》《济世全书》《小儿推拿方脉活要秘旨全书》等多种。

十七、龚定国《内府秘传经验女科》

《内府秘传经验女科》，又名《云林女科秘方》。书前有王慎德序，其中记载龚秉赤之

语云："此内府秘方，而我先考定国府君枕中物也。"①龚定国，龚廷贤子，其名在《金溪县志》中写作"守国"，曾任太医院医官。此书现存日本元禄二年（1689）刻本，不分卷，共 113 症，76 方。

十八、董宿、方贤《太医院经验奇效良方大全》

《太医院经验奇效良方大全》69 卷，董宿辑，方贤续。董宿，四明（今浙江宁波）人；方贤，归安（今浙江湖州）人。两人均曾任太医院使。《太医院经验奇效良方大全》成书于明成化六年（1470），次年由太医院刊刻，存数种明刻本。书前有商辂序说："乃者太医院判方贤，以医书一集见示，曰：此前院使董宿所辑，贤续而成之者……间得御医杨文翰相与重加订正……"②可见该书有多位太医参与编订。

十九、余应奎《（太医院补遗）本草歌诀雷公炮制》

《（太医院补遗）本草歌诀雷公炮制》8 卷，题为"上饶泸东余应奎补遗"。余应奎，字泸东，上饶（今江西上饶）人。书存明书林陈乔刻本。全书为双层楼版式，分金石、草、木、人、兽、禽、虫鱼、果、米谷、菜 10 部，上栏为《药性诗歌》，介绍药物 822 味；下栏介绍药物 972 味的性味、主治、功效、出产等。

二十、薛铠、薛己《薛氏医案》

薛铠，字良武，明代御医，江苏吴县（今江苏苏州）人，去世后因其子而获追赠院使。其子薛己（1487—1559），字新甫，号立斋，曾任南京太医院院使。二者所辑校的《薛氏医案》有诸多版本，《四库全书》所收为 78 卷本。《四库全书总目提要》说：

"是书凡十六种。己所自著者为《外科枢要》四卷，《原机启微》三卷，《内科摘要》二卷，《女科撮要》二卷，《疬疡机要》三卷，《正体类要》二卷，《保婴粹要》一卷，《口齿类要》一卷，《保婴金镜录》一卷。其订定旧本附以己说者，为陈自明《妇人良方》二十四卷，《外科精要》三卷，王纶《明医杂著》六卷，钱乙《小儿真诀》四卷，陈文中《小儿痘疹方》一卷，杜本《伤寒金镜录》一卷，及其父铠《保婴撮要》二十卷。初刻于秀水沈氏，版已残阙。天启丁卯（1627），朱明为重刊之。……世所行者别有一本，益以《十四经发挥》诸书，实非己所著，亦非己所校，盖坊贾务新耳目，滥为增入。"③

其中各种分册刊行时多冠以"太医院"开头。如《伤寒金镜录》的一种刻本名《太医

① 龚定国. 内府秘传经验女科[M]//郑金生主编. 海外回归中医善本古籍丛书（第 6 册）. 北京：人民卫生出版社，2003：569.

② 方贤. 奇效良方（上）[M]. 北京：商务印书馆，1959：1.

③ 永瑢等. 四库全书总目提要（第 20 册）[M]. 万有文库本. 上海：商务印书馆，1940：13-14.

院御纂金镜录》，现存嘉庆二十二年（1817）宏道堂藏板。书前"总论"说："余于正德戊辰（1508）间……偶于南雍得《金镜录》……故余并刊于官舍。"①南雍指南京国子监。《妇人良方》的刻本则名为《太医院补注妇人良方大全》，余多类此。

二十一、祝大年等《医学集览》

万历十八年（1590），吏部郎詹景凤（字东图）出掌南京太医院，见原库藏医籍教本十二编，"岁久板多缺失，字磨灭者十之四"，于是"简医士得祝大年、张三锡，令借善本订校而正其讹字，补其板之缺失者，与其磨灭之不可读者。工甫完而印布诸局"。万历三十一年（1603），萧瑞麟任事南京太医院，"睹署中所藏方书十二种，往为东图詹公校行于世。今其书具在，残缺有间矣。爰命医士祝大年、王嘉征等厘缉之，以授剞劂，而弁之曰《医学集览》"。②

该丛书选编医书 12 种。丛书正文前"总目次"中对每书均作提要并述编排理由。第一编为元滑寿《难经本义》2 卷 2 册，称"《难经》出秦越人，滑伯仁为作《本义》，词理条晰，医家宗旨竟是矣。故首列焉"，卷首署作"许昌滑寿伯仁著，吴郡薛己新甫校刊"。第二编为元戴起宗《脉诀刊误》1 卷 2 册，卷首署作"龙兴路儒学教授戴起宗同父著，南京太医院院判薛己新甫校刊"。第三编为元滑寿《十四经络发挥》3 卷 1 册，卷首署作"许昌撄宁生滑寿伯仁著，长洲会仁薛铠良武校刊"。第四编为元敖氏《敖氏伤寒金镜录》1 卷 1 册，薛己作有"伤寒金镜录"序。第五编为元马宗素《伤寒钤法》1 卷 1 册，无序言、卷首题署。第六编为明倪维德《原机启微》2 卷 2 册，卷首署作"吴郡倪维德仲贤著，后学薛己新甫板刊"。第七编为明薛己《原机启微附录》1 卷 1 册，卷首署"后学薛己新甫编"。第八编为明薛己《外科发挥》8 卷 4 册，卷首署"吴郡薛己新甫著"。第九编为明薛己《外科心法》7 卷 4 册，卷首署"吴郡薛己新甫集"。第十编为明薛己《外科经验方》1 卷 1 册。第十一编为明陶华《痈疽神秘验方》1 卷 1 册，卷首署作"余杭节庵陶华编集，吴郡立斋薛己校补"。第十二编为元胡元庆《痈疽神秘灸经》1 卷 1 册，卷首署作"元鹤溪胡元庆著，吴郡立斋薛己校补"。

《医学集览》所收 12 种医书，虽经祝大年、张三锡、王嘉征等人校定厘正，但从这些选本的卷首署名来看，系太医院院判薛己及其父薛铠具体操办刊刻的。本丛书在明代殷仲春的《医藏书目》中称为《太医院医书十种》，原因是将薛己的《原机启微附录》和《外科经验方》作为附录对待，不计种数。

祝大年，生平不详，除校正此丛书外，还曾与孟继孔校正《补要袖珍小儿方论》十卷。

二十二、张三锡《医学六要》

张三锡，字叔承，号嗣泉，原为盱江（今属江西）人，后居南京。著成《医学六要》，

---

① 杜本. 太医院御纂金镜录[M]. 出版地不详：宏道堂，嘉庆二十二年（1817）：2.

② 郑金生主编. 海外中医珍善本古籍丛刊[M]. 第 374 册. 北京：中华书局，2016：59-87.

其中包括《四诊法》《经络考》《病机部》《治法汇》《本草选》《运气略》；另著有《脉经辑要》一书。

张三锡参与校定《医学集览》时的身份为"医士"。而《医学六要》有万历己酉年（1609）王肯堂序，其中提到"游白下，获偶医曹张叔承氏"①。"医曹"为古代医官的称谓，这也证明张三锡曾任职南京太医院。《医学六要》在明崇祯年间由其孙辈重订，一为太医院医士张维藩，一为圣济殿承德郎上林苑监丞管院判事张维翰，可见其后人仍一直在太医院供职。

二十三、刘文泰等《本草品汇精要》

《本草品汇精要》，42 卷，目录 1 卷，明刘文泰等旨编修。该书在宋代《证类本草》的基础上删繁补缺，并附工笔重彩图绘 1358 幅，有 366 幅药图为新增，明弘治十八年（1505）定稿。书前冠明孝宗皇帝序，有刘文泰等上表及纂修官员职名表。其中"奉命纂修《本草品汇精要》官员职名"名录如下：

总督：司设监太监张瑜

提调：中议大夫赞治尹通政使司右通政掌太医院事施钦、中宪大夫通政使司右通政同掌太医院事王玉

总裁：承德郎太医院院判刘文泰、承德郎太医院院判王槃、修职郎太医院御医高廷和

副总裁：太医院冠带医士崔鼎仪、太医院医士卢志、太医院冠带医士唐钛

纂修：太医院冠带医士徐镇、太医院冠带医士夏英、太医院医士钱宙、太医院冠带医士徐浦、太医院冠带医士徐昊、太医院冠带医士吴钱、太医院冠带医士郑通、中书科儒士王珑、太医院医士刘翚、太医院冠带医士张铎

催纂：承德郎太医院院判张纶、承德郎太医院院判方叔和、承德郎太医院院判钱钝

誊录：中书科冠带儒士吉庆、中书科冠带儒士周时敕、中书科儒士姜承儒、中书科儒士仰仲瞻、太医院医士吴恩、太医院医士祝寿、太医院医士王棠、太医院医士方荣、太医院医士祝恩、太医院冠带儒士王宜寿、太医院医士戴仲绅、太医院冠带医士何祥、太医院冠带医士李润、中书科冠带儒士练元献

验药形质：奉议大夫通政使司右参议丘钰、奉议大夫太医院院使李宗周、修职郎太医院御医施鉴、修职郎太医院御医刘珍、太医院惠民药局副使杨恒

《本草品汇精要》完成后并未刊刻，明清时期仅以抄本流传，至民国方正式出版。

二十四、徐用宣、庄应祺《补要袖珍小儿方论》

《补要袖珍小儿方论》，徐用宣原著，庄应祺编，有明万历二年甲戌年（1574）太医院校刻本。徐用宣，衢州府（今浙江衢州）人，生平不详，所著《袖珍小儿方论》成书于明永乐乙酉年（1405）。庄应祺，常州（今江苏常州）人，生平不详，曾任太医院吏目，万

---

① 张三锡. 医学六要[M]. 上海：上海科学技术出版社，2005：王肯堂序.

历甲戌（1574）年取前书加以增补，成为《补要袖珍小儿方论》10卷，同年由太医院校刻。书前有李棠序，指出徐用宣之书原名《类纂方论》，后由官员钱江楼刊刻时取名为《袖珍小儿方论》，并说："公（指钱江楼）杭之世医钱氏小儿之裔，以太医院医士登科第，历任都宪致仕，最精于幼科……赣州徐氏出钱氏之门，源流一派，得其宗旨……徐用宣本刻于永乐乙酉，钱公刻于嘉靖壬辰，又至今四十余年矣……于是札付太医院，选取吏目庄应祺，督同医士祝大年、孟继孔细加校正，以各书方论有资于各证治者，补要于各证治方论之后。"①序后还附有检阅吏目名字，为"医官姚坎、梅守信"。

二十五、龚居中医书

龚居中，生卒年不详，字应圆，别号如虚子，江西金溪人，生活于万历、崇祯年间。曾任太医院医官。著作有《太医院秘传明医斟酌红炉点雪》（一名《痰火点雪》）、《神寿丹书》（又名《万寿丹书》，现存明代刊本）、《（新刊太医院校正）小儿痘疹医镜》《太医院手授经验百效内科全书》《外科百效全书》《女科百效全书》《幼科百效全书》《福寿丹书》。各书署名多有"太医院"字样，如《痰火点雪》为"太医院金溪应圆龚居中辑"，《女科百效全书》为"太医院医官云林龚居中编辑"等。

二十六、芮经、纪梦德《新刻太医院发刻医家必究杏苑生春》

《新刻太医院发刻医家必究杏苑生春》8卷，芮经著，纪梦德编，龚廷贤校正。成书于明万历三十八年（1610）。芮经，朔方（今宁夏灵武）人，曾任太医院医正。纪梦德，秣陵（今江苏南京）人。芮经著《杏苑生春》初稿，后纪梦德加以增补，书中署"太医院史[使]绍庄徐文元发刻，医正活溪芮经汇集，秣陵后学文麓纪梦德次编，太医院官云林龚廷贤校正，金陵书坊蒋氏石渠阁梓"②。本书卷1、卷2为医理医论，包括阴阳五行、病因病机、脏腑经穴、脉证诊治、制方之法等；卷3至卷8分述内、外、妇、儿、眼耳鼻喉等诸科常见病105种病证之理法方药。

二十七、徐春甫医书

徐春甫（1520—1596），字汝元，号东皋，又号思敏、思鹤，安徽祁门人。曾任太医院吏目。著有《古今医统大全》《医学指南捷径六书》。《古今医统大全》沈一贯序说："徐君新安人，名春甫。今为太医之官，太师成国朱公客之，公卿皆名其术。"③《医学指南捷径六书》一名《医学入门捷径六书》，含《内经正脉》《雷公四要纲领发微》《病机药性歌赋》《诸症要方歌括》《二

① 庄应祺. 补要袖珍小儿方论[M]. 北京：中国中医药出版社，2015：李棠序.

② 芮经，纪梦德. 杏苑生春[M]. 北京：中国中医药出版社，2015：2.

③ 徐春甫. 古今医统大全（上）[M]. 合肥：安徽科学技术出版社，1995：4.

十四方》《评秘济世三十六方》。另外徐春甫还辑有《一体堂宅仁医会录》，该会是当时的医学学术团体，成员中包括有太医院院使钱增、蔡文亨，南京太医院院判徐同，太医院御医贾艺，太医院吏目徐春甫、陈交、吴世金，太医官医官茹云，太医院冠带医士顾胤祥。①

二十八、熊宗立注《新刊太医院校正图注指南王叔和脉诀》

熊宗立（1409—1482），字道宗，号道轩，别号勿听子，福建建阳人。精医学，也从事刻书，但未闻有太医院经历。他撰注《新刊太医院校正图注指南王叔和脉诀》4卷，由其后人福建建阳种德堂熊冲宇所刻，吴文炳校。存明万历刻本。《古今医史》载："熊宗立，字道轩，号勿听子。建阳人。成化时从刘剡学，兼通阴阳卜筮之术。注《难经》及《脉诀》，撰《药性赋补遗》，集《妇人良方》，编钱氏小儿方论，梓行于世。"②

二十九、张世贤《新刊太医院校正图注指南八十一难经》

《新刊太医院校正图注指南八十一难经》4卷，张世贤著。张世贤，四明（今浙江宁波）人，未闻有太医院经历。此书由吴文炳校，福建建阳种德堂熊冲宇刻于明万历时。本书与《新刊太医院校正图注指南王叔和脉诀》虽然打着"太医院"之号，但看不出与太医院有何关系。

三十、傅懋光《医学疑问》《医学集要经验良方》

《医学疑问》1卷，傅懋光撰，刊于万历四十五年（1617年）。傅懋光（约1573—1644），字玉梁，会稽（今浙江绍兴）人。初习举业，后弃儒习医。万历三十五年（1607）经礼部考核，授以太医院吏目，兼任教习官。崇祯八年（1635年）官至太常寺卿、掌太医院事院使。

万历四十五年（1617），朝鲜内医院教习官御医崔顺立等来朝，请求明太医院解答医学疑义，礼部拟："查得御医傅懋光，原系教习官，堪充正教。又据太医院开送四员，内朱尚约、杨嘉祚贰员，堪与原教习赵宗智等副教。如支如升、钱国祚，或备轮流质论。"③傅懋光后将问答内容整理成《医学疑问》。

《医学集要经验良方》存明代建阳书林陈国旺刊本，书前有崇祯丁丑（1637）刘孔敬序，称赞傅懋光说："傅君嗣丹溪美业者也，窃见其揣本求源，援微洞隐，□之张医圣，何以加焉。"④卷首署为"北太医院使会稽傅懋光玉梁集"。该书8卷，为综合性医书，内容包括基本理论、临证各科、药物、方剂、养生、导引、针灸等，多摘引前人之论。

① 徐春甫. 古今医统大全（下）[M]. 合肥：安徽科学技术出版社，1995：1184-1185.
② 王宏翰. 古今医史[M]// 周仲瑛，于文明主编. 中医古籍珍本集成（续·综合卷）. 长沙：湖南科学技术出版社，2014：373-374.
③ 傅懋光. 医学疑问[M]//郑金生主编. 海外回归中医善本古籍丛书（第12册）. 北京：人民卫生出版社，2003：533.
④ 郑金生主编. 海外中医珍善本古籍丛刊[M]. 第168册. 北京：中华书局，2016：344-345.

傅懋光另撰有《医宗正脉》5 卷，已佚。

三十一、杨继洲《针灸大成》

《针灸大成》，杨继洲著。杨继洲（约 1522—1620），名济时，以字行，三衢（今浙江衢州）人，世代为医。其祖父与父亲都是太医院医官。杨继洲著作原名《卫生针灸玄机秘要》，有王国光序说："三衢杨子继洲，幼业举子，博学绩文，一再厄于有司，遂弃其业，业医。医，固其世家也。祖、父官太医，授有真秘，纂修集验医方进呈，上命镌行天下。且多蓄贮古医家抄籍，杨子取而读之，积有岁年，寒暑不辍，悼然有悟。复虑诸家书弗会于一，乃参合指归，汇同考异，手自编摩。凡针药调摄之法，分图析类，为'天''地''人'卷，题曰《玄机秘要》，诚稽此而医道指掌矣。世宗朝，命大宗伯试异选，侍内廷，功绩懋著。"①后赵文炳加以增补刊行时，取名为《针灸大成》。

三十二、凌云与《凌门传授铜人指穴》

《凌门传授铜人指穴》一册，不著撰人，原系抄本，现代有刊行本。据分析此抄本的时间为康熙以前，可能与凌云有关②。凌云，字汉章，归安（今浙江湖州）人，《明史》有传："孝宗闻云名，召至京，命太医官出铜人，蔽以衣而试之，所刺无不中，乃授御医。"③后世有不少抄本著作托名凌云著。

三十三、盛寅《医经秘旨》

《医经秘旨》，盛寅著，成书于明永乐十六年（1418）。盛寅（1375—1441），字启东，吴江（今属江苏苏州）人。永乐初，授医学正科，后授御医之职。著有《医林黄冶》《伤寒六经辨证》，已佚。《医经秘旨》2 卷，出现于民国时期，裘吉生记载："《医经秘旨》二卷，明姑苏盛启东先生笔记，……六年前扬州徐石生君价让于裘君吉生。"④但此书内容与清代江之兰的《医津一筏》内容相近，研究者认为可能为后人伪托⑤。

三十四、涂绅《鼎锲太医院颁行内外诸科方论百代医宗》

《鼎锲太医院颁行内外诸科方论百代医宗》10 卷，简称《百代医宗》，署名"太医院医

① 杨继洲. 针灸大成[M]. 太原：山西科学技术出版社，2017：1.
② 李鸿涛，张华敏主编. 孤本医籍叙录集[M]. 北京：中医古籍出版社，2016：1003.
③ 张廷玉. 明史（第 6 册）[M]. 长沙：岳麓书社，1996：4350.
④ 裘庆元. 三三医书[M]. 北京：中国中医药出版社，2012：65.
⑤ 吴锦洪. 《医津一筏》与《医经秘旨》[J]. 安徽中医学院学报，1992，11（1）：56-58.

官金溪省吾涂绅著，振吾张文英参订"。涂绅，字省吾，金溪（今江西抚州金溪县）人。生平不详，曾任太医院医官。书存明万历刻本，有张应试序，称："云林涂君世业卢扁，取古今名医书无所不读。其回疴起痼，运用之妙，在乎一心，不泥于一方，不胶于一见。以故赖以全活者如云如雨，足迹所到，咸称为有脚阳春。余忝厕国医，涂君每过我质证，相视而笑，莫逆于心者有年。"并称赞此书为"医学之指南，百代之宗主"①。

三十五、万宁《万氏医贯》

《万氏医贯》3 卷，万宁撰，隆庆元年（1567）成书。万宁，字咸邦，湖北黄冈人。书前有序说："宁受庭训历医，相传五代矣……恭逢文宗薛老先生临荆州，持衡人才，拔荐多士，乃以宁姓名题表上达……君命煌煌，钦召微贱入宫听用……准为御前侍直医，食六品俸职。"至嘉靖甲子（1564）岁，内宫皇妃甘娘娘花朝飞熊投怀。……忽至端午节，甘娘娘与宫娥步金桥，戏龙舟，触动娠胎下坠，匿情旷奏，归咎于医。龙颜大怒，不分皂白，太医院一概着六部九卿治罪，首事者取斩，值班者取绞，余皆流徙。宁亦在其中，杖徙于广西梧州。"数年后万宁被诏回，后任太医院使，著《万氏医贯》，其自序的落款是"现任太医院院使，掌印院务事，食四品服俸加一级，前御前侍直御医，食六品俸，国子监监生，湖广黄州府冈县，九十三岁万咸邦宁撰"②。

此书为儿科专著，前 2 卷列述胎原、初生诸病及五脏主病、兼证等，各病之后多附作者治案，卷 3 为方剂，多家传效方。现存多种晚清及民国刻本。多种书目载本书作者名字为万宁，字咸邦，但也有说法称其姓名为万咸，字邦宁。有学者研究认为，序中所说的故事于史无征，且本书内容前 2 卷基本同于明代万全的《万氏家传幼科发挥》，第 3 卷也主要依据万全其他著作整合而成，故当为伪书。不过万全正好有一个儿子名为"邦宁"，未知与此书作者有否关系③。

三十六、吴子扬《（新刻）太医院著订小儿痘疹要诀题评》

《（新刻）太医院著订小儿痘疹要诀题评》4 卷，简称《痘疹要诀》，成书于万历三十九年（1611），吴子扬著。吴子扬，字居敬，号东园，茂林都（今安徽泾县）人，精于痘科。《泾县志》卷 20《人物·艺术》中有传云："吴子扬字居敬，号东园，茂林都人。资性淳明，少多疾，厌举子业，从事心学。尝游南野龙溪之门，喜吟咏，工图画，有诗集、梅谱各数卷。尤精医，而于痘科最精，立判生死，求者应之无难色。所著书凡三刻：初《痘症要诀》，次《蠢子录》，晚订《痘症撮要》。王宇泰序之曰：'东园往来吴、楚、闽、粤间，人称为神。其书虽专主痘症，而实参《内经》《伤寒》诸论，贯而通焉。余《证治准绳》之刻，多用

① 涂绅. 百代医宗[M]. 据万历丁未（1607）太业堂本影印. 北京：中医古籍出版社，1993：张应试序.

② 万宁. 万氏医贯[M]//曹炳章. 中国医学大成续集（校勘影印本·第 38 册）. 上海：上海科学技术出版社，2000：7-15.

③〔德〕Barbara，Volkmar.《万氏医贯》与《万氏家传幼科发挥》源同名异考[J]. 南京中医药大学学报（社会科学版），2000，2（2）：86-88.

其言.'又张介宾《景岳全书》亦多采其说。他如言痘症之书主之者，不下数十家。"①《(新刻)太医院著订小儿痘疹要诀题评》现存明刻本。全书4卷，分为天、地、人、和4集。为二层楼本，上层系对下层正文的小字评注。

三十七、吴绶《伤寒蕴要全书》

《伤寒蕴要全书》4卷，吴绶撰，成书于明弘治十八年（1505）。吴绶，钱塘（今浙江杭州）人，曾任太医院院判。全书内容以伤寒为主，采辑后世医家之论及验方，并注重画图说明。一些书目载吴绶为元代人，如《历代伤寒书目考》将此书放在元朝著作中②，但此书序言作于明弘治十八年（1505），作者自序说："予医业始于鼻祖吴仁斋，至父仕宗三世也。……举为医学正科，未几召入太医院，选进御药垣供事，日近圣天子清光，以图报称于万一。及侍春宫进药，颇为效劳，历升御医、院判……"③《明孝宗实录》中也有吴绶考进御药房的记载。

三十八、钱雷《脏腑证治图说人镜经》

《脏腑证治图说人镜经》2卷，钱雷撰。钱雷，字豫斋，四明（今浙江宁波）人。他在前人基础上，于万历丙午年（1606）整理成此书，并增补附录2卷。王重民认为："余按以全书，及洪启睿序，盖即钱雷所自撰。"④钱雷非太医，但自序后有"男太医院医士钱选、孙钱世忠同辑"字样。钱选生平不详。

三十九、吴文炳《军门秘传·太医院纂急救仙方》

现存《军门秘传·太医院纂急救仙方》是两种书合刻本，出版年月不详。二层楼版式，上层首卷为《太医院纂急救仙方》，后有《纂急太医急救良方》2卷与《纂急太医外科奇方》。吴文炳，字绍轩，盱江（今江西南城）人。吴文炳校订刻书颇多，但未见有太医经历。此《太医院纂急救仙方》的主要内容，据考大多数是辑自前人著作，研究者认为其是"以太医院的名义出版医学普及书"⑤。

四十、王宗显《新刻太医院订正鳌头医方捷径》

《新刻太医院订正鳌头医方捷径》2卷，一名《医方捷径》，有明万历二十八年（1600）

① 李德淦主修；洪亮吉总纂. 泾县志（下）[M]. 合肥：黄山书社，2008：916.
② 何廉臣. 增订俗伤寒论[M]. 福州：福建科学技术出版社，2015：511.
③ 〔日〕丹波元胤. 中国医籍考[M]. 北京：人民卫生出版社，1983：433.
④ 王重民. 中国善本书提要[M]. 上海：上海古籍出版社，1983：268.
⑤ 吴文炳. 军门秘传[M]//郑金生主编. 海外回归中医善本古籍丛书（第12册）. 北京：人民卫生出版社，2003：300.

闽建方瑞泉刻本。而明秀峰余良史刻本题名则作《新刻太医院订正鳌头医方捷径》。作者署名"怀阴道者王宗显"。王宗显,生平不详。《古今医史》载:"王宗显,淮阴人,著《医方捷径》4卷,此书便初学乡医。"① "淮阴"当作"淮阴",与前"怀阴"音同,当指其籍贯。

《医方捷径》书中引用了胡滢《卫生易简方》的序,故成书应在正德以后。余秀峰是当时著名的刻书者,所刻书多在嘉靖后期至万历初年。虽然没有资料表明王宗显曾效力太医院,但他的著作后来被罗必炜采用,此刻本应是得到太医院认可而刻行的。

四十一、罗必炜校正《太医院增补青囊药性赋直解》《太医院增补医方捷径》《医门初学万金一统要诀》

罗必炜是朱儒《太医院志》的参校者。署其所校的医书还有《太医院增补青囊药性赋直解》《太医院增补医方捷径》各2卷,在明代均广为流行,版本颇多。

《太医院增补青囊药性赋直解》有明闽建书林余庆堂刻本,另有明闽建书林黄灿宇刻本,题名为《鼎刻京板太医院校正分类青囊药性赋》,内容包括药性赋、诸品药性主治指掌、用药法象、药性升降浮沉法、诸脏五欲、诸脏五苦、五气凑五脏例、五行五气五味走五脏主禁例、五脏补泻主治例、诸药泻诸经之火邪、诸药相反、四时用药法、用药丸散等。

《太医院增补医方捷径》也有药性赋、诸品药性赋各一篇,另有增补分门编类药性,分述药物功效和药物炮制法。在内容方面,很多采自王宗显的《医方捷径》,但没有收该书中的药性部分内容。有明嘉靖刻本等版本。此外也有本书与前书合编成一册的版本,名为《医方药性合编》,题为"太医院原本,罗必炜参订",有明末太和堂刻本等。

《医门初学万金一统要诀》10卷,是《青囊药性赋》《医方捷径》和另一册《四言举要》的合刊本,又名《新增医方药性捷径合编》,主要有清刻本。

四十二、杨丽泉、黄惟亮《医林统要全书》

《医林统要全书》4卷,各卷名称不同,卷1首页作《太医院增补捷法医林统要外科方论大全》,署名为"四知馆杨丽泉绣梓";卷2、3首页作《(新刊)医林统要捷法通玄方论》,卷4首页作《(新刊)医林统要秘传海上仙方通玄论》,此三卷署名为"新安休邑黄惟亮"。现存万历己酉年(1609)刊本,有整理点校本。杨丽泉是明代中期著名的刻书家。黄惟亮,字西丘,新安休邑(今安徽黄山市休宁县)人,生平不详。

有研究者考证认为此书的惟一作者应为黄惟亮,卷1的书名是将"通玄"剜改为"外科"②。即认为全书4卷是一个整体。但实际上,卷1与后3卷来源应不同。首先看黄惟亮的署名,前面没有太医院医官衔,应该不是医官,所以后三卷题名也无"太医院"三字。其

① 王宏翰. 古今医史[M]// 周仲瑛, 于文明主编. 中医古籍珍本集成(续·综合卷). 长沙: 湖南科学技术出版社, 2014: 371.

② 马继兴. 马继兴医学文集(1943~2009)[M]. 北京: 中医古籍出版社, 2009: 457.

次，此书卷 3 中的《秘传小儿痘疹经验良方》有一篇小序，称"予因视亲游宦，传得《小儿痘疹一宗方诀》，累试累验……因捡元传《小儿痘疹形症一宗方》，同医官余提领补①考药品，发心盟天，印施此方……大同府奉钦差巡抚都察院右副都御史李钧旨，当职传得《痘疹一方》，至简至易，屡试屡验，万中不损一人，故使出传四方，刊印数千张，贴于通都大邑……"②整理本认为这段话是黄惟亮所作。但经对照，这篇序亦见于明初徐用宣著、万历初庄应祺增补的《补要袖珍小儿方论》，其中提到"提领"，是明初医官名，故此段的作者，前面应是徐用宣；后面提到的"钦差巡抚都察院右副都御史李"，可能指李秉，成化时任此职。

其三，卷 1 中方药内容占较大篇幅，从《本书引序》起，到最后《类集杂方》，基本都来自王宗显《新刻太医院订正鳌头医方捷径》一书。综上，此卷并不是黄惟亮所著，或黄氏曾有原本，但经杨丽泉从太医院刊刻医书中辑集增添了不少内容而成，所以书名加上"太医院"三字并另署杨名。

四十三、张国泰《（新刊）太医院校正外科集要》

《（新刊）太医院校正外科集要》3 卷，存明刻本。此书署"吉州儒医张国泰选辑，闽西园堂余云坡绣梓"，作者张国泰，吉州（今江西吉安）人，生平不详。西园堂是建阳书坊，余云坡刻书多在万历时期。此书实际是综合性著作，包括内科、妇科和儿科，但无外科，据研究认为"外科"二字系剜补而成③。此书是否经太医院医官校正亦不可考。

四十四、谢毓秀《（太医院校正）回生明论医方》

《（太医院校正）回生明论医方》8 卷，成书于 1596 年。"（太医院校正）回生明论医方"为封面名称，序言为"新锲鳌头回生达宝秘传明论医方引"，正文部分首页则为"新锲千选回生达宝秘传明论医方"。书版式为双层楼，上层较多医论，下层为各科病证。作者谢毓秀，字杏村，福建邵武人，并非医官。书前自序中说他出身为医学世家，先人有著书之愿而未果，"余家祖世儒医……余既袭祖术，又授业于岚溪公之门，何可以不继其志？故辄自暇日，以口传心授之源，及余心领神悟之真，得以录之。又恳求华亭君校正，暨仰止君增论之。"书中正文首页署名为"闽邵武杏村谢毓秀编集，太医院华亭薛文宗校正，后学儒仰止余象斗增论"④。

四十五、郑宁《太医院捷效经验单方》

《太医院捷效经验单方》1 卷，郑宁著。郑宁，一名康宁，字七潭，歙北（今安徽歙县）

① 补，在整理本中作"袖"字，不通，此据《补要袖珍小儿方论》改，并重加标点。
② 黄惟亮. 医林统要捷法通玄方论[M]//郑金生主编. 海外回归中医善本古籍丛书(第 6 册). 北京：人民卫生出版社，2003：244-245.
③ 马继兴. 马继兴医学文集（1943～2009）[M]. 北京：中医古籍出版社，2009：461.
④ 谢毓秀. 回生明论医方[M]//曹洪欣主编. 珍版海外回归中医古籍丛书（第 10 册）. 北京：人民卫生出版社，2008：214-215，229.

人。著有《新刊药性要略大全》10卷，明嘉靖二十四年（1545）刊，《太医院捷效经验单方》附于此书之后。《新刊药性要略大全》江廷显序说："七潭先生曰：予家世忝科名，祖、父、伯、侄皆以明经扬于世。予虽不能继先志，而为君子所不为，焉得无内愧于心乎？"①其《太医院捷效经验单方》卷前说："旧在各品药性下，今七潭子另集为一册，以便观览。"②故此书相当于《新刊药性要略大全》的附方。但未见交待药方来源与"太医院"有何关系。

四十六、寇平《太医院真传小儿方全幼心鉴》

《太医院真传小儿方全幼心鉴》8卷，寇平著。寇平，字衡美，嵩阳（今河南登封）人，生平不详。又名《全幼心鉴》，有明成化四年（1468）本，为4卷。《太医院真传小儿方全幼心鉴》刊于嘉靖二十八年（1549），内容与成化本基本相同，但作者刻作"高阳寇平"③。书中有寇平自序，并没有提到供职于太医院。

四十七、朱儒《太医院纂集医教立命元龟》

《太医院纂集医教立命元龟》7卷，朱儒著。朱儒，秀水（今浙江嘉兴）人。书存明万历十八年（1590）福建建阳潭城书林余成章刻本。书前有吉州（今江西吉安）人习孔教序。

四十八、朱儒《太医院志》

《太医院志》一卷，朱儒著，罗必炜参，罗成名校。刊刻于万历丙辰年（1616）。

四十九、王琠《意庵医案》

王琠，安徽祁门人，字邦贡，号意庵。于明嘉靖年间游京师，嘉靖二十九年（1550）治疗太子腿病，获授太医院官，直圣济殿事，加授登仕郎。著有《医学碎金》《意庵医案》。前者未见传本，后者存手抄本，现代有整理校注本。书中收录医案 84 则，所治者包括曾任内阁首辅的方献夫（号西樵）、夏言（号桂洲）等名臣。④

五十、陆彦功《新编伤寒类证便览》

陆彦功，明代中期安徽歙县人。其家世代业医，开设有著名药号保元堂。康熙《徽州

---

① 郑宁. 新刊药性要略大全[M]. 北京：中国中医药出版社，2015：药性要略序之 1-2.
② 郑宁. 新刊药性要略大全[M]. 北京：中国中医药出版社，2015：215.
③ 寇平. 全幼心鉴[M]. 北京：中国中医药出版社，2015：558.
④ 王意庵著，张金鼎，曹鸿云校注. 意庵医案校注[M]. 南京：江苏科学技术出版社，1986：11-12.

府志》有陆彦功传，称他"治疾辄效，成化中召入太医院。中宫疾，服其药即愈，赐冠带膳帛，以母丧归。弘治中再召，老不能赴……著有《伤寒便览》"。①

《伤寒便览》全名为《新编伤寒类证便览》，成书于弘治己未年（1499）。明洪武时医家黄仲理作有《伤寒类证》，陆彦功的父亲陆晓山曾对该书加以整理，陆彦功在父稿的基础上，采诸家学说及经验药方补遗而成此书。存明代保和堂刻本。全书卷首1卷，题名又作《新编伤寒类证便览》，有六经病证运气图十三幅及辨六经传变等内容；正文10卷，有辨仲景脉法、论六经病治法及各证分门；附药方1卷。

明代太医院还曾刊刻过不少前代医书，如明初刊刻元代罗天益《卫生宝鉴》，有明太医院院使韩公茂序。明代太医院医官顾定芳（1489—1554）刊刻过宋代张杲《医说》和唐代王冰《重广补注黄帝内经素问》等，后者即《素问》版本中著名的顾从德本，顾从德为顾定芳次子。

此外，明代会稽（今浙江绍兴）人马莳著有《黄帝内经素问注证发微》与《黄帝内经灵枢注证发微》，二书存明万历宝命堂刻本，卷端均有"大明太医院正文 会稽庠生玄台子马莳仲化注证"的字样，由此，后世多称马莳曾任职太医院。但无论是朱儒《太医院志》，还是其他史书所记载的太医院官制，均无"太医院正文"这一官称。《黄帝内经素问注证发微》有马莳之舅王元敬所作的序，其中说："吾甥马子，少游诸生间，久踬场屋。患弱疾，从季父刺史白峰君命更医，医更精也，名益藉藉闻诸侯矣。"②并没有提到他进太医院的事。康熙《浙江通志》有马莳传，也没有相关记载。另外，如果"太医院正文"是官称，已出仕一般不会再称自己为"庠生"。所以，"大明太医院正文"应该不是官名，是指他采用太医院刊行的《素问》《灵枢》正文，在此基础上"注证"，以示所用底本的权威性。因此，马莳不是太医院医官。同时也说明，明太医院曾发行过《灵枢经》。

前面提到医官顾定芳之子顾从德在嘉靖年间刊刻过《素问》，但未闻他曾刊行《灵枢》。不过现存《灵枢》中有一种明代无名氏本，日本森立之称"今行《灵枢》，惟此本为最善"，属于翻刻宋本而来，钱超尘认为其说可从③。另有学者指出，从内容来看马莳的《黄帝内经灵枢注证发微》所用的《灵枢经》底本应是南宋史崧的24卷本④。有可能这个较为精良的无名氏本就是明太医院翻刻的。马莳强调他的著作中的《内经》经文均来自官方刊行本，所以写上"大明太医院正文"字样。

本节所列主要是现尚有传本的著作。其他据传由太医院医官所著，但已佚失的著作尚有不少。如明景泰时太医院判徐彪，著有《伤寒纂例》《本草证治辨明》《论咳嗽条》⑤；明嘉靖时太医院医官吕夔曾著《经络详据》《运气发挥》《脉理明辨》，其孙吕应钟亦曾任太医院吏目，著有《葆元行览》《世效单方》等⑥。这些书均佚，不一一具录。

① 丁廷楗修，赵吉士纂. 徽州府志[M]. 中国方志丛书（华中地方·第237号）. 台北：成文出版社，1975：2252.

② 马莳. 黄帝内经素问注证发微[M]. 北京：科学技术文献出版社，1999：4.

③ 钱超尘. 中国医史人物考[M]. 上海：上海科学技术出版社，2016：238.

④ 王静波. 中医历代名家学术研究丛书·马莳[M]. 北京：中国中医药出版社，2017：23.

⑤ 郭霭春. 中国分省医籍考（上）[M]. 天津：天津科学技术出版社，1984：504.

⑥ 俞志高. 吴中名医录[M]. 南京：江苏科学技术出版社，1993：86.

🏵 第二节 清代太医院相关著述 🏵

清代康熙、乾隆二帝都有命太医院编修医书的诏令。康熙二十四年（1685）四月辛丑，康熙帝曾有上谕说："上谕太医院：朕研究经史之余，披阅诸子百家，至《黄帝素问》《内经》诸篇，观其义蕴，实有恻隐之心，民生疾苦无不洞瞩。其后历代医家虽多著述，各执己见。若《难经》及痘症诸书，未能精思极论，文义亦未贯通。朕甚惜之。当兹海宇升平，正宜怀保吾民，跻春台而登寿域。尔等可取医林载籍，酌古准今，博采群言，折衷定论，勒成一书，以垂永久，副朕轸恤元元至意。"①乾隆帝则于乾隆四年（1739）十一月十七日谕太医院："尔等衙门该修医书，以正医学。"②后者即《医宗金鉴》的编撰动因。

清代内府刻书非常多，但注明太医院所刻的并不多。在编修医书方面，影响最大的是《医宗金鉴》，也有一些据载经太医院编集或订正的方药著作。总体上清朝太医院刻书不如明代之盛。

一、吴谦等《医宗金鉴》

乾隆四年（1739）敕令吴谦、刘裕铎等为总修官，着手组织编纂《医宗金鉴》，于乾隆七年（1742）完成，共 90 册，分为 15 种，内容依次为《订正伤寒论注》《订正金匮要略注》《删补名医方论》《四诊要诀》《运气要诀》《伤寒心法要诀》《杂病心法要诀》《妇科心法要诀》《幼科心法要诀》《痘疹心法要诀》《种痘心法要旨》《外科心法要诀》《眼科心法要诀》《刺灸心法要诀》《正骨心法要旨》。其"纂修诸臣职名"如下：

武英殿监理、照管医书馆事务、和硕和亲王弘昼，太保议政大臣、大学士、三等伯、总管医书馆事务鄂尔泰

经理提调官：

太医院院使、加光禄寺卿衔、食三品俸、纪录三次钱斗保，内务府坐办堂郎中、纪录三次吉庆，内务府总管六库郎中、纪录二次普福，内务府郎中兼佐领云骑尉、纪录三次兴贵，太医院左院判、食五品俸、纪录三次陈止敬，内务府总领、纪录三次福宁

总修官：

太医院右院判、食五品俸兼经理事、纪录三次吴谦，太医院右院判、食五品俸、纪录三次刘裕铎

纂修官：

太医院御医、加二级、纪录三次李毓清，太医院御医、加二级、纪录三次武维藩，太医院御医、加二级、纪录三次花三格，太医院御医、加三级、纪录三次施世德，太医院御医、加一级、纪录二次邓锡璋，太医院御医、加一级樊君彩，太医院八品吏目、加一级、

---

① 清圣祖实录（第 2 册）[M]. 北京：中华书局，1985：267.

② 吴谦. 医宗金鉴[M]. 北京：中国中医药出版社，1994：2.

纪录二次刘绅，太医院八品吏目、加一级、纪录二次甄瀚，太医院八品吏目、纪录三次何征图，太医院九品吏目、纪录二次章垣采，太医院额外九品吏目、加一级、纪录二次金世荣，太医院额外吏目、加一级刘植，原任钦天监博士刘裕锡，遴选廪贡生孙埏柱

效力副纂修官：

太医院御医、加二级俞士烜，太医院八品吏目、纪录二次朱伯德，太医院九品吏目、纪录二次栗坚，太医院九品吏目、纪录二次张隆，太医院医士、纪录三次张圣格，太医院医士、纪录三次李国勋，太医院恩粮、纪录三次屠文彬，遴选监生、考授县丞祁宏源，太医院顶带吏目肯国忠，太医院遴选医生孙铨，太医院遴选医生吴灏，遴选生员任永年

校阅官：

太医院御医、纪录二次沈恒宷，太医院御医、加二级盛继祖，太医院御医、加三级、纪录二次施世琦，太医院御医、加一级、纪录二次陈灿，太医院御医、加二级、纪录二次龚可法，太医院八品吏目、加四级、纪录二次朱廷锦，太医院八品吏目、纪录二次朱嘉猷，太医院吏目、加一级军功、纪录二次又二次陶起麟，太医院医士、纪录二次周嚣，太医院医士、纪录二次姬斌

收掌官：

太医院额外吏目、加一级崔生伟，太医院额外吏目、加一级甘仁

誊录官：

监生捐职州同福海，监生改师立，监生唐明俊，监生孙燕，监生萨克慎，监生姜起蛟，生员马玢，生员张尔谌，生员于铎，生员李成珺，武生杨瑛

效力誊录官：

监生捐职州同陈诚，监生考授县丞伍弘杰，监生考授吏目舒弘量，监生郑尚杬，生员吴秉乾，生员刘文炯，生员孙宏度，生员马琰，生员雷开基，生员冯洲，生员章继轮，医生朱观

武英殿监造：

内务府南苑郎中兼佐领、加五级、纪录十次雅尔岱，内务府钱粮衙门郎中兼佐领、加五级、纪录十一次永保，内务府慎刑司员外郎、纪录一次永忠，同知加一级纪录九次英廉，内务府广储司司库、加二级三格，监造加一级李保，监造郑桑格，库掌李延伟，库掌虎什泰

二、《药性通考》

《药性通考》8卷，太医院编，存清道光己酉（1849）京都刻本。该书封面署"太医院手著"，京都藏板。目录署"方亭黄以约得皆氏参订，雒水陈自新鼎堂氏校讹"，正文版心有"太医院作"字样。全书共载药435种，载方200首。黄以约、陈自新生平不详。

三、王道纯等《本草品汇精要续集》

清康熙四十年（1701），太医院吏目王道纯等奉命校正《本草品汇精要》原本，录为

校正本一部，并仿原格式体例增入《本草纲目》书等内容 490 余条，又附入《脉诀四言举要》，题名《本草品汇精要续集》，书前有清康熙三十九年（1700）七月太医院吏目王道纯等进表及目录。现存稿本，藏于故宫博物院。

四、尤乘医书

尤乘，清代医学家，生卒年不详，字生洲，号无求学者，吴门（今江苏苏州）人。师从名医李士材，得其亲授。后诣京城名师学习针灸，曾出任太医院御前侍直三年。回乡后在虎丘悬壶行医。著有《寿世青编》《勿药须知》《脏腑性鉴》《喉科秘书》《食治秘方》，又增订明代贾所学的《药品化义》为《药品辨义》。《药品辨义》有尤乘序云："诣京师，参名宿，又得针灸之传，且承乏医院者三年。"落款为"太医院御前侍直吴门尤乘"[①]。

五、钱松《痧胀名考》《辨证奇闻》

《痧胀名考》一卷，钱松著。钱松字镜湖，浙江绍兴人，清嘉庆年间担任太医院御医，后升任为中宪大夫、太医院院使。著有《痧胀名考》，现有 1826 年庆氏金华重刊本。书中记载了 36 种痧症，认为痧胀即古之干霍乱。

《辨证奇闻》，原为清初陈士铎所著，钱松于道光三年（1823）出家藏本加以删定并刊刻，作序说："中年屡受特恩，擢为太医之使，感天恩之难尽，思同惠于后人。《辨证奇闻》一书，家藏久矣，予深受其益。详加删定，分为十卷，付之剞劂。"[②]

六、黄元御医书

黄元御（1705—1758），名玉璐，字元御，一字坤载，号研农，别号玉楸子。山东昌邑人。著有《素灵微蕴》《四圣心源》《长沙药解》《伤寒说意》《玉楸药解》《伤寒悬解》《金匮悬解》《四圣悬解》，习称"黄氏医书八种"。光绪三十三年（1907）《昌邑县续志·人物》中有小传，内载："考授御医。纯皇帝南巡，奉诏侍从。著方调药，皆神效，御赐'妙悟岐黄'匾额。"[③]

七、徐大椿医书

徐大椿，字灵胎，号洄溪，吴江（今江苏苏州）人。《清史稿》有传记云："乾隆二十

---

① 尤乘. 药品辨义[M]//鲁军主编. 中国本草全书（第 96 卷）. 北京：华夏出版社，1999：359，362.

② 陈士铎. 辨证奇闻[M]. 北京：中国中医药出版社，1995：13.

③ 《昌邑古县志集》编纂委员会. 昌邑古县志集[M]. 昌邑：文山诗书社，1996：507.

四年（1759），大学士蒋溥病，高宗命征海内名医，以荐召入都。大椿奏溥病不可治，上嘉其朴诚，命入太医院供奉。寻乞归。后二十年复诏征，年已七十九，遂卒于京师。赐金治丧。"①徐大椿著书颇多，主要有《兰台轨范》《医学源流论》《伤寒论类方》等。

八、朱纯嘏《痘疹定论》

《痘疹定论》4卷，朱纯嘏著，刊于康熙四十二年（1713）。朱纯嘏（1634—1718），字玉堂，江西新建人。幼习举子业，后学医术，精研痘疹科，擅长人痘接种术。康熙时被荐入京，"奉旨选种试苗，俱皆全愈，然后奉旨在大内遇喜处种痘。复又差往边外各蒙古地方，历历俱获全愈"，得康熙赞赏，"赐予居址，授爵御医"②。

九、徐延祚医书

徐延祚，字龄臣。奉天锦县（今辽宁锦州）人。光绪元年（1875）行医于京师，供职于太医院，后因议论朝政受斥，于1894年离开京师。著作有《医粹精言》4卷、《医意内景图说》2卷、《医意》2卷、《医医琐言》2卷，合刊为《奉天徐氏铁如意轩医书四种》。《医粹精言》有杨锡霖序说："吾友徐子龄臣，少业儒，好经济，书诗文，有奇笔。一不得志于有司，遂弃去。走京师，以医名一时。病无大小，应手辄奏效。……职供医院，应列星而为郎。"③

十、施世德《眼科正宗原机启微》

《眼科正宗原机启微》，施世德撰。施世德，崇明（今属上海）人，约出生于康熙四十年（1701）。先后任太医院医士、吏目和御医。精眼科，认为元末倪维德《原机启微》极为精当，在友人之助下予以刊行，又命儿子编纂病因、证治、方药歌括共100首置于书后，遂成此书。分上下两卷。

十一、祁坤《外科大成》

《外科大成》4卷，祁坤著。祁坤，字广生、愧庵，号生阳子。山阴（今浙江绍兴）人。顺治时为御医，后任太医院院判。精于外科，著成《外科大成》。此书作者署名为"太医院御医燕越祁坤广生甫辑著"，"燕越"亦即指其为越人，定居燕地北京。其孙祁宏源参编《医宗金鉴》时，即以该书为蓝本修订编成《外科心法要诀》。

---

① 杨士孝. 二十六史医家传记新注[M]. 沈阳：辽宁大学出版社，1986：307.

② 朱纯嘏. 痘疹定论[M]. 续修四库全书.

③ 徐延祚. 铁如意轩医书四种[M]. 北京：中国中医药出版社，2015：7.

十二、张叡《医学阶梯修事指南合刻》

《医学阶梯修事指南合刻》包括两种书，其中《修事指南》1 卷，《医学阶梯》2 卷，作者张叡。张叡，字仲岩，通州（今江苏南通）人，康熙时曾任太医院院使。《医学阶梯》按其自序说只是"入门之法数"[①]，篇幅并不大，但参与校订者有 23 人之多，包括其子张圯铎，门人刘谦、蒋岱，及胡作相、许成琇等一干人等，估计都是太医院中的学生。《修事指南》中自署为"儒医"，并没列出其太医院医官身份。《医学阶梯修事指南合刻》有雍正九年（1371）刊本。

十三、周禹锡《（删补）清太医院治瘟速效》

《（删补）清太医院治瘟速效》，署"清太医院医臣等原著"，周禹锡删补，现存 1935 年隆昌文宝斋石印本，有程书田序。曾以《（删补）清太医院治瘟速效瘟疫辨论》之名分三期连载于 1935～1936 年的《杏林医学月报》。全书分二部，前为医论，后为辨治。

十四、《太医院秘藏膏丹丸散方剂》

《太医院秘藏膏丹丸散方剂》，作者不详，原存抄本，藏于中国中医科学院图书馆，有 1992 年整理点校本。全书共收方 442 首，每方均详细标明药物、剂量和适应证[②]。

十五、汪必昌医书

汪必昌，字燕亭，号聊复，安徽歙县人。据考生于乾隆十九年（1754），卒于嘉庆二十年（1815）或次年。[③]清嘉庆年间为御医。主要著作有《伤寒三说辨》，自刊于嘉庆二十一年（1816）；《医阶辨证》1 卷，《医阶诊脉》1 卷，《医阶辨药》1 卷，《眼科心法》1 卷，《咽喉口齿玉钥》1 卷，于嘉庆十五年（1810 年）合为《聊复集》5 卷刊刻问世。《聊复集》有自序说："予家于黄山，见不多，闻不广，于是游吴越，历齐鲁，至燕赵，方知天地之大，黄河之深。入京都，仰天颜，瞻帝阙，取入医院，供奉内庭，滥竽九年，深荷掌院之教，临事而惧，幸免陨越。岁己巳，恭值皇上五旬万寿庆典，予先人亦得预覃恩，志愿少伸，无遗憾焉。……嘉庆庚午（1810）夏月御前太医新安燕亭氏汪必昌题于都中观光堂。"[④]

[①] 张叡. 医学阶梯[M]. 北京：中国中医药出版社，2016：自序之 2.
[②] 清太医院编；伊广谦，张慧芳点校. 太医院秘藏膏丹丸散方剂[M]. 北京：中国中医药出版社，1992：2.
[③] 彭令，陈建国，杜宇鑫. 清嘉庆御医汪必昌考略[J]. 中华中医药杂志，2018，33（4）：1254-1266.
[④] 汪燕亭. 聊复集[M]//王乐匋主编. 新安医籍丛刊（综合类第 1 册）. 合肥：安徽科学技术出版社，1990：3.

十六、翁南泉《太医院喉科三十六症》

《太医院喉科三十六症》1 卷，翁南泉撰。约成书于 1921 年。内容包括喉风、牙疳、阴疮、喉丹、乳蛾、喉痈、舌痈、梅核气、喉癣、嗓舌、喉疔、雀舌等 36 症及图示，存抄本。

十七、马文植《纪恩录》

《纪恩录》一卷，马文植著。马文植（1820—1903），字培之，晚号退叟，江苏武进人。世代业医。光绪六年（1880）经江苏巡抚吴元炳推荐，应诏入京为慈禧治病。太后疾愈，遂赐御书"福"字及"务存精要"匾额各一。《纪恩录》成书于光绪十八年（1892），记录应诏在京为慈禧诊疗疾病的主要经过。

十八、杜钟骏《德宗请脉记》

《德宗请脉记》，不分卷，杜钟骏著。杜钟骏（1852—1922），字子良，江苏江都县人。光绪三十四年（1908）经浙江巡抚冯汝骙推荐，进京为光绪帝诊病。本书记载了当时的经历。有 1920 年京华印书馆铅印本。

十九、薛宝田《北行日记》

《北行日记》，不分卷，薛宝田著。薛宝田（1815—1885），字心农，江苏如皋人。出身世医之家，后出仕，在浙江担任鹾尹。光绪六年（1880），慈禧太后生病，征召全国各地名医，薛宝田被保荐入京，在皇宫内当值 43 天，共为慈禧太后诊脉 15 次，处方 20 余首。后来著成《北行日记》一书，有光绪八年（1882）刻本。

二十、力钧《崇陵病案》

《崇陵医案》，不分卷，力钧著。力钧（1855—1925），字轩举，号医隐，福建永泰人。光绪二十九年（1903），任商部主事，以医术闻名。受庆亲王奕劻推荐，曾为慈禧、光绪诊病。此书是其为光绪帝诊病的全记录。原为稿本，有现代影印本和整理本。

二十一、《御医请脉详志》

《御医请脉详志》，作者不详，存抄本，内容为光绪三十四年（1908）御医曹沧州、陈莲舫为光绪帝诊病的脉案和药方。陈莲舫曾受封三品刑部荣禄大夫，充御医，负责御药房事务。

二十二、太医院《医方配本》

《医方配本》，作者不详，原仅存抄本，1994 年出版有标点本。写本分两册，一册载风痰伤寒门、暑湿燥火门、痰喘咳嗽门和补益虚损门；另一册载饮食气滞门、妇女诸病门、小儿百病门、口齿眼目门和外科伤损门，共载方剂 500 余首[①]。

二十三、廖诚庵《廖太医经验辨证录》

《廖太医经验辨证录》，廖诚庵撰，作者生平不详。成书于清宣统二年（1910），存甲寅（1914）年明善堂刻本。前面为医论，有坏症伤人论、阳症十六字、看病法、治咳病、治虫病、舌苔黄有虚实火分辨、阴症十六字、经验阴症论等篇，附有多则医案。

二十四、《内府药方》

《内府药方》，清宫太医院御药房用书，不著撰者。现有整理点校本，收入《故宫珍本丛刊》精选整理本丛书。书共 4 卷，分风痰、痰嗽、伤寒、暑湿、燥火、脾胃、眼科、疮科、妇科、小儿、补益、泻泄、气滞、痰症、杂治共 15 门，各门下分列常用效方，共近 500 个，每方之下详载药物、剂量、炮制方法等。

二十五、《药性分类》

《药性分类》，清宫太医院御药房用书，不著撰者，不分卷。现有整理点校本，收入《故宫珍本丛刊》精选整理本丛书。内容分脾胃、肝胆、肺大肠、肾膀胱、心小肠、痈疽破伤共 6 门。每门之下又分若干类，共收中药近 400 味，每味药品载明功能。

二十六、吴悔庵《秘传内府经验女科》

《秘传内府经验女科》5 卷，清吴悔庵纂辑。吴悔庵，武林（今浙江杭州）人，生卒时间及生平均不详。此书现存抄本，并有整理点校本。各卷分别为调经门、众疾门、胎前门、临产门和产后门，各证有医论及医方。

---

① 佚名. 医方配本：清太医院秘录[M]. 天津：天津科学技术出版社，1994：1.

二十七、伊精阿《内府秘传经验女科》

《内府秘传经验女科》，又名《坤中之要》。孙殿起称此书一卷，有嘉庆庚申年（1800）刊本。[①]书中有印山恭德序说："《坤中之要》，伊共庵先生手授余书也。先生名精阿，满洲人，通地理，精医学，而尤精于妇科……是书得之刘公（逸其名）刘登贤书。"[②]从内容来看，伊精阿或刘登贤都不曾在太医院或御药房就职。不过书中有相当大篇幅内容来自明代龚定国的同名书，故"内府"之名可能因此而来。

其他据称为太医院刊刻的书，尚有：

太医院编《脉学本草医方全书》，清光绪三十二年丙午（1906）善成堂刻本，包括李时珍《奇经八脉考》《脉诀考证》《濒湖脉学》、崔嘉言《四言举要》、汪昂《本草备要》《医方集解》6种。

邱熺《引痘略》，清光绪七年辛巳（1881）太医院刻本。

张志聪《黄帝内经素问集注》9卷，清光绪五年己卯（1879）太医院刻本。

孙思邈《备急千金要方》30卷及《备急千金翼方》30卷，清同治七年戊辰（1868）京都太医院刻本

马莳《黄帝内经素问注证发微》9卷，清光绪五年己卯（1879）善成堂刻本太医院藏板。

---

① 孙殿起. 贩书偶记续编[M]. 上海：上海古籍出版社，1980：140.

② 严世芸主编. 中国医籍通考（第3卷）[M]. 上海：上海中医学院出版社，1992：3955.

第三章　明清太医院医员略考

太医院的医员包括医官、医役和医生（指习医学生），他们地位虽然不高，但在朝中服役，时常接触到皇帝后妃以及朝廷大臣，在某些情况下对朝政有一定影响。例如明代嘉靖时宫变，幸而得医官许绅救治嘉靖帝成功，否则明代后半段历史要大为改写。又如刘文泰被处死又得以幸免之事，引致朝野上下激烈争论等。万历时，由于神宗长期不上朝，朝臣不得不通过医官打听皇帝身体情况，如万历朝内阁辅臣叶向高《纶扉奏草》卷11《问安揭》说："宫庭咫尺，阻奉天颜，下情无任惓切，谨具题恭候万安。"[①]他只能向入宫诊治的医官罗必炜等打听情况。《明神宗实录》卷595"万历四十八年（1620）六月辛亥"条也有类似记载说："大学士方从哲以询之太医院院判陈玺、御医何其高等，知圣体尚未平复，诣仁德门问安。"可见，医官在古代政治生活中有着一定的影响。这方面的情况已有不少研究。本书对此不拟再作深入讨论。在本章中，仅尝试对太医院医官这个群体进行整体扫描，对医官的来源、对后世的影响等进行片段式的考察。

第一节　基于《中医人名大辞典》的明清太医辑析

前面提到，明清两种《太医院志》连太医院院使的记录都不完整，其他普通医官自然更不完备。要想全面分析明清太医院医员的来源情况并无可能。李云《中医人名大辞典》根据现有资料收罗历代医人，并且尽可能记录了其省籍。本节兹将该书所录的太医院医员情况辑出，分省列表，以此为基础试作分析。见表3。

表3　《中医人名大辞典》中的明清太医院医员分省表

省籍	明代太医院医员		清代太医院医员	
江苏	卜惠	太医院御医	于大来	太医院吏目
	马中	冠带医士	马世雍	太医院副使
	王玉	太医院御医	王之政	太医院院监
	王节	太医院医士	尤乘	太医院御前侍值
	王观	以医名征至太医院	吴汇	太医院吏目
	王政	太医院医士	李绶	御医

① 叶向高. 纶扉奏草・续纶扉奏草・后纶扉尺牍[M]//沈乃文主编. 明别集丛刊（第4辑 第64册）. 合肥：黄山书社，2015：266-267.

续表

省籍	明代太医院医员		清代太医院医员	
江苏	王绪	太医院医使	孙讷	太医院判
	王于石	太医院御医	孙肇庆	御医
	王潭	太医院御医	华宏璧	太医院吏目
	王文胜	太医院医士	俞肇庆	太医院御医
	王兰畹	以名医征入太医院	赵云卿	太医院医官
	王承学	太医院御医	赵有忠	太医院御医
	王思中	太医院吏目	周维墀	太医院医官
	王彦昭	太医院御医	唐履祥	太医院判
	支贯	太医院院判	凌耀	太医院判
	车国瑞	太医院吏目	盛景兰	太医院医士
	邓暄	弃儒习医，入太医院		
	卢志	太医院判		
	卢佐	太医院医官		
	卢守善	太医院御医		
	司马大复	太医		
	邢济川	太医院御医		
	匡忠	以名医征入太医院		
	匡愚	以善医征入太医院		
	吕伦	太医院医士，迁秦府良医正		
	吕夔	隶籍太医院		
	吕应钟	太医院吏目		
	团一凤	太医院判		
	朱澄	曾任太医士，以韩府良医终		
	朱以仁	太医院良医正		
	张铸	太医院医士		
	朱自华	太医院判		
	乔节	太医院供奉		
	乔鼎	太医院供奉		
	仲兰	太医院使		
	仲昶	太医院院判		
	爱元化	太医院医官		
	刘伦	御医		
	刘观	太医院判		
	刘坊	太医院御医		
	刘琮	太医院御医		
	刘溥	太医院吏目		
	刘毓	御医		
	刘浴德	太医院太医		
	汝先根	太医院吏目		
	汤宗禹	太医院吏目		

续表

省籍	明代太医院医员		清代太医院医员
江苏	许观	太医院判	
	许绅	太医院使	
	许世煜	御医	
	孙耒	待诏太医院	
	严尚节	太医院医士	
	吴几	太医院医官	
	吴杰	太医院使	
	吴讷	太医院医士	
	吴钛	太医院医士	
	吴希颜	太医院医士	
	何仪	太医院使	
	何俊	太医院使	
	何庠	太医院医士	
	何烈	太医院判	
	何渊	御医	
	何罴	太医院吏目	
	何应载	太医院判	
	何汝亨	太医院吏目	
	沈绎	太医院使	
	沈津	太医	
	沈露	太医院判	
	沈自明	太医院御医	
	宋澄	太医院医士	
	张源	御医	
	张谨	太医院医师	
	张御	御医	
	张子邃	太医院医官	
	林以义	太医院御医	
	季希宰	太医院良医	
	周卫	太医	
	周同	太医院医士	
	周纮	太医院医士	
	周庚	南京太医院判	
	周锦	太医院医官	
	周镠	太医院使	
	周文炳	太医院判	
	周文威	太医院医士	
	周复吴	太医院冠带医士	
	郑云	太医院医士	
	郑壬	太医院医士	

续表

省籍	明代太医院医员		清代太医院医员	
江苏	郑松	太医院医士		
	郑衍	太医院医士		
	郑之郊	太医院吏目		
	郑伯英	太医院医士		
	郑若皋	太医院吏目		
	郑宗儒	御医		
	单信	御医		
	赵文英	太医院医官		
	钦谦	太医院使		
	施安	太医院使		
	施中立	太医院医士		
	施存善	太医院御医		
	姜端	太医院判		
	夏寅	太医		
	夏日焲	太医院吏目		
	顾文荣	太医院御医		
	钱钝	太医院判		
	钱恒	太医院判		
	钱文美	太医院判		
	钱同仁	太医院御医		
	钱宗甫	御医		
	钱宗嗣	太医院使		
	钱鹤征	太医院医士		
	倪让	太医		
	徐伟	太医		
	徐镇	太医院医士		
	唐殷	太医院医士		
	唐斌	太医院吏目		
	黄瑞	太医院医士		
	盛宏	太医院御医		
	盛寅	御医		
	谌修瑕	太医院医官		
	韩奭	太医院使		
	韩彝	御医		
	蒋主善	太医院判		
	蒋武生	太医院判		
	蒋宗武	太医院使		
浙江	丁凤梧	太医院吏目	韦尚林	太医院御医
	王元吉	诏留太医院	朱方华	太医院吏目
	王师文	太医院吏目	祁坤	太医院判

续表

省籍	明代太医院医员		清代太医院医员	
浙江	王师望	太医院医官	祁昭远	太医院判
	王国光	太医院医官	赵文魁	太医院使
	王朝清	太医院吏目	赵永宽	太医院御医
	方贤	太医院院判	林大文	太医院判
	方一善	太医院医官	林鸿勋	太医院吏目
	方叔和	太医院院判	毛璸	太医院使
	石迷	太医院御医	方珩	太医院御医
	丘珪	以名医荐入京师，隶属太医院	袁益鉁	太医院吏目
	冯彦章	以良医召入太医院	凌一凤	太医院判
	朱儒	太医院使	钱松	太医院使
	伍子安	太医院御医		
	刘览	太医院御医		
	刘性良	太医院吏目		
	许敬	御医		
	阴有澜	太医院吏目		
	孙理	御医		
	严震	太医院医官		
	严治朝	太医院医官		
	严贵和	太医院医官		
	杨云	太医院使		
	杨继洲	以名医征入太医院		
	吴悦	太医院使		
	吴绶	太医院判		
	吴敏叔	太医院吏目		
	吴嘉言	太医院吏目		
	沈好问	太医院判		
	张纶	太医院太医		
	金义孙	太医院医官		
	金元德	太医院吏目		
	周升	御医		
	周济	御医		
	周冕	御医		
	周鼎	御医		
	周龙山	太医院医官		
	周亮宗	太医院医官		
	周敬山	太医院医士		
	郑棱	太医院吏目		
	郑仁爱	太医院吏目		
	郑文诰	太医院吏目		

续表

省籍	明代太医院医员		清代太医院医员	
浙江	郑玉佩	太医院医士		
	郑时龙	太医院吏目		
	孟凤来	太医院医官		
	胡大成	太医院御医		
	俞桥	太医院吏目		
	娄子真	御医		
	姚美	太医院吏目		
	姚应凤	太医院判		
	袁瑾	太医院判		
	袁廷用	太医院吏目		
	夏廷秀	太医院判		
	钱宙	太医院医士		
	钱益	太医院吏目		
	钱寰	太医院御医		
	徐枢	太医院使		
	徐彪	太医院判		
	徐良相	太医院太医		
	萧昂	御医		
	商节	太医院判		
	韩文晔	太医院判		
	韩履祥	太医院御医		
	葛林	太医院医官		
	董宿	太医院使		
	傅懋光	太医院使		
	鲁守仁	太医院吏目		
	鲁宗朝	太医院御医		
	虞群	太医院医官		
安徽	王琠	太医院医官	叶正芳	太医院使
	王大坤	太医院医官	吴谦	太医院判
	王睿	王府良医副	李嘉应	太医院吏目
	王阳明	太医院吏目	施天爵	太医院医官
	王道中	太医院医官	施世琦	太医院医官
	方政	以名医诏入太医院	程少轩	太医院吏目
	左维垣	太医院医官		
	任溎	太医		
	刘正祥	太医院吏目		
	刘翱鲤	太医院吏目		
	李慎斋	太医院吏目		
	李德卿	御医		

续表

省籍	明代太医院医员		清代太医院医员	
安徽	吴志中	太医院吏目		
	张禄	太医院吏目		
	张问政	御医		
	郝志才	太医院判		
	胡田	太医院御医		
	胡鈇	太医院吏目		
	胡新	太医院医官		
	施九鼎	太医		
	骆善由	太医院判		
	徐春甫	太医院医官		
	程绣	太医院吏目		
陕西	张征	太医院判		
湖北	万宁	太医院院医		
	艾宏	太医院医官		
	李言闻	太医院吏目		
	李建方	太医院医士		
	袁宝	太医院判		
山西	王思忠	太医院吏目	杨凤鸣	太医院吏目
	吕瑛	天顺间召入御药局	左贝龙	太医
江西	支乔楚	太医院吏目	朱纯嘏	御医
	刘相	南京太医院医官	封华	太医院九品吏目
	刘九达	太医院医官		
	刘文泰	太医院使		
	刘孟启	太医		
	许期	太医院掌院		
	杨子德	御医		
	罗宪顺	太医院吏目		
	赵瑄	太医院御医		
	萧九贤	太医院吏目		
	龚信	太医院医官		
	龚廷贤	太医院吏目		
	龚居中	太医院司		
河南	宁守道	太医院大使	王常明	太医院候补恩粮
	安肃	太医	王精一	太医院吏目
	李恭	太医	朱庸	太医院吏目
	李可大	太医院判	朱伯德	太医院八品吏目迁院判
	贵茂	太医		
	贵济良	太医院判		
	唐相	太医院判		
	徐仁富	太医院医士		

续表

省籍	明代太医院医员		清代太医院医员	
山东	毕荩臣	太医院吏目	庄守和	太医院左院判
	刘南川	太医院吏目	赵丹魁	太医院九品吏目
	姚默	太医院判		
云南	孙光豫	太医院判		
上海	李士鹏	太医院吏目		
	杜生含	太医院使		
	何广	太医院医士		
	何全	御医		
	何员	太医院医士		
	何洞	太医院使		
	何谦	太医院医士		
	何滇	太医院医士		
	何震	太医院医士		
	何十奇	太医院医士		
	何十儒	太医院医士		
	何九传	太医院医士		
	何九经	御医		
	何士敬	太医院医士		
	何从政	太医院医士		
	何凤春	太医院御医		
	何其高	太医院吏目		
	何承元	太医院御医		
	沈政	御医		
	施文治	太医院吏目		
	顾定芳	太医院御医		
	翁晋	太医院判		
	高鳌	太医院医士		
	谈迁	太医院吏目		
福建	黄世德	太医院判		
辽宁			王思泰	太医院八品吏目
吉林			奎英	太医院左院判
北京	周簠	太医院御医	乐育尊	太医院吏目
			李德云	太医院判
			任锡庚	太医院掌印御医
里居不详	王棠	太医院医士	丁进忠	太医院御医
	王槃	太医院院判	广琦	太医院候补医士
	王大德	太医院医官	马之骥	太医院候补医士
	王介之	太医院御医	王炘	太医院恩粮
	王彭峰	南京太医院御医	王炳	太医院右院判
	王雷庵	太医院御医	王大济	太医院恩粮兼上药房值宿供奉官

续表

省籍	明代太医院医员		清代太医院医员	
里居不详	方荣	太医院医士	王文元	太医院御医正六品首领厅事兼寿药房值宿供奉官
	申世文	太医院院判	王又成	太医院医士兼东药房值宿供奉官
	朱林	太医院医官	王文魁	太医院候补医士
	朱恭时	太医院判	王庆麟	太医院候补恩粮
	金循义	太医院医官	王泽澎	太医院恩粮兼东药房值宿供奉官
	刘礼	太医院医官	王治宽	太医院七品吏目
	刘珍	太医院太医	王继曾	太医院候补御医
	刘犟	太医院医士	王德续	太医院候补医士
	李润	太医院冠带医士	王澄滨	太医院候补医士
	李宗周	太医院使	白永祥	太医院九品医士兼上药房值司药官
	李梦鹤	御医	白毓良	太医院候补医士
	吴恩	太医院使	冯怀宽	太医院九品医士兼寿药房值宿供奉官
	吴思泉	御医院医官	冯盛化	太医院七品吏目
	何祥	太医院医士	冯湜清	太医院七品吏目兼东药房值宿供奉官
	罗必炜	太医	吉勒罕	太医院候补医士
	郑通	太医院医士	朱玉昆	太医院候补恩粮
	施鉴	太医院使	朱廷锦	太医院八品吏目
	姚国桢	太医院医官	杨得山	太医院八品吏目
	钱垣	太医院医士	杨世葆	太医院八品吏目兼东药房值宿供奉官
	钱春林	太医院御医	杨世芬	太医院八品吏目兼上药房值宿司药官
	徐昊	太医院医士	李振	太医院八品吏目
	崔鼎仪	太医院冠带医士	李子余	太医院判
	曾禧	太医院医士	李国勋	太医院医士
			李培庠	太医院九品吏目兼东药房值宿供奉官
			李景福	太医院八品吏目兼上药房值宿司药官
			李锡璋	太医院候补御医
			李毓清	御医
			李德昌	太医院右院判
			孙铨	太医院遴选医生
			孙秀岩	太医院候补医士
			孙煜曾	太医院恩粮兼上药房值宿司药官
			寿征	太医院恩粮兼东药房值宿供奉官
			花三格	太医院御医
			花映墀	太医院使
			苏施霖	太医院八品吏目兼上药房值宿司药官
			刘富年	太医院候补医士
			刘裕铎	御医
			刘乙然	太医院候补医士
			刘文英	太医院九品吏目兼东药房值宿供奉官
			刘仲祺	太医院候补医士

续表

省籍	明代太医院医员	清代太医院医员
里居不详	全顺	太医院御医兼东药房值宿供奉官
	庄寿山	太医院驻署官
	刘绅	太医院八品吏目
	朱嘉猷	太医院八品吏目
	朱殿华	太医院恩粮兼东药房值宿供奉官
	朱曾煜	太医院恩粮兼上药房值宿司药官
	朱曾润	太医院候补七品吏目
	施世德	太医院御医
	钮子镜	太医院恩粮兼东药房值宿供奉官
	胡溥源	太医院七品吏目
	赵进嘉	太医院候补医士
	郑启彬	太医院恩粮兼东药房值宿供奉官
	郑敏书	太医院左院判兼寿药房值宿供奉官
	周蒿	太医院医士
	范一梅	太医院右院判兼上药房值宿司药官
	范承顺	太医院八品吏目兼寿药房值宿供奉官
	范懋功	太医院恩粮兼东药房值宿供奉官
	肯国忠	太医院吏目
	罗增寿	太医院八品吏目
	金世荣	太医院额外九品吏目
	周丰	太医院九品医士兼东药房值宿供奉官
	袁天锡	太医院医官
	栗玉振	太医院九品医士兼寿药房值宿供奉官
	崔敬修	太医院候补医士
	龚可法	太医院御医
	梅梦松	太医院候补恩粮
	姬赟	太医院医士
	陶起麟	太医院吏目
	郭荣	太医院候补御医
	郭锡章	太医院七品吏目兼寿药房值宿供奉官

　　表3中所列，大部分都是有俸禄的医官。其中有个别只提到征入太医院，未提官称，不能确认是医官还是医役，故统称为医员。表中内容限定于《中医人名大辞典》，当然并不全面，例如关雪玲从清宫资料中辑出的许多御医名字并未列入。还有如清代山东的黄元御因该书没有记载其御医经历故未被纳入。此外，关雪玲指出，清代"御医"有狭义、广义之分，狭义是指太医院的官员，广义则泛指太医院所有医官，"从一些实例中发现，凡是为帝后服务，或听候皇帝调遣、奉旨为病家诊治的医生都可以称之为御医。"①这种情况

　　① 关雪玲. 清代宫廷医学与医学文物[M]. 北京：紫禁城出版社，2008：38-39.

导致文献中提到"御医"时较难判断其任职与否。明代也有这种情况，如湖北的李时珍，顾景星所作传记以及当地方志记载他曾任太医院判，而据考察其家乡《四贤坊表碑》所写的"赠太医院判李时珍"字样，可知只是后来追赠，生前未曾任该职[①]。但李时珍确曾入京在北京太医院供职一段时间。由于是被楚王所荐，他应该不是普通的医役人员，只是李氏著作如《本草纲目》《濒湖脉学》等完全未提到在太医院的职务情况，因此有研究者认为其最高职务不会超过御医[②]。甚至有可能并没有任职。

　　表 3 尽管不完整，其便利之处是大部分医员有籍贯出处，有助于察看总体分布特点。现将以上籍贯明确者按分省制图，见图 5、图 6。

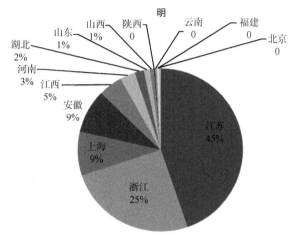

图 5　明代太医院医员籍贯分布图

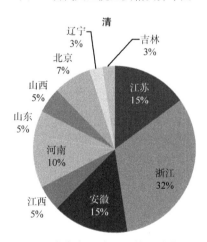

图 6　清代太医院医员籍贯分布图

　　图中可见，明代太医院医官中，很明显地以江南人士（包括江苏、浙江、安徽与上海）为主体。清代这种情况有所改变，北方尤其是北京籍的人员增多。包括表中里居不详的医

---

① 郎需才. 李时珍未任院判考[J]. 中华医史杂志，1996，26（1）：49.

② 吴佐忻. 李时珍生平年表[A] //中国药学会药学史学会编. 李时珍研究论文集[M]. 武汉：湖北科学技术出版社，1985：25.

人，清代部分主要来源是任锡庚的《太医院志》，可判断多为北京人士。可供参考的是一项对光绪朝太医院官员的研究显示，30 位官员（其中有 26 位未在表 3 中）有 25 人为北京顺天府人士（含 2 位旗人），仅有 3 人来自直隶，2 人来自山西。①其中包含庄守和，表 3 按《中医人名大辞典》列入山东籍中，但前文注释中所列的资料已显示他是顺天大兴籍。

第二节　传闻与考证：以楼英父子为例

出任御医，在封建时代是一件荣耀的事。民间有关御医的记载，有时常有夸大的地方。李时珍是一例，明初浙江萧山楼英父子的情况也是一例。兹以楼英父子为代表，略窥这种现象之一斑。

一、楼英"御医"传闻

楼英（1332—1402），字全善，明代初年浙江萧山著名医家，著有《医学纲目》传世。其医著在学术上影响巨大，不但受到国内医学界的重视，也影响了日本、朝鲜的古代医学②。其家乡萧山楼塔镇有楼英墓，楼氏祠堂中也供奉有其画像，其后人以"神仙太公"奉之。

现代多种史志都收录楼英的生平事略，其中均突出地记载他曾为明太祖朱元璋诊病之事。如《中国医学百科全书·医学史》记载："楼英……明洪武时，曾被朱元璋召到南京，拟任为太医，以年迈力辞归乡。"③中医高等院校教科书《中国医学史》则称："洪武中（公元 1368—1398 年），明太祖朱元璋召楼英到南京治病，后楼英以老病为由辞归。"④类似的记载还见于《浙江省人物志》（浙江人民出版社，2005 年）《中医大辞典》（人民卫生出版社，1995 年）《中国宫廷医学》（中国青年出版社，2009 年）等书。

但在清代官修的《古今图书集成》"医术名流列传"中，关于楼英生平只有极为简单的一句话："萧山人，字全善，精于医，居玄度岩。"⑤楼英入京的资料从何而来呢？从文献查考，其出处主要是现代周明道编制的"楼英年表"，该表将楼英生平的大事系年有的精确到月份，颇有贡献。其中与前述有关的为以下二条：

"1377 洪武十年。公 46 岁。医名播于江湖，闻于朝署。朱元璋患病召见，'入京调治，俱合上意，赐官医院'。公以老病为由，具表申谢。八月，朱元璋下诏，同意'以老赐归'。"

"1381 洪武十四年。公 50 岁。临淮丞孟恪以名医举天官。公奋然曰：'吾之医得于天授，将以济吾，欲乃不悖于行，是违于天也。'……"⑥

① 李婕，牛亚华.光绪朝太医院 30 位官员履历考索[J]. 中华医史杂志，2021，51（4）：224-234.
② 例如朝鲜医著《东医宝鉴》《东医寿世保元》，日本医著《灵枢三注》《医方问余》《病名汇解》等多部著作都较多引述《医学纲目》的内容。
③ 李经纬、程之范主编. 中国医学百科全书·医学史[M]. 上海：上海科学技术出版社，1987：132.
④ 甄志亚. 中国医学史[M]. 北京：人民卫生出版社，1991：364.
⑤ 陈梦雷. 古今图书集成医部全录（第 12 册）[M]. 北京：人民卫生出版社，1991：288.
⑥ 周明道. 楼英研究[M]. 中华全国中医学会浙江省绍兴市分会印，1986：7. 该年表又曾发表于《中华医史杂志》1984 年第 3 期，并被收入 1985 年《中医药年鉴》，产生较大影响。

　　这两条读来，不无存疑之处。除了未知详细文献出处外，内容也有可商之处。如第一条中，楼英仅 46 岁，"以老赐归"似不合情理；在第二条中，受荐"举天官"，楼英何以"奋然"不满？均觉未明所以。

　　在进一步的考察中，发觉楼英传记文本的古今演变轨迹颇为特殊，对于如何对待和利用古代传记资料是一个值得讨论的案例。兹考述如下。

二、明清方志中楼英传记比较

　　《古今图书集成》中注明楼英小传出自《绍兴府志》。对地方志考察发现，楼英所在的萧山县、绍兴府、浙江省三级志书都有其传记。现将方志中记载的楼英及其子楼宗望的小传列为表 4。

表 4　浙江地方志中的楼英父子传记比较表

类别	志名	楼英传	楼宗望传
县志	嘉靖《萧山县志》卷 6 方技	楼公爽，字全善，性孝，耆[嗜]学博览，尤精于医，居玄度岩，有《仙岩文集》二卷，《气运类注》四卷，《医学纲目》三十卷行于世	精于医术。永乐间，朝廷召取问疾，遣使往来迎送，赐予纱衣[①]、宝钞[②]甚厚
	万历《萧山县志》卷 6 方技	同上	同上
	康熙《萧山县志》卷 19 人物·方技	楼英，一名公爽，字全善，性孝，耆[嗜]学博览，尤精于医，居元度岩，有《仙岩文集》四卷，《气运类注》四卷，《医学纲目》三十卷行世	精于医术，永乐间，召至京师，赐予甚厚
	乾隆《萧山县志》卷 30 人物·方技	楼英，一名公爽，字全善，精于医，居元度岩，有《仙岩文集》二卷，《气运类注》四卷，《医学纲目》四十卷	精医术，永乐间，召至京师，赐纱衣宝钞
	民国《萧山县志稿》卷 21 方技	楼英，一名公爽，字全善，夙出儒家，长于易，洞阴阳消息之宜，知元室将乱，不求仕进，平居寻绎《内经》及诸方药，妙究其蕴，医大有名。又与金华戴思恭原礼友善。戴得名医朱丹溪之传，英与讲论忻合无间，名益著闻。洪武中临淮丞孟恪荐之太祖，召见，以老赐归。所著有《医学纲目》四十卷，《内经运气类注》四卷，《仙岩文集》二卷，及《参同契药物火候论释》《仙岩日录》《杂效》若干篇。洪武二十二年卒，年七十（更纂）	楼宗望，精医术。永乐间召至京，赐纱衣、宝钞
	《萧山县志》（浙江人民出版社，1987 年版）	……明洪武年间，曾为明太祖治愈大病，旋任职太医院。后以年老辞归	同上
府志	万历《绍兴府志》卷 49 人物·方技	楼英，萧山人，字全善，精于医，居玄度岩，有《仙岩文集》二卷，又著《气运类注》四卷，《医学纲目》四十卷	萧山人，亦以医名。永乐间，召至京师，赐予甚厚
	（张三异）康熙《绍兴府志》卷 57 人物·方技	同上（其中"玄"避讳作"元"）	同上

----

①　即织金纱衣，明初常以赏赐臣下。

②　即大明宝钞，明初发行的纸币。

续表

类别	志名	楼英传	楼宗望传
府志	（俞卿）康熙《绍兴府志》卷 57 人物·方技	同上	同上
	乾隆《绍兴府志》卷 70 人物·方技	同上	同上
省志	嘉靖《浙江通志》	无	无
	康熙《浙江通志》卷 42 方技	楼英，字全善，萧山人，著《气运类注》四卷，《医学纲目》四十卷。王应华传其学	无
	雍正《浙江通志》卷 197	楼英（弘治《绍兴府志》）萧山人，精医术，被召至京，以老疾辞归。著有《仙岩文集》二卷，《运气类注》四卷，《医学纲目》三十九卷	无
	《浙江省人物志》（浙江人民出版社 2005 年版）	……洪武年间，太祖朱元璋患病，因临淮（今安徽凤阳）丞孟恪的推荐，应召入宫，旋任职太医院。年老辞归故乡	无

从表 4 可见，在民国以前，楼英的传记内容差别并不大，唯著作书名和卷数说法略有不同。到了雍正《浙江通志》开始出现一次变化，增加了"被召至京，以老疾辞归"一语。再到民国《萧山县志》，传说文本则出现大幅增加，到了当代新方志的记载又更具体了。

雍正《浙江通志》以严谨著称，其"传述旧闻，恪遵内廷编纂之例，悉征引原文，标列书目，以备考索"，书中楼英传记标明出处为"弘治《绍兴府志》"。但弘治《绍兴府志》其实是一本未曾刊行的著作。王国维先生在考证万历《绍兴府志》时说：

"越志自嘉泰、开庆二志后，迄明之中叶，未尝续修。弘治中训导戴冠、嘉靖初知府南大吉相继修之。戴书未刻，藏张元忭家，南书亦止刻十二卷而未竟。万历中萧良幹知府事，乃延元忭与孙矿共修之，即此志也。"①

万历《绍兴府志》的张元忭序言中也说，"弘、嘉之际，戴训、南守两尝辑之而卒不就"，后来由张父"于郡两公遗稿购而藏之箧中"②。也就是说，张元忭参与修万历志时，是有弘治《绍兴府志》稿本作参考的。不过，万历志在很多地方并未完全采用弘治志的内容，其原因，或许从该书卷 50《序志》中对弘治志的评价中可以窥知："繁简无法且笔力萎弱，不脱学究气，又誊写差谬甚。"③

弘治《绍兴府志》的原稿到清初仍然保存，雍正《浙江通志》对其有多处引用，经比对，所引的很多内容确实为万历《绍兴府志》所无，说明弘治志在资料方面是有独特之处的，但有不少未被万历志采用。具体到楼英传，如果雍正《浙江通志》中的内容确实完全来自弘治志，那么说明弘治志已记载楼英"被召至京，以老疾辞归"之事。根据万历《绍兴府志》序言，该志的人物部分正是由张元忭负责的，他应该能看到这些内容，但最终万历志中的楼英传没有采用这一说法，而是依照《萧山县志》的记载来写。张元忭称自己修

---

① 王国维. 传书堂藏书志（上册）[M]. 上海：上海古籍出版社，2014：370.

② （万历）绍兴府志 [M]. 台北：成文出版社有限公司，1989：11.

③ （万历）绍兴府志 [M]. 台北：成文出版社有限公司，1989：3326.

史是"不徇迹而逆心，必考衷而求是"①，不知是否对此事存疑？

对以上问题，以及后来方志中新增内容的出处，需要结合《仙岩楼氏宗谱》来讨论。

三、《仙岩楼氏宗谱》中的楼英资料

《仙岩楼氏宗谱》（下简称《宗谱》）是楼氏家族的族谱。其后人楼岳中曾介绍了该谱历次修撰情况：最早一次是康熙六十年（1721），这是仙岩楼氏第一次修谱；其后有乾隆五年（1740）、乾隆二十三年（1758）、乾隆四十三年（1778）、嘉庆四年（1799）、嘉庆二十四年（1819）、道光十八年（1838）、咸丰八年（1858）、同治七年（1868）……大致为每二十年一修②。上述各清代宗谱中，仅有部分残卷收藏于上海图书馆，其中道光本、同治本均保留有楼英的列传及相关文献，内容基本一致，推测都是从康熙本沿袭下来的。

（一）有关楼英被举荐情况的记载及分析

《宗谱》中有一些很重要的一手资料。如洪武三十年（1397）申屠澂为楼英作的《清燕楼记》、文人黄邻为楼英所作的《全斋记》，以及楼英去世后官员王景所作的《全善先生楼府君墓铭》（下简称《墓铭》）。前两篇，完全没有提到楼英应召上京的事。而王景一文最重要，原因之一是此文作于楼英甫去世不久，有盖棺论定的意义；其二是作者身份特殊。

王景，《明史》有传云："王景，字景彰……建文初召入翰林，修《太祖实录》。"③事实上他是主修《明太祖实录》的总裁官，可以说对洪武一朝史事最为熟悉。他是受太医院使戴原礼之托，接受楼英儿子楼宗望的请求而作《墓铭》的。《墓铭》中有这样的记载：

"（楼英）声誉播于江湖，闻于朝署，朝廷将遂用之，以老得赐归。未几临淮丞孟恪以各（注：疑当作"名"）医举天官，以前例沮。奋然曰：吾之医得于天授，将以济吾欲，乃今不俾于行，是违于天也。"④

文中所记，与雍正《浙江通志》中所引弘治《绍兴府志》楼英传中"被召至京，以老疾辞归"之语，在含义上有着明显的不同。

《墓铭》中用词为"举"，即荐举。在明洪武时，荐举一度成为重要的人才来源。《明史·选举志》说："时中外大小臣工皆得推荐，下至仓、库、司、局诸杂流，亦令举文学才干之士。其被荐而至者，又令转荐。以故山林岩穴、草茅穷居，无不获自达于上，由布衣而登大僚者不可胜计。"⑤被荐举者"有司礼送京师"⑥，有的受到朱元璋接见，幸运的话可一步登天，如《涌幢小品》载：

"国初，四明人王桓与二儒者同赴召，见太祖于便殿……其一儒对曰：臣业医。上曰：

① （万历）绍兴府志 [M]. 台北：成文出版社有限公司，1989：14.
② 楼岳中. 楼塔往事[M]. 杭州：浙江人民出版社，2008：235-246.
③ 张廷玉. 明史[M]. 长沙：岳麓书社，1996：2247.
④ 仙岩楼氏宗谱[M]. 出版者不详. 道光戊戌（1838）：墓铭之2.
⑤ 张廷玉. 明史[M]. 长沙：岳麓书社，1996：998.
⑥ 张廷玉. 明史[M]. 长沙：岳麓书社，1996：21.

卿为医，亦知蜜有苦而胆有甜者乎？对曰：蜂酿黄连花则蜜苦，猿猴食果多则胆甜。上曰：是能格物者，擢为太医院使。"①

由此可见，王景所说的"闻于朝署""将遂用之"，应该是指楼英受到荐举，并非由于明太祖有病而专门征医。另被荐者如获接见，大多是集体性接见，例如洪武十五年（1382年）九月己酉吏部曾一次安排所举的经明行修之士三千七百余人觐见②，所以楼英与明太祖未必有单独接触。最终楼英因年龄问题被"赐归"。后来官员孟恪再次举荐，"以前例沮"，即仍然以同一理由退回，未能任职。

总之楼英被荐举却以年老而"赐归"，仕进之心并未如愿，后来传记说成"被召"而"辞归"，则从被动变为主动，这可看出修饰的痕迹。

（二）楼英"受召"传闻的演化

在道光《宗谱》中，有两篇楼英传。其中一篇没有标题，从格式来看是正式的宗谱列传，内容相当详细，有详细的生卒年月、妻子和子嗣情况等，还记录了楼英"夜行遇一女子，公使婢守之达旦，人称不乱"③等轶事，并无一字提到进京、受荐之事。而另一篇标题为"全善公列传"的文章，则对楼英"受召"情况作了生动的描述：

"遂游金陵，明太祖高皇帝闻名召见，调治俱合上意，令官医院，固辞还山。其于经行羁旅之间，所遇危急存亡之疾，苏者百数十人……"④

这两份小传同存于《宗谱》，给后人带来了很大疑问。结合其他资料，笔者认为"全善公列传"可靠程度不高，有编造的痕迹。

楼岳中先生介绍过《宗谱》的修撰情况。楼英的儿子楼师儒在世时，曾参与修族谱事务；明清之际，楼京任搜罗各户家谱遗文，编纂了一世至三十世的世序系统，并为许多人写了简传，据称其遗稿"大多在后来的《仙岩楼氏宗谱》中被采纳移载"⑤。根据内容判断，笔者认为没有标题的小传可能就是楼京任或更早传下来的，较为质实，没有提晋京之事。而"全善公列传"一文的撰写者，则可能是清康熙时首次修《宗谱》时加入的。按楼岳中所述，修撰康熙《宗谱》时有一位关键人物叫楼逢伦，"宗谱文字几乎全是他一人所撰"，但其所撰内容不无"编造"之处，例如编造过其叔楼京淮寻访、捡拾父亲的遗骨归葬楼塔的故事⑥。对此楼岳中指出："现世许多人以为，家谱历代都在有序地记录，并且是真实、详尽、完整的，现在你该明白了，这是想当然的错误。家谱有断层、有遗漏、有残缺、有失实，应作如是观。"⑦楼岳中没有否定楼英进京受封之事，他新撰"楼英墓志"中有"洪武中，诏治太祖疾愈，拟宣太医官，然公淡泊利禄，坚辞不受，乃赐还乡"⑧之语。

① 朱国祯. 涌幢小品[M]. 北京：中华书局，1959：163.

② 明太祖实录 [M]. 台北："中央研究院"史语所，1962：2330.

③ 仙岩楼氏宗谱[M]. 出版者不详. 道光戊戌（1838）：列传之 1.

④ 仙岩楼氏宗谱[M]. 出版者不详. 道光戊戌（1838）：全善公列传之 1.

⑤ 楼岳中. 楼塔往事[M]. 杭州：浙江人民出版社，2008：232.

⑥ 楼岳中. 楼塔往事[M]. 杭州：浙江人民出版社，2008：294.

⑦ 楼岳中. 楼塔往事[M]. 杭州：浙江人民出版社，2008：233.

⑧ 楼岳中. 楼塔往事[M]. 杭州：浙江人民出版社，2008：127.

但从这一背景来看，笔者认为"全善公列传"的这些记载也属于失实之列。至于增添的内容从何而来？很大程度上是揉合了其子楼宗望的事迹而成。

楼宗望曾受召进京为永乐皇帝诊治，后来辞归，这是一直为志书记录的史实。《宗谱》中有"宗望公列传"，所记如下：

"明成祖永乐丙申，圣躬不豫，□公名者奏笺东宫，勅令内使龚正督府判熊以渊聘往，药石有效，赐官不受，诏武士[生]蒋公驰担。"[1]

这里提到的人物，基本符合史实。永乐丙申即1416年，熊以渊曾任萧山县丞，后升任杭州府通判，对楼宗望应该比较了解。"武士蒋公"应为"武生蒋公"，即时任太医院使的蒋用文（字武生）。

另外，明人蔡大绩《古永兴往哲记·方伎部》有"楼宗望"条，记载了楼宗望旅途往返中的一则医案：

"尝过嘉兴，泊舟水次，乃富家翁后门也。闻其内哭声甚喧，叩其仆曰：何故哭？答曰：有产妇不能下，死矣。今身且冷，但气不绝耳。楼曰：吾能生之，若为报主人。主人出，迎入中室，则众医犹未散，笑谓先生来晚晴楼，请诊视之。诊毕，楼贺主人翁曰：恭喜得令孙。主人翁曰：但得生死好，且出意外，安敢觊觎孙乎？楼命以汤沃其胸腹四肢，久将自软，儿必下，将临盆，亟来报我。已而果然，儿卒不得下。楼以银针刺其妇大指，妇惊缩其足，而儿下矣，母子皆全。主人翁大喜，设盛馔享之，酬以帛、金币，楼却不受。众医咸请北面，楼亦不传其术。嘉兴人至今以为神仙焉。"[2]

这件事与"全善公列传"说楼英"经行羁旅"间为人治病的故事相似，而"宗望公列传"反而没有类似记载。更可注意的是，上文对楼宗望的记述中出现了"神仙"二字，而楼氏后裔则奉楼英为"神仙太公"。所以，笔者认为，由于楼英父子均以医术闻名，他们的事迹在流传过程中逐渐出现混淆。由于楼英是父辈，又是名著《医学纲目》的作者，所以许多传说归到他的名下。如果楼英真的曾为明太祖治病，前人没有理由略而不记，而只记其儿子楼宗望为明成祖治病。

与楼英传记内容不断增加相比，楼宗望的传记在数百年间一直只有寥寥数语，未见增减，省级志书对其更略而不提。甚至主要研究御医的《中国宫廷医学》一书，也只记楼英而不记楼宗望。这或许也反映着宗族社会的某些特点。

四、楼英受荐举时间考

楼英曾两次被举荐，文献并未记载具体是何年，周明道"楼英年表"将时间定为洪武十年（1377）及十四年（1381），其依据未详。洪武十年时楼英46岁，方当盛年，以老"赐归"并无道理。由于各种文献都没有具体说到被举荐的时间，无从查考。但王景《墓铭》中提到第二次举荐者为"临淮丞孟恪"，可依此线索查考此次时间。

临淮县属安徽府。经查，明清的《临淮县志》《凤阳府志》《中都志》等记载洪武年间

---

① 仙岩楼氏宗谱[M]. 出版者不详. 道光戊戌（1838）：宗望公列传之1.

② 蔡大绩. 古永兴往哲记[M]. 萧山丛书本，清鲁氏壶隐居抄本，年代不详，无页码.

的临淮县丞，并无孟恪，如康熙《临淮县志》仅载洪武二十八年（1395）王贇任该县县丞，此后就到永乐十三年（1415）的刘源[①]。但孟恪确有其人，宣统《诸暨县志》卷24科第表中记载有该县籍有孟恪者于洪武二十年受荐举，"官南京常熟县教谕"[②]。再查嘉靖《常熟县志》卷5载该县教谕任职者中有："孟恪，浙江诸暨人，永乐十二年。"据此，诸暨人孟恪在洪武二十年（1387）获荐举，永乐十二年（1414）才任常熟县教谕，其间有27年之久，不排除当过一任临淮县丞的可能，只是志书失录。其任职时间，应当在1387—1395年之间。

那么孟恪何时推荐楼英呢？两次推荐之间，《墓铭》以"未几"来形容，应该相隔不远。在孟恪获荐举出仕的前后，正好有三次相关的举荐诏令：

洪武十九年（1386），"秋七月癸未，诏举经明行修练达时务之士，年六十以上者置翰林备顾问，六十以下，于六部、布按二司用之"[③]；

洪武二十二年（1389）"八月乙卯，诏天下举高年有德识时务者"[④]；

洪武二十三年（1390）六月"庚寅，授耆民有才德知典故者官"[⑤]。

这三次荐举都是针对年龄较大者。楼英第一次受荐举可能就是1386年这一次，其时楼英55岁。这次受荐举，《墓铭》并没有记载以什么名义，有可能是儒士身份。按当时诏令来说，55岁并不算老，那么楼英应该是未被选上，《墓铭》说"以老得赐归"只是委婉其词而已。

1389或1390年，孟恪可能已经任职临淮丞，这两次诏令特意要求"高年"或"耆民"，所以孟恪完全有理由再次举荐年近60岁的楼英。而且他"以名医举天官"，"天官"者，应取《周礼·天官》中"医师"之典，意指荐入太医院。这更体现楼英的长处。但不知何故，却仍然未被接纳。难怪令楼英"奋然"，发出"是违于天也"的不平之语。这也成为他更加努力完善《医学纲目》的动力，最终在1396年完成巨著。

相比之下，这比楼英年表所说的受荐时间要更为合理。

五、文本与传说中的形象变迁

楼英是一位成就卓著的医生，其著作《医学纲目》影响深远。但在一代代的传说中，楼英的事迹渐渐被层叠构建，增添着新的内容。

（一）方志文本的修饰变迁

根据本文所考，楼英晚年曾被举荐，因年老被婉拒授官。对这件事，《墓铭》作了原始的陈述。但在弘治《绍兴府志》中，被表述为"被召"和"辞归"，该志虽然是这种提

---

① （康熙）临淮县志 [M]. 台北：成文出版社，1985：188.

② （宣统）诸暨县志 [M]. 出版者不详. 宣统二年（1910）：23.

③ 张廷玉. 明史[M]. 长沙：岳麓书社，1996：24.

④ 张廷玉. 明史[M]. 长沙：岳麓书社，1996：25.

⑤ 张廷玉. 明史[M]. 长沙：岳麓书社，1996：26.

法目前所见的最早出处，但它应当也是参考彼时的《萧山县志》而来。有可能明代中期以前的地方志都是这样记载楼英生平的，只是嘉靖以前的多种《萧山县志》《绍兴府志》现今均已无存，无法查实。根据资料，楼英的侄子楼维观在永乐二十年（1422年）被推荐参修《萧山邑志》《绍兴府志》[①]，这种美化或者与他有关。

但至少从嘉靖《萧山县志》开始，楼英传中就没有了"被召"的提法。大多数情况下，后修的志书多会沿袭前修，为什么会发生这种变化？这或与嘉靖《萧山县志》的编修情况有一定关系。该主持者林策在后序中说："萧旧有志，正德以来迄今几四十年，其梓漫漶，不存十一。"他后来寻求到田惟恬所修旧志的两种版本，发现前后不同颇多，感慨"其先后异闻如是，则知旧志之所未及与田公所未暇正者，固不能无待"，于是命人"旁蒐博猎，订论补漏"[②]。从这个过程来看，或许旧志中的楼英传散失，执笔者根据访得情况，在新撰成的楼英传不提"被召至京，以老疾辞归"，改记其"性孝，嗜学博览"、"居元度岩"，至于所记《医学纲目》三十卷，应系脱漏"九"字，与弘治《绍兴府志》载《医学纲目》三十九卷是符合的。

值得一提的还有新加入的"居元度岩"这几个字。方志传记文笔极简，为何加入这几个关系不大的字？楼岳中先生认为这"是后人和外人依想象和神秘化的需要而杜撰的"[③]。元度岩也就是仙岩，得名于东晋名士许询（字玄度）。许询在晋时以清谈名士著称，然而其形像在民间已演变成为修炼学仙之士，乾隆《萧山县志》曾辨疑说：

"按：《志》称为许询修炼之所，故名其岩。《县志刊误》谓'询与支遁游，未闻学仙'，其说是也。考《世说》，询居永兴南幽穴中，或即此岩。至仙人洞之名，或别有学仙者居此，俗遂合为元度一人事耳。"[④]

楼英"隐居仙岩"其实在《墓铭》中已出现。王景在《墓铭》中反复强调楼英是个儒生，绝不会有意营造楼英修炼的形像，应该只是记载事实。但嘉靖《萧山县志》在短短数语的传记中特意写楼英"居元度岩"，隐隐有将他与许询相类比之意，这与嘉靖朝崇尚道教之风或不无关系。县志的记载，对楼英形象的"神仙化"可能起了催化作用。

总之，自嘉靖时起，关于楼英传就有了两个版本。万历《绍兴府志》选择了嘉靖《萧山县志》的版本，雍正《浙江通志》却选择了弘治《绍兴府志》的版本。结合《宗谱》的大多数资料来看，嘉靖《萧山县志》应该更符合实际。

到民国修《萧山县志》时，显然受到了《宗谱》的影响，对楼英传又进行了更多增补，并且标明"更纂"，即重新立传。传中采信了楼英被召之事，补充了孟恪举荐的细节。不过，也没有说是去给明太祖治病。其实《宗谱》的"全善公列传"说楼英"调治俱合上意"，也都没有明说就是治朱元璋的病。但字里行间，很容易让人产生联想，再结合楼宗望被召去治疗明成祖的事例，又加深了这种印象。最终，在当代的新修志书的文本中，出现了楼英"曾为明太祖治愈大病""任职太医院"[⑤]这样的传记异变，形成了一个当地称为"父子

① 楼岳中. 楼塔往事[M]. 杭州：浙江人民出版社，2008：45.

② 杭州市萧山区人民政府地方志办公室编. 明清萧山县志[M]. 上海：上海远东出版社，2012：148-149.

③ 楼岳中. 楼塔往事[M]. 杭州：浙江人民出版社，2008：102.

④ 杭州市萧山区人民政府地方志办公室编. 明清萧山县志[M]. 上海：上海远东出版社，2012：652.

⑤ 萧山县志编纂委员会. 萧山县志[M]. 杭州：浙江人民出版社，1987：1007.

医师医父子皇帝"的故事文本。

在以上各时期的方志中，我们看到文本不断被修饰的过程。这种修饰每次都会带来更多的"合理"推论，放大了修饰的效果，推动着楼英事迹的演化。

（二）从儒到仙的形象转化

楼英的形象，从一位儒生而变成"神仙太公"，其过程也是一个值得探讨的话题。

楼英友人在提到他时，往往不离"儒"字，例如申屠澂为他作《全箴》，小序中特地说："全善盖儒而隐于医者。"①王景在《墓铭》中说："先生儒家子，少嗜书尚志……专尚力行于经史，天文地理无所不习，而尤容邃于医，唯不好佛老。"在铭中再次强调他"唯儒之醇""摈斥佛老"，说明楼英不喜佛道。王景从儒家观点出发评价楼英说："然使其用世，当大振于时，而卒止于是，惜哉！此固天之已定，而非人之所能胜也。使先生一用儒术以惠斯民，岂不能早致身于要路！然非人之所以必也。"②王景其实与楼英并不相熟，他受戴原礼之托写《墓铭》，基本资料应来自楼宗望与戴原礼。楼英友人所表达惋惜之情，以及楼英在荐举失败后的"奋然"，正反映着时人以业儒仕进为正途的观念。

楼英的"遗憾"，其实在他父亲楼友贤身上已经有体现了。楼友贤与胡允文、杨维祯、郭思道并称"四俊"，其余三人先后出仕，唯独楼友贤没有出仕，因此钱宰所作《处士友贤公传》中这样说："君子之道，夫岂以穷达而有间也？处士之少与四俊，并称三子者虽皆占科名，登仕版，而或弗克终。惟处士文行独无愧于终始。"③以出仕者未必得善终来安慰楼氏家人。

不过，在后人的传述中，楼英的形象越来越趋向于"仙"的一面。前面提到《墓铭》中记载楼英"隐居仙岩"，可能侧重的是"隐居"二字，仕不成则隐，这也是儒家的传统。但是仙岩由于有许询学仙的传说，这也很容易使人联想为道家的仙隐。咸丰本《宗谱》收有后人所作的"全善仙祖尘下拙律志感"组诗，其中有"云门著述早修真"④之句，所称"仙祖""修真"，已见其偏于道流的形象。又载有《仙岩全斋公幼科金针序》，其中说楼英"幼通易道，性薄尘寰，隐居仙岩，烧丹炼药"⑤，更形容成为一个术士形象。楼岳中先生评价称这"从文字上使楼英的形象进入人神交融的境界"⑥，加之乡人在建云门寺时为楼英塑神像，后来又在楼塔的祠堂设其神像，神像前还设签筒求取"太公仙方"等，正式形成了不少著作中所称道的"神仙太公"⑦形象。

在这种形象的变迁中，实可窥探古代精英士人与普通民众心态的差异。古代士人始终视医学为小道，所以特别强调楼英是"隐于医"的儒者，认为非此不足以尊重。然普通民众更津津乐道的，则是名医治病的神奇故事。民间不但乐于相信楼英曾进京治疗朱元璋，

① 仙岩楼氏宗谱[M]. 出版者不详. 道光戊戌（1838）：文集之 1.

② 仙岩楼氏宗谱[M]. 出版者不详. 道光戊戌（1838）：墓铭之 3.

③ 仙岩楼氏宗谱[M]. 出版者不详. 道光戊戌（1838）：序之 2-3.

④ 仙岩楼氏宗谱[M]. 出版者不详. 咸丰戊午（1858）：诗之 2.

⑤ 仙岩楼氏宗谱[M]. 出版者不详. 同治戊辰（1868）：文集之 2.

⑥ 楼岳中. 楼塔往事[M]. 杭州：浙江人民出版社，2008：120.

⑦ 高艺航. 中国医学[M]. 长春：时代文艺出版社，2009：222.

而且还衍生出更有趣的版本，说楼英曾为马皇后治病，巧用朱元璋的玉珮为药引而使其获愈，这是中医"药引子的来历"[①]。其家乡还出现一种习俗，人们在患病时，去到楼英神像前求签乞方，成为一种民间崇拜。楼岳中作诗批评这种现象说："医纲十部非图报，千年不绝瞻拜人。"[②] 认为完全歪曲了楼英的真正身份。

楼英真正身份与民间形象的差异，就是这样在多重文本修饰与传闻中逐渐形成了。家谱和方志由精英文人书写，传说则体现民众愿望，前者未必事事真实，后者也并非没有意义。例如包含多个故事的"楼英传说"，在今天被列为萧山区非物质文化遗产，当地每年还举办祭拜楼英的仪式，成为地方文化的组成部分。

楼英是儒士、医家还是神仙，在不同传播载体中有不同说法，所记录的其实都是真实的观念史，其中折射着精英与大众的文化观念差异。当前学术界对"精英和文本的思想史与民间社会民众观念的思想史"[③]两者的价值都给予重视，然而对于历史来说，毕竟不应以"口头传说"代替史实。史实与传说虽然都属于"文化"，但性质不同，有必要通过文本回溯进行区分。尤其是史志性质文本的现代书写，需要辨析流变，避免再误。

民间误传太医的情况并不少见。例如明代疡科名家陈实功，不少著作都称其为御医，但其传记和著作《外科正宗》都没有提到曾任御医的情况。细查文献，原来是他所创的"八珍糕"在清宫中得到御医推崇而供奉于上，后人便传说他也是御医了。当然这也说明"御医"在古代社会中是被人称道的身份。

---

① 吴榆山. 正说历代十九名后[M]. 北京: 中国传媒大学出版社，2005: 239.

② 楼岳中. 楼塔往事[M]. 杭州: 浙江人民出版社，2008: 120.

③ 陈勇. 民众观念与西方思想史的拓宽[J]. 浙江学刊，2004（1）: 93-98.

第四章　明清太医院药事略考

朱儒《太医院志》有《药材考》，但任锡庚《太医院志》无此内容，并提到药库已完全归内务府掌管，非由太医院负责。这一变化背后有着深刻的经济背景。

一、明代中前期的药材土贡情况

中国素有"任土作贡"（《尚书·禹贡》）之例，药材是古代地方向中央进贡的重要物品之一，唐代以来各地贡献道地药材的记录未尝中断。"任土作贡"的本意，是各地就土产情况而酌量进献，原本并没有固定数量。明朝开国之后，对包括药材在内的土产均设立定额进贡制度。章潢《图书编》载：

"圣祖立国之初，即定诸州所贡之额。如……太医院药材……著为定额，俾其岁办。"①

明成祖迁都北京后，由于大造宫殿，需要大量材料，许多贡物变成按需派供，于是形成了额办、坐办、杂办（杂派）"三办"制度。药材属于"额办"（也叫额派）。如《东谷赘言》说：

"我朝军国之需：有额派、有岁派、有坐派。洪武间，国定制，如夏税、秋粮、鱼课、盐课、茶课、桑丝、药材之类，皆有定则，此额派也。……盖额派无增损也，岁派有增无损也，坐派有事则派，事竣即停也。"②

朝廷设有生药库收贮药材。生药库设于太医院内，"四方解纳药品，院官收贮生药库，时其燥湿，礼部委官一员稽察之"③。

（一）全国药材贡纳情况

明朝各地药材的贡纳数，总额呈不断上升趋势。兹根据史料记载整理为表5。

表5　明万历以前药材贡纳数表　　　　　　　　　　　　　　单位：斤

时期	药材数量
明初	98100余
正统（1436—1449）	54474

① 章潢. 图书编[M]. 景印文渊阁四库全书, 第971册. 台北: 台湾商务印书馆, 1986: 701.
② 敖英. 东谷赘言[M]. 北京: 中华书局, 1985: 24.
③ 张廷玉. 明史[M]. 北京: 中华书局, 1974: 1812.

续表

时期	药材数量
弘治（1488—1505）	163557 有零
嘉靖（1521—1566）	264227
万历（1572—1620）	249581

资料来源：明初数字据《明英宗实录》卷 2 宣德十年（1435）二月戊辰。正统和弘治数字据正德《大明会典》；嘉靖和万历数字据万历《大明会典》卷 224《太医院》。

正德和万历《大明会典》还列出了各行省缴纳药材的数量，在朱儒《太医院志》的《药材考》中也有分省数量。再整理为表 6。

表 6　明代药材解纳数额

地区/时间	正德时期		嘉靖时期	万历时期
	正德《大明会典》	明《太医院志》	万历《大明会典》	万历《大明会典》
浙江布政司	三万一千八百五十一斤七两，金箔一百八贴，银箔七十二贴	贝母三万一千八百五十一斤七两，金箔一百八贴、银箔七十二贴	三万一千九百九十斤五两，金箔一百八贴，银箔七十二贴	三万一千六百一十斤五两，金箔九百零八贴，银箔七十二贴
江西布政司	七千五百五十六斤一十二两	香薷等药七千五百五十六斤一十二两	六千一百四十二斤二两六钱	六千一百四十二斤二两六钱
湖广布政司	四千八百四十九斤七两七钱二分六厘，白花蛇九条，乌蛇十条	朱砂等药四千八百四十九斤七两二分六厘、白花蛇十条、乌蛇十条	五千八百九十四斤二钱，白花蛇九条，乌蛇十条	三千七百三十八斤三两八钱（含朱砂、麝香一百四斤），白花蛇九条、乌蛇十条
福建布政司	二千七百六十五斤一两九钱一分	青黛等药二千七百六十五斤一两九钱一分	二千七百五十九斤七两七钱一分	二千七百六十三斤九两三钱一分（含天竺黄五斤）
四川布政司	一万六千四百二十斤八两，天雄四对	黄连等药一万六千四百二十斤八两、天雄四对	一万七千三百二十一斤八两，天雄四对	一万四千五百一斤一十二两（含麝香、犀角九斤、琥珀二十两），天雄四对
广东布政司	九千九百二十九斤三两四钱，蛤蚧一十七对	藿香等药九千九百二十九斤三两四钱、蛤蚧一十七对	九千二百三十四斤三两四钱，蛤蚧一十七对	五千七百七十一斤一两四钱（含沉香等药二百三十五斤、片脑三十两），蛤蚧一十七对
广西布政司	九千七百二十三斤一十两	零陵等药九千七百二十三斤一十两	五千八百八十斤	三千八百二十一斤一十四两（含山豆根等药二百四十斤、片脑三十两）
山西布政司	八千九百五十五斤四钱五分	苍术等药八千九百五十五斤四钱五分	八千八百七十斤一十两四钱五分	八千八百三十斤十两七钱（含麝香一斤）
山东布政司	八千七百三十八斤六两	天麻等药八千七百三十八斤六两	八千四百四斤一两九钱，苍术二万二千四百八十斤	八千四百四斤一两九钱，苍术二万二千四百八十斤
河南布政司	八千六百四十九斤四两	威灵仙等药八千六百四十九斤四两	八千四百九十二斤十二两	八千四百九十二斤十二两

地区/时间		正德时期		嘉靖时期	万历时期
		正德《大明会典》	明《太医院志》	万历《大明会典》	万历《大明会典》
陕西布政司		一万一千七百四十四斤七两	大黄等药一万一千七百四十九斤七两	一万二千九十九斤七两	一万三百一十一斤七两（含雄黄等药五百三斤）
辽东都司（布政司）		八百斤	人参八百斤	八百斤	八百斤
南直隶	应天府	三千六百五十八斤八两	玄胡等药三千六百五十八斤八两、苍术三万九千六百九十斤	五千八百五十九斤，苍术三万九千六百九十斤	五千八百五十九斤，苍术三万九千六百九十斤
	镇江府	三千七百一十七斤六两六钱，赤头蜈蚣四十五条	半夏三千七百一十七斤六两六钱，赤头蜈蚣四十五条	三千七百二十六斤蜈蚣四十五条	三千七百二十六斤蜈蚣四十五条
	苏州府	一万八百七十九斤三两	海金沙等药一万八千七十九斤三两	一万一千八百四十四斤	九千七百四十四斤，金箔一千贴
	松江府	一千四百四十斤	茯苓等药九百四十九斤八两	一千一百七十斤	一千一百七十斤
	徽州府	九百四十九斤八两	无	九百四十九斤八两	九百四十九斤八两
	宁国府	四千九百九十四斤一十两二钱乌烂虫蛀下木瓜二十个	黄连四千四百九十四斤一十两二钱、乌烂虫蛀下木瓜二十个	九千九百八十六斤十一两二钱五分，乌烂虫蛀下木瓜二十个	九千九百八十六斤十一两二钱五分，乌烂虫蛀下木瓜二十个
	太平府	二百八十一斤七两六钱	榆皮等药一百八十一斤七两六钱	二百八十一斤十四两七钱五分	二百八十一斤十四两七钱五分
	池州府	六百一十三斤二千七斤	独活等药二千零七斤	五百八十五斤一千七百七十斤七两三钱	五百八十五斤一千七百七十斤七两三钱
	扬州府	七百四十五斤三两二钱	半夏等药七百四十五斤三两二钱	六百五十九斤九两四钱	六百五十九斤九两四钱
	淮安府	三千一百二十七斤八两	半夏等药三千一百二十七斤八两	三千一百二十七斤八两，苍术二万四千三百三十一斤	三千一百二十七斤八两，苍术二万四千三百三十一斤
	庐山府	八十五斤一十二两五钱九分	糖球八十五斤一十二两五钱九分	八十五斤十五两五钱九分	八十五斤十五两五钱九分
	安庆府	四百五十八斤七两	白矾等药四百五十八斤	四百五十八斤七两	四百五十八斤七两
	广德州	六百三十斤	茯苓等药六百三十斤	六百三十斤	六百三十斤
	滁州	一千五百九十二斤一十一两二钱五分	桔梗等药一千五百九十二斤一十一两二钱二分	一千五百九十八斤七两一钱六分	一千五百九十八斤七两一钱六分
	徐州	六十三斤六两二钱三分	鹿茸等药六十三斤	八十二斤十四两六钱七分	八十二斤十四两六钱七分
	和州	二百二十三斤十四两	柴胡等药二百二十三斤一十四两	二百二十二斤十四两	二百二十二斤十四两
北直隶	顺天府	无	无	一千九百四十六斤一两，苍术八千五百九十四斤	一千九百四十六斤一两，苍术八千五百九十四斤

续表

地区/时间		正德时期		嘉靖时期	万历时期
		正德《大明会典》	明《太医院志》	万历《大明会典》	万历《大明会典》
北直隶	永平府	二百一十五斤	鲜桑皮等药二百一十五斤	无	无
	隆庆州	七百斤	黄芩等药七百斤	无	无
	大名府	一千五百斤	防风等药一千五十斤	一千五百斤	一千五百斤
	河间府	二千一百七十斤	大麻子等药二千一百七十七斤	二千一百七十九斤八两	二千一百七十九斤八两
	保定府	五百斤	皂角等药五十斤	五百斤	五百斤
	真定府	七百六十五斤	柴胡等药七百六十五斤	七百六十五斤	七百六十五斤
	延庆州	无	无	七百斤	七百斤
	保安州	七百斤	黄芩等药七百斤	七百斤	七百斤

资料来源：正德时期数字据正德《大明会典》；嘉靖和万历数字据万历《大明会典》卷224《太医院》。朱儒《太医院志》所载没有明确说是什么时候的数据，但内容来看，显然是源自正德《大明会典》。

从表 6 可见，江南地区的药材进贡数量是最多的。所谓"江南"，其概念素有广、狭义之争。张国义指出"江南"的界定见仁见智，研究者的取舍标准也往往根据自己研究"江南"的时段、领域、研究的侧重点，甚至掌握材料的多寡和便捷而定。[①]本书采用狭义的江南概念，即指南直隶和浙江布政司所属地区。按此统计，三个时期里江南的药材贡额分别占到全国的 41%、56.7% 和 60%（仅统计以质量为计量单位的药材）。明清经济史向有"江南重赋"之说，这在药材方面也得到了印证。同时也正是这些地区，在后来的改革中最为活跃。

另外，在表中可以看到，在嘉靖和万历时期苍术的进贡数量有大幅增长。这并非正常医疗用量所需，多用于环境卫生。明代刘若愚《酌中志》记载："凡圣体违和，传放御医。至日，四人或六人吉服入宫。不论冬夏，必于殿门之内设炭火一盆，中焚苍术杂香，人人从盆上入。"[②]但这些药材的管理也归御药房。如果扣除苍术数量，则后两个数据分别为 44.8% 和 47%。

（二）药材贡额的府县分派：以浙江为中心

各省的贡额，需要下达到基层行政单位来完成。万历《括苍汇纪》载知府潘润奏章说："如户部之会计年例、预备供应、修省等事，礼部之牲口、祭祀、药材……部派于司，司派于府，府派于县，县派于里，里派于甲。"[③]

这种层层分派，有没有一定准则呢？在《大明会典》中，由于南、北直隶只以府计，故贡额排在第一的一直是浙江布政司，现以该省为中心试作考察。根据嘉靖《浙江通志》，

---

① 张国义. 学术寻踪——明清以来江南社会经济史研究概览（1978-2013 年）[M]. 上海：上海人民出版社，2015：6.

② 刘若愚. 酌中志[M]. 北京：北京古籍出版社，1994：127.

③ 熊子臣，何镗. 括苍汇纪[M]. 四库全书存目丛书，史部 193 册. 济南：齐鲁书社，1996：585-586.

将浙江各州府贡额列为表 7。

表 7　明中期浙江各州府贡额药材情况

府县	品种、数量（南京礼部）	品种、数量（北京礼部，含内府）
杭州	金箔一十二帖，银箔八帖，山栀子七十斤，白术一百斤，密陀僧二斤，续随子六斤	金箔一百八帖，银箔七十二帖，山栀子六百三十斤，白术一千一百斤，紫苑一十斤，续随子一百四斤，草决明五十斤，车前子二十斤，粟壳一百斤，密陀僧二十八斤，萝卜子五十斤，牡丹皮二十斤，白芍药二百斤，香白芷六百斤，吴茱萸二十斤，干木瓜一百斤，干生姜一百斤，千金草五十斤，茯苓三百斤，麦门冬一百五十斤，甜葶苈三十斤 内府：香白芷一百斤
嘉兴府	陈皮一百五十斤，干姜三十斤，木瓜一十斤，车前子三十斤，麦门冬一十五斤	陈皮一千三百五十斤，干姜二百七十斤，木瓜九十斤，车前子二十七斤，麦门冬一百三十五斤
湖州	僵蚕一十五斤，干葛五十斤，桑白皮二十斤，牛胆南星二斤，乌梅三十斤，蔓荆子三斤，草决明五斤	僵蚕一百三十五斤，乌梅三百七十斤，干葛五百五十斤，桑白皮二百八十斤，牛胆南星一十八斤，蔓荆子二十七斤，草决明四十五斤，枳实三百斤
严州府	茯苓一百四十斤，吴茱萸五斤，菝葜四两八钱	茯苓一千八百六十斤，吴茱萸四十五斤，菝葜二斤一十二两二钱 内府：末香一百五十斤，槐花六百斤，栀子二百斤，乌梅一千四百斤
金华府	半夏八十斤，前胡五十斤，枳实七十斤，青皮五十斤，枳壳一百斤，天门冬五斤	半夏一千一百二十斤，前胡六百五十斤，枳实六百三十斤，青皮四百五十斤，枳壳九百斤，天门冬七十五斤，山栀子五百斤，穿山甲三斤八两，薏苡仁一十斤，半夏曲一十斤，蔓荆子一十斤，猪牙皂角五斤，南星一百斤
衢州	辛夷五斤，天花粉二十斤，香白芷一百五十斤，熟地黄二十斤	辛夷四十五斤，天花粉一百八十斤，香白芷一千三百五十斤，熟地黄一百八十斤，枳实三百斤，枳壳一千斤，陈皮八百斤 内府：台芎五十斤，槐花六百斤，栀子五百斤，乌梅一千五百斤
处州府	蛇含石四两八钱，甜葶苈三斤	蛇含石二斤一十一两二钱，甜葶苈二十七斤，茯苓二百斤
绍兴府	会稽紫石英四钱，黄药子九斤，牡丹皮四斤，南星三十斤，白芍药八十斤	会稽紫石英三两六钱，黄药子九十斤，牡丹皮三十六斤，南星三百八十斤，半夏四百斤，白术六百斤，白芍药九百二十斤，茯苓五百斤，干木瓜一百斤，吴茱萸三十斤，猪牙皂角五斤，天门冬二十斤
宁波府	香附子二百斤，穿山甲三斤，薏苡仁三斤	香附子二千八百斤，穿山甲三十三斤，薏苡仁二十七斤
台州	台芎五十斤，猪牙皂角一斤，粟壳一十斤，半夏曲一斤，生地黄二十斤	台芎九百五十斤，猪牙皂角九斤，粟壳九十斤，半夏曲九斤，生地黄一百八十斤，白术二百斤，乌药五百三十斤，骨碎补一十斤
温州	乌药五十斤，千金草一十斤，石斛二斤	乌药四百五十斤，千金草九十斤，石斛三十八斤

资料来源：嘉靖《浙江通志》卷 17《贡赋志》。

　　说明：表中槐花、栀子、乌梅三种均为常用中药，但有时在方志中列明它们是作为"颜料"进贡的。有的志书并未将药材、颜料分列，难以确定用途，如嘉靖《浙江通志》中只列品种，未作分类，所以照录入表。唯独金华府部分，原书前面另有槐花八百斤、栀子五百斤、乌梅二千斤，其中栀子与表中药材部分的山栀子重出，可知该府前面所记的三种是作为颜料进贡的，故不计入。

再将以上各府贡额数与同书所载该府人口、田地（官田加民田）进行对比，制为图7。

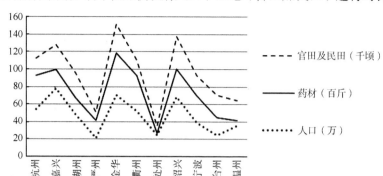

图7 嘉靖《浙江通志》载各府人口、田地与药材贡额比较

从图中可见，三条曲线的曲率非常相似，总体上可以认为有相关性。再下一个层级，则以严州府为例看各县的分派情况，见表8。

表8 万历时期严州府各县药材贡额情况

各县	茯苓	吴茱萸	菝葜	松香
严州府	二十斤			
建德县	八十斤	五十斤*	三斤一两*	
淳安县	四百七十斤七两	十二斤四两	十二两六钱四分	
桐庐县	一百一十一斤十二两	七斤十三两	七两四钱八分	
遂安县	三百四十一斤三两	八斤八两	八两一钱九分	
寿昌县	九十斤			
分水县	九十四斤二两	二斤六两		二斤八两

资料来源：万历《严州府志》卷8《食货志》。

说明：表中带*号的两个数据，在万历《续修严州府志》卷八《食货志》统计于严州府下，建德县无。

无需制图，在表中即可看出贡额数明显集中于淳安、桐庐、遂安三县。虽然三县人口和田地也相对较多，但绝不至于如此悬殊。其原因是什么呢？笔者认为与药材土贡的基本属性有关。明代何孟春指出：

"祖宗时，于天下之赋着有定额。如丝绢、牲口、药材……等项，亦惟视其郡邑所产而分派之。地各有常数，岁各有常入，远近翕然，称便如一。"[1]

理论上，土贡应该"视其郡邑所产"，不产药材的地方就不必负担。但贡赋毕竟要考虑地方的承受能力以及一定的公平性。所以，在府这类较大的区域，贡额数会大致参考人口、田地进行比例性分配，只需在品种方面顾及产地原则，如表7中各府所贡药材基本不同。而到府来分派贡额时，没有这么大的调配余地，就更多考虑药材出产，严州府的淳安、桐庐、遂安三县传统是药材重要产地，故主要承担了该府的药材贡额。这样看似分派不匀，但实际上由于县级行政所承担的贡赋种类甚多，可以将不同种类的贡品互均以平衡。有的

---

[1] 何孟春. 何文简疏议[M]. 景印文渊阁四库全书，第429册. 台北：台湾商务印书馆，1986：30-31.

史料反映了这类制度，《丝绢全书》载：

"淮安府药材止征山阳，而睢（宁）、赣（榆）等县则无；金华府麻地租钱独征武艺[义]，丝、钞二色独征汤溪，而余县俱无。税则轻重虽异，科法彼此互均。"①

这说明在基层行政单位，不能单纯以某一类贡品的贡额来判断负担轻重及公平性。

（三）明代药材贡赋造成的民众负担

药材土贡属于"额办"，其定额是否按需而定呢？实际上宫廷医疗机构未必有固定的用量。为了避免缺乏，多是过度征贡。如《明宪宗实录》成化十八年（1482）八月辛丑户部提出："各处岁办药材，宜命礼部行太医院查勘，见贮者可备二年之用，暂免一年。"②药材存量多到足供 2 年应用。官员刘大夏还指出："太医院额办药材……或至堆积陈腐，徒费民财。今后缺用者，仍旧解纳，其余宜暂停止。"③《西园闻见录》中记载大臣薛应旂的见闻说："尝监收太医院药材，亦各处解户通同本院官吏潜收价值，将旧药材掩映。"④仓库中药材堆积到腐烂，有的接收官员私下收取解纳人员的现银，因为旧药材足以充数。这说明宫中所贮药材远超数量实际所需。这种浪费情况，当然加重了民众的不合理负担。

不过数量不是药材贡赋负担的重点，因为相比起粮食等物资，药材贡数并不多。药材土贡的特殊性在于品种繁杂，采集需要专业知识，加上大部分产量不定的自然资源，民众要完成贡额任务并不容易，因而也常常造成积欠。明代张维斗有著名的《黄连谣》说：

"幸者偶然获一二，否则终日挈空器。……监司一纸催，县官神色动，令下如风雷，隶卒打门闾，银铛捽颈到公庭，虎吏两旁莫敢控。"⑤

诗中描述了药材土贡带来的民间困扰。明穆宗时，大臣傅应祯指出："如户部之秋粮夏麦，礼部之药味药材……顾乃官司费力于刑并，民姓任意以延捱，带征之令虽严，积逋之数如故。"请求"如农桑、布绢、药味药材……之类，明白下诏各省府州县，查非侵欺，果系民欠者，悉与蠲除。其中苍术一味，无甚紧用……应改折者改之，以免采买转运之累。"⑥

药材土贡所造成的最沉重负担，其实还是来自解运实物的花费。梁方仲先生研究明代赋税史有一个著名论断：田赋输纳方式与道路远近有关系，例如远地可以折银，或者影响增大存留的比例⑦。然而这一规律对药材全不适用。因为各地所贡药材基本不同，无论远近多少都要实物起运。成化年间广西道御史李璋指出，有的县只是解送生漆二斤、五倍子十斤，也要上京，"间关道路，凡四阅月，其费将十倍"⑧。路费用畸高的情况在折银改革

① 程任卿. 丝绢全书[M]. 续修四库全书，史部第 835 册. 上海：上海古籍出版社，2002：264.
② 明宪宗实录[M]. 台北：中央研究院历史语言研究所，1962：3933.
③ 刘大夏. 刘大夏集[M]. 长沙：岳麓书社，2009：43.
④ 张萱. 西园闻见录[M]. 续修四库全书，第 1168 册，上海：上海古籍出版社，2001：375. .
⑤ 四川省荥经县地方志编纂委员会. 荥经县志[M]. 成都：西南师范大学出版社，1998：552.
⑥ 张萱. 西园闻见录[M]. 续修四库全书，第 1169 册，上海：上海古籍出版社，2001：44.
⑦ 梁方仲. 田赋输纳的方式与道路远近的关系[M]//梁方仲经济论文集补编. 郑州：中州古籍出版社，1984：49-56.
⑧ 张萱. 西园闻见录[M]. 续修四库全书，第 1168 册，上海：上海古籍出版社，2001：375.

后有直观体现，详见后文。为此不少官员呼吁对运输方式进行改革，如李璲建议：

"请自今课程数多者，许州县径解，少则送府或布政司类解"①。

弘治十七年（1504）大臣张升建议：

"内府香料并太医院药材，惟苏、松、四川、辽东总解，其余皆陆续起解，为害多端，请自明年为始，各该地方将额办香料等物，征完在官，差人总解。"②

类解、总解，即以府或布政司为单位一起解运上京，这样可以减轻县级的负担。这些建议未见下文，至少还没有成为制度。

解户上京，除路程水脚的花费外，还要承受官员们的刁难。弘治时官员倪岳《灾异陈言疏》指出：

"今访得各院监堂上并属官少肯守法，每收各项药材、纸札，多般刁难，或本堪中而揑作不堪，或不收本色而揑收折色，或以一倍而收数倍，甚至通同揽纳之余多取价利，指以修理为名，罚要银两，以致经旬累月不得完纳，解人受害。"③

倪岳所说的情况，在各种实物缴贡中都会出现，但专门谈药材、纸札，恐怕是与这类物资贡数不大而受拖延影响更明显有关，呼吁各机构要严加管理。

二、明中后期的药材土贡改革

明朝中后期出现了"一条鞭法"赋税改革。梁方仲归纳这一改革的特征主要是合并编派、合并征解、用银缴纳和官收官解等④。其中后二者与药材土贡关系较大。

（一）与药材土贡相关的赋役改革

明代的赋役改革的进程分为几个阶段，最终才形成"一条鞭法"。

首先是"里甲之征"改革。明初，民间应役的方法是里甲制，即将每110户编为1里，由丁粮最多的10户担任里长，其余100户则称为甲首，10名里长以10年为一个周期轮流应役，负担应纳钱粮，后来也承担起完成土贡的职责。一般认为，大致在永乐年间以后，对里甲开始课征"上供物料"⑤。岩见宏指出上供物料原本是由专业人户采办，或由税粮折征，改由里甲承担并不合法⑥。但这一局面已客观形成，岩井茂树认为它实质成为了一种加税的形式，但因其"任土作贡"的特点，朝廷无法以法令的形式指定负担的分派方法，只要各地完成任务，"对各地如何处理本来不属于租税负担的追加性的上供物料，则采取了放任不管的态度"⑦。

① 张萱. 西园闻见录[M]. 续修四库全书，第1168册，上海：上海古籍出版社，2001：375.．

② 林尧俞，俞汝楫. 礼部志稿[M]. 景印文渊阁四库全书，第597册，台北：台湾商务印书馆，1982：853.

③ 黄训编. 名臣经济录[M]. 景印文渊阁四库全书，第443册，台北：台湾商务印书馆，1982：109.

④ 梁方仲. 明代赋役制度[M]. 北京：中华书局，2008：10-62.

⑤（日）岩井茂树著；付勇译. 中国近代财经史研究[M]. 北京：社会科学文献出版社，2011：259.

⑥（日）岩见宏. 明代徭役制度の研究[M]. 东京：同朋舍，1986：34.

⑦（日）岩井茂树著；付勇译. 中国近代财经史研究[M]. 北京：社会科学文献出版社，2011：269.

上供物料由里甲承担，实际变成了该里甲全体人户的赋役。药材有着相当的专业性，里甲采取的办法就是先折成钱粮，分户计收，然后再采办解送。万历《秀水县志》说：

"凡（里甲之）役，皆按籍而金之，计丁与田，输银贮官，以给供费。谓之丁田，今名均平。其十年内，里长轮该见年，则各以次受役。凡解京料价……皆藉此。"①

药材土贡在方志中常属于"岁办"或"岁供"。弘治十年（1497），浙江巡按御史吴一贯会同浙江布政司，将上级下达的各类应办物料分为额办、买办、坐办（合称三办）等，折银计算，均派于全省见年里甲丁田之上。也就是将各类额办物资折银，此即所谓"里甲之征"，或称"里甲役"。药材属于"额办"，折银上交。如嘉靖《太平县志》有"弘治以来额办派办物料"条，列出药材 6 种，"价银二两六钱三分二厘"②。也有研究认为，这一征解方式在正德十五年（1520）才规范定形下来，并且是全国统一册定的名目③。

对于三办各类物料，官府会指派"收头"来负责。时人记载：

"派征丁田必立收头，往年将额办银内分出桐油、胖袄、麂皮、药材、弓箭弦条……每件立一收头，每年不下数人，纳户赍银到官……"④

其他各省也有类似改革，万历《泉州府志》卷 6《版籍志下》记载福建原本也是由里甲负责，正德年间改由官府派"长解"买办兼解送：

"额办药材……岁办蜡、茶……杂办生漆……弘（治）、正（德）间递增之，皆倚办于该年里甲，而名数烦碎……正德十五年沈御史行八分法，通融各县应办物料，就于八分银两支解，本府金长解买办本色，解部交纳。"⑤

以里甲为单位缴纳贡，使里甲的负担十分繁重。而且里甲之征虽然十年一役，但每个里甲的人户不一，税负却一样，这也带来引起争议。因此引起进一步改革的探索，出现了"均平银"制度。

"均平"指针对全省人户核定相应税额，逐年征收。明代中期，江西、广东都出现"均平"法的改革探索。嘉靖四十五年（1566），浙江巡按庞尚鹏在全省推行均平法改革，将额办、坐办、杂办的所有类别都统一征银，均平科派，折田为丁，确定每丁、每户纳银若干数。嘉靖《永嘉县志》卷 3 载：

"近尊均平条议，总计一岁经费，照田征银在官，每有遴委吏役管办……并不涉里长，此实惩里甲之弊而为之。"⑥

针对赋税的"均平法"，加上同期实施的针对徭役的"均徭法"，合起来就是后来全国实行的"一条鞭法"。所谓均徭，指民众将应轮流负担的徭役折银上交，官府用人时再发银派遣。而将均平、均徭等银全部合而为一，编在一起，再按丁田摊派，则称"一条鞭"（鞭实为"编"）。一条鞭法实现了赋税的简明化和货币化。天启《海盐县图经》卷 5 称：

"嘉靖之四十四年（1565），南海庞公尚鹏来巡浙土……始总核一县务办所费及各役工

① （万历）秀水县志[M]. 中国方志丛书，华中地方·第 57 号. 台北：成文出版社. 1970：162.

② （嘉靖）太平县志[M]. 天一阁藏明代方志选刊，第 22 册. 上海：上海古籍出版社，1990：卷三 15a.

③ 赵毅，丁亮. 明代上供物料的增长趋势与办纳方式的变迁—以浙江为中心[J]. 中国经济史研究，2015（1）：91-107.

④ 张选. 忠谏静思张公遗集[M]. 四库全书存目丛书，集部第 93 册. 济南：齐鲁书社，1996：419.

⑤ （万历）重修泉州府志 [M]. 中国史学丛书三编，第 4 辑. 台北：台湾学生书局，1987：610-611.

⑥ （嘉靖）永嘉县志[M]. 稀见中国地方志汇刊. 第 18 册. 北京：中国书店，1992：561.

食之数，一切照亩分派，随秋粮带征，分其银为两款，一曰均平银，一曰均徭银，岁入之官，听官自为买办，自为雇役……此为杂泛差役改为一条鞭之始。"

在这种均平、均徭合一的"一条鞭法"中，与药材有关的税项分成了两项，即药价银与津贴路费。在现存浙江明代地方志中可以看到，万历以前的方志只载有药价银，万历以后的方志中则多了药材"津贴路费"（或称"贴役银""车脚""水脚银"等）这一税目。以天启《衢州府志》为例，对两个阶段的税项记录情况见表9。

表9　明中后期浙江衢州府药材税银情况

名目		数额
里甲·额办	南京礼部药材折价银	三两八钱
新则·均平·额办	礼部药材折银	六十一两四钱
	南北药材料价	九十一两六钱伍分
	津贴路费	四十四两七钱六分

资料来源：天启《衢州府志》卷八。

在表9中不难发现，改革后药材的津贴路费接近药材料价的一半，直观地反映运输成本之高昂。其实，药材折银后，输送银两的花费要比药材低，还可以与其他贡品折银合并起运，所以药材一项的津贴路费本来还可再降低的。但由于受到阻力，导致药材土贡折银不能实施到底。

（二）药材土贡折银的阻力及区域性实施

关于药材折银，并在一条鞭法实施前已经有过讨论。《明世宗实录》卷78"嘉靖六年（1527）七月癸卯"条载，由于大兴土木，朝廷派官员往四川、湖广采木，鉴于这些省份任务繁重，采木侍郎黄里上奏，建议"欲以四川、湖广四年、五年岁派料价，如药物、皮币、弓矢之类，俱留备用；自六年为始，乞尽免之，以准夫直。其额派钱粮，若内府供用及王府婚礼等类不可缺者，量移邻省出办"，其意是减免药材等土贡以平衡地方负担。但太医院的主管部门礼部提出反对意见说："药材不可缺，物产各有宜，存留改派之议不便。请自嘉靖五年（1526）以前，凡奉诏书者皆免，未解者听留。六年以后追征解部如故。"结果是"上乃断自四年以前及五年以后，凡药材蠲免、存留、征解，皆如部议"[1]。

太医院有关药材"物产各有宜"的意见，不仅在当时取得了决定性的胜利，而且以后户部等再有建议，都不再触及土产物资。如《明世宗实录》卷152"嘉靖十二年（1533）七月己巳"条载，户部奏："各处岁解物料，除土产听纳本色，其余折银解京，以便召买，毋得分外科派，及令奸人揽纳。"[2] 得旨允准。药材即属于土产，本色即实物。嘉靖十三年（1534）时太医院意见稍稍松动了一点：

"议准岁办药材以十分为率，九分采办本色，虽遇灾伤不许折价；其一分折银，解送

---

① 明世宗实录[M]. 台北：中央研究院历史语言研究所，1962：1747-1748.

② 明世宗实录[M]. 台北：中央研究院历史语言研究所，1962：3463.

以备收买应用。"①

这一分折银可能是为便于院方灵活添购，但比例不大。《明世宗实录》卷540"嘉靖四十三年（1564）十一月戊午"条载，户部议覆给事中张岳建议："酌量各库货物，如系在京通用者，征银解部，召商购买，不必令解官守候。其他土产方物，仍征本色。"②诏从之。说明药材土产总体上仍不允许折银。《明熹宗实录》卷73"天启六年（1626年）闰六月丙辰"条载，四川巡按吴尚默似不知前因，上奏建议多种上供物料俱请改贡折银，结果受到训斥：

"得旨……药材、蜡、茶等，俱上供急需，宜征解本色供用。吴尚默何得轻议改折，姑不究"③。

由以上可见，即使一条鞭法实施后各地进行了赋税改革，但朝廷始终要求茶、野味、药材等方土物料须进贡实物。《续通典》卷9称：

"明初有土贡方物，中叶以后悉计亩征银，折办于官，其所贡者唯茶、药、野味及南京起运杂物而已。"④

所以在表6中，我们看到万历时期太医院接收药材土贡仍然是以重量为单位计算的。在地方志中，如天启《衢州府志》卷10列出各种药材应贡份额和价银后，特别注明"以上俱本色"⑤。

但是前面天启《衢州府志》明明记载药材已经折银了，因何又说"本色"？其实折银是指对下，"本色"是指对上。这就是当时各地对太医院要求的应对措施，即上贡依然是本色药材，但在府内对民众则以折银征收为主。以宁波府为例，嘉靖《宁波府志》载：

"（药价银）共银五十四两七钱四分，分派五县，解司贮库，委官带领该府识药医生二名，照依估定时价给发买解，不许另佥解户。"⑥

也就是说，宁波府是将药材银份额分派于下属5县完缴，然后由府里派专业人员采购和解送。这样至少不需要各县分别派人到京完贡，毕竟每个县的药材贡数并不大。

继之，有些府还发明了联合解运的做法。天启《衢州府志》记载，该府与金华、严州二府合作，轮流解送药材：

"西安等五县，征完解府，轮县佥吏采买解司。以金、衢、严三府为一运并解。如：今年金华搭解衢、严二府，明年衢州搭解金、严二府，后年严州搭解金、衢二府。其包裹红黄纸价，三府共该银九两七钱八分八厘陆毫，俱于各该贴解银内搭解，赴部交纳。"⑦

有些行省的药材是以布政司为单位解送的，更有利于减负。《续文献通考》载：

"凡贡献苏木、胡椒、香、腊、药材等，所在布政司即会同都司、按察司官检视物货，

---

① 申时行. 明会典[M]. 万有文库. 上海：商务印书馆，1936：4421.

② 明世宗实录[M]. 台北：中央研究院历史语言研究所，1962：8742.

③ 明熹宗实录[M]. 台北：中央研究院历史语言研究所，1962：3548.

④ 嵇璜. 续通典[M]. 杭州：浙江古籍出版社，2000：1162.

⑤ （天启）衢州府志[M]. 中国方志丛书，华中地方第602号. 台北：成文出版社，1983：772.

⑥ （嘉靖）宁波府志[M]. 中国地方志集成·善本方志辑，第1编第78册. 南京：凤凰出版社，2014：280.

⑦ （天启）衢州府志[M]. 中国方志丛书，华中地方第602号. 台北：成文出版社，1983：773.

呈报数目，差人起解来京。"①

万历《广西通志》卷19《财赋志》载广西布政司的办法是"每年照数催解本司贮候，奉文催解委员采办，解赴礼部交纳"；②万历《湖广通志》卷21《贡赋一》载湖广布政司的办法是"俱征本色，北京每斤带征水脚银二分，南京不征水脚，俱解司差官买解部"③；万历《江西省大志》卷2《均书》载江西"俱征银解司，委官买解本色九分，折色一分"④。

（三）药材土贡改革的减负效果

"一条鞭法"改革初衷之一是固化各类贡赋的额度，避免随意加赋，同时易于征收。就药材土贡来说这是有成效的。汤成烈《永嘉赋役志序》称：

"凡额办派办京库岁需，与存留供亿诸费，以及土贡方物，并为一条，计亩征银，折办于官，谓之一条鞭。繇是横敛绝而官不烦，影射除而吏不扰。民进效输将，退安农亩。诚善术也！"⑤

然而古代财税有所谓的"黄宗羲定律"，在药材方面也难以避免。清人指出：

"明季一条鞭之法颇便，然并南米在内，后复征南米；颜料、油、药等项无不在内。此条银中未详注名件故也。"⑥

我们在表6中也看到，在实行"一条鞭法"后的万历时期，与原先相比全国药材土贡数额仍然略有增长。地方上的药材银的数目也是如此，崇祯《义乌县志》卷7记载，明末药材银"比旧额多银二两八钱陆分九厘"⑦，当然这增长并不大。关于"三办"数额增加的原因，天启《海盐县图经》曾议论说，并非因为上供物料有太多改变，"内府供办之额，尚仍其旧；有司宴馈之礼，非远于初"，主要是"冗役之失裁及兵额之渐溢"⑧等导致的。

药材贡赋的数额本身不大，天启《衢州府志》记载，合府药材折银共九十一两六钱伍分，津贴路费共四十四两七钱六分，合计一百三拾六两四钱一分，而该府额办银共三千六百四十三两九钱二分伍厘，药材相关费用所占比例不到4%。因此纵然药材用量略有增减，变化也不明显。

改革带来最令人瞩目的减负效果，实际在于运输成本的下降。折银之后，看起来路费的比例不算低，尤其是浙江省。天启《衢州府志》记载药材津贴路费的标准是"每正银一两：北京五钱，南京二钱"⑨；浙江全省药材银合计为827两，路费银为336两⑩，后者也占到前者的40%。相比之下，其他省份好一些，如湖广布政司的标准"北京每斤

---

① 王圻. 续文献通考[M]. 台北：现代出版社，1991：482.

②：（万历）广西通志[M]. 台北：台湾学生书局，1965：384.

③（万历）湖广通志[M]. 四库全书存目丛书，史部194册. 济南：齐鲁书社，1996：698.

④（万历）江西省大志[M]. 台北：台湾成文出版社，1989：239.

⑤ 贺长龄. 皇朝经世文编[M]. 武进：思补楼，光绪十二年（1882）：卷2之28b.

⑥ 章大来. 偶阳杂录[M]. 北京：中华书局，1985：5.

⑦（崇祯）义乌县志[M]. 影印本. 义乌：义乌市志编辑部，2004：卷7之3.

⑧（天启）海盐县图经[M]. 杭州：浙江古籍出版社，2009：156.

⑨（天启）衢州府志[M]. 中国方志丛书，华中地方第602号. 台北：成文出版社，1983：772.

⑩ 王弘祚. 浙江赋役全书[M]. 顺治十四年（1657）刻本，卷1之27a.

带征水脚银二分，南京不征水脚"①；江西全省 306 两药材银，水脚银只有 7 两 4 钱②。分析浙江路费比率高的原因，是本来就"重赋"，而折银后仍需采购大量药材，并且分府解运所致。

但是，这个看起来偏高的比例，其实与该省以前相比已经大大降低了。笔者发现，在浙江均平改革时，药材折价银曾经出现过大幅调整的情况。如万历《湖州府志》记载，嘉靖时该府药材银原定额为一百六十二两六钱三分，"嘉靖四十三年（1564）奉有明文止征银九十六两三钱"③。方志中没有说明如此大幅度的减征原因。据笔者分析，主要源于路费银的减少。我们来看"均平法"时是如何确定折价的。万历《会稽县志》"均平考"记载：

"每年预计合属州县里甲，未出役三个月之前，定委廉干官员，不拘本衙门及府佐别，州县正官亲行拘集该年里甲人户与实征丁粮手册黄册，逐户吊审明实，通计合用本年额、坐、杂三办一应银数，共该若干，除官员、举监生员吏、承军匠灶等项照例优免，并外绝人户免编外，其余均平科派，折田为丁，每丁该银若干，某户该银若干，一岁应纳之数，尽在其内。完日，将审派人户花名银两细数，给示晓谕，以便输纳，及造册缴道，以备查考。"④

可见"三办"各项价银，是以州县为单位，根据以前情况核算出来的。药材土贡原来由州县甚至里甲直接承担，原承担者提供的自然是包括药价和路费在内的总数。里甲各自输送药材，多个运者的路费成本叠加，总数就变得畸高。万历《杭州府志》中就有这种情况。笔者将其记载的各县药材银及路费绘成比例图，见图 8。

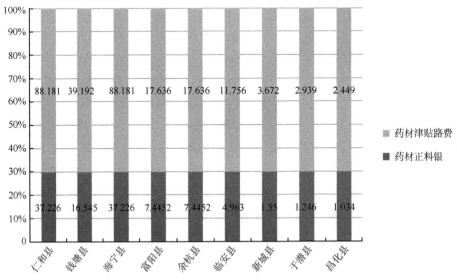

图 8　万历时期杭州府各县药材银与路费比例图

资料来源：万历《杭州府志》卷 31《征役》。

---

① （万历）湖广通志[M]. 四库全书存目丛书，史部 194 册. 济南：齐鲁书社，1996：698.

② （万历）江西省大志[M]. 台北：台湾成文出版社，1989：239.

③ （万历）湖州府志[M]. 四库全书存目丛书，史部第 191 册. 济南：齐鲁书社，1996：229.

④ （万历）会稽县志[M]. 中国方志丛书，华中地方第 550 号. 台北：成文出版社，1983：250-253.

在图 8 中，药材津贴路费与正料银比率竟然达到 7∶3。为了核实这一数据，笔者进一步查阅同期各县县志，却发现情况完全不同。例如万历《杭州府志》载余杭县的药材银为"正料七两四钱四分五厘二毫，外津贴盘缠银一十七两六钱三分六厘"①，但在万历《余杭县志》中，该县药材正料银为一十两三钱二分六厘，津贴路费银为三两七钱六分七厘六毫二丝五忽②，除了具体数目不同外，最明显的是比例倒置了，路费与正银的比例大致是 2.4∶7.6。其他各县均存在这种情况。还有清代《昌化县志》在记载明代的数额时，也列出了两种不同数目："药材正料银一两八钱三分七厘（万历《府志》一两三分四厘），津贴路费银六钱四分八厘三毫七丝五忽（万历《府志》二两四钱四分九厘）。"③ 其万历时期的路费也是料银的 2 倍有多，经过调整后始降为 3.5∶6.5。

万历《括苍汇纪》中还有一条关于处州府情况的记载说：

"南京药材……正价银二两六钱三分七厘二毫，原车脚二十两，今减征十五两。北京……正价三十二两七钱四分，原车脚七十两，今减征五十两。俱知府熊子臣申减。"④

这条材料明确说明了减征的部分来自路费（即"车脚"）。而其减征原因，笔者认为自然是因为药材改为府统一运送，所以比各县分别核计汇总的数字要大幅降低。在这一点上，药材土贡折银改革的减负作用最为明显。

三、从药材贡赋改革看市场网络

药材土贡折银假如能够实施到底，即各省均将折银上交京师，由太医院自行采购药材，则地方负担还可以进一步减轻。但太医院之所以抗拒这一改革，核心问题就是药材的市场流通不够充分。

（一）明代药材市场主要以区域性网络为主体

历代土贡中常有"贡非所产"的情况，明代的药材土贡也有类似情况。在表 7 中，各府承贡的药材其实并不全是"郡邑所产"。例如严州府承贡的菝葜，在万历《严州府志》"物产"部"药之材"中并无该药⑤，甚至整个嘉靖《浙江通志》卷 70 "杂志"的"物产"部中，都未载此药。再以浙江太平县为例，嘉靖《太平县志》记载该县弘治以来所贡药材包括：白术二十五斤，台芎五十斤，猪牙皂角一斤，粟壳一十二斤，半夏曲一斤，生地黄二十斤。但以上药材中，见于同书"物产"部的只有芎藭（即台芎）和半夏⑥，其余均无。对于这类情况，地方上一向是将定额折银然后采办完贡的。如在正德《姑苏志》卷 15《田赋》在药味类土贡清单后明确地说：

---

① （万历）杭州府志[M]. 北京：中华书局，2005：卷 31 之 17a.

② （万历）余杭县志[M]. 四库全书存目丛书，史部第 210 册. 济南：齐鲁书社，1996：275..

③ （乾隆）昌化县志[M]. 中国方志丛书，华中地方第 555 号. 台北：成文出版社，1983：211.

④ （万历）括苍汇纪[M]. 四库全书存目丛书，史部 193 册. 济南：齐鲁书社，1996：585.

⑤ （万历）严州府志[M]. 日本藏中国罕见地方志丛刊. 北京：书目文献出版社，1990：175.

⑥ （嘉靖）太平县志[M]. 天一阁藏明代方志选刊，第 22 册. 上海：上海古籍出版社，1990：卷三 15a.

"今之贡，虽责其土之所产，亦有购之所处以充者。固岁有常品，而交纳之费及数倍其价云。"①

这种采购的存在，意味着在各地存在相应药材市场。还有万历《龙游县志》卷 4《附物产·药之品》载：

"间产药材，不闻佳品。即岁办枳实、枳壳数种，亦征银市于会城。"②

会城亦即省城。说明到省城杭州采办。也有的地方甚至去到京师采购，如明代中期刘大夏指出：

"太医院额办药材，多有本地不产，买办于京者。"③

既然京城可以买到药材，前面提到太医院也一度同意贡额一分折银，为什不能全部折银呢？想来原因不外有二，一是京师药价太昂贵，二是品种不全。关于明代药价，这里再补充一条资料：

"沈昌世曰……大抵浙民最苦重役，役难尽蠲，均则不扰。漕粟重大，姑置勿论，他价高而缘为利者，如药材、颜料类；价少而民害者，如绢折类。利则饱奸，害归良善。"④

药材属于"价高而缘为利"的种类，太医院自然不愿意高价采购而"饱奸"。张维斗《黄连谣》中说："连价何以给？官价仅六分，民价倍几十。"⑤说明官府收买价未必遵从市场，但这是指在产地对农民带有掠夺性质的折银收购。而在城市销地，不可能如此。高寿仙⑥的研究指出，明代京城买办物资，虽有会估议价，但总体上注意"依时价两平收买"⑦。

在品种和市场方面，从当时税收资料的记录方式来看，明中前京城药材流通的规模可能不大。万历《大明会典》卷 35 记载了景泰初年制定的顺天府《收税则例》，提到"药材每斤……二百文"，只有大类而没有具体品种，但在同一文件中，对食物和日常用料如荔枝、圆眼、冬笋、松子、桐油、柏油、黑砂糖、蜂蜜、香油、紫草、红曲、紫粉、黄丹、红枣、杨梅、枇杷、榛子、杏仁、蜜香橙、乌梅、五倍子、生姜等却一一列明⑧。据此或可推测其药材贸易规模有限，不足以细列。而且太医院追求的是道地药材，更难以保证可以均可在市场购得。

由太医院力阻药材土贡之事，我们似可判断，至少到明中后期，在京师一带没有出现成熟的全国性药材市场。而部分行省在区域内部之所以实行药材土贡折银，则说明其区域内的市场条件，基本足以集中采办本省药材。

有一点值得注意的是，一些北方省份如陕西、山东，在改革中不是将药材折为里甲费

① （正德）姑苏志[M]. 台北：学生书局，1986：218.
② （万历）龙游县志[M]. 中国方志丛书，华中地方第 603 号. 台北：成文出版社，1975：61.
③ 刘大夏. 刘大夏集[M]. 长沙：岳麓书社，2009：43.
④ 张萱. 西园闻见录[M]. 续修四库全书，第 1169 册，上海：上海古籍出版社，2001：467.
⑤ 四川省荥经县地方志编纂委员会编. 荥经县志[M]. 成都：西南师范大学出版社，1998：552.
⑥ 高寿仙. 明代时估制度初探：以朝廷的物料买办为中心[J]. 北京联合大学学报：人文社会科学版，2008（4）：55-64.
⑦ 申时行. 明会典[M]. 万有文库. 上海：商务印书馆，1936：4322.
⑧ 申时行. 明会典[M]. 万有文库. 上海：商务印书馆，1936：1020-1021.

或均平银，而是折在均徭类的"银差"中①。这可能意味着该省药材还不能充分向市场采购，因而只是将收采、解运的劳役折银。这或可说明其药材市场与江南、京城相比较为落后。这里需要提一下两个后世闻名的北方药市。例如河南禹州百泉药市，号称至今有 600年历史，依据当地卫源庙拜亭东南石柱上石刻文字"明洪武八年，御祭于四月朔八日，令起大会"②，是否明代初年就已经有如此盛况的大型药市呢？其实早在民国时期，已有学者指出，其所称"大会"是相当于庙会性质的各行业盛会，"药商势力之增大，当在康熙五十七年（1718）以前，因是年已有陕西西安府及河南怀庆府两处药商捐款创建药王庙（见庙中碑文）。……可见目前所谓之药材大会，自昔即非专以药材为交易，但药材之成为大宗交易物品，至少当有 200 余年之历史"③，也就是说到了清前期才发展成大规模的全国性药市。

（二）贡赋改革对药材市场的影响

药材土贡改革之后，有理由相信，对各地区域性药材市场的发展起到了推动作用。毕竟年年集一省之折银在当地采办药材，这笔相对大额资金的注入，必然会刺激各区域药材市场的活力。从明末的资料来看，这种变化已经发生了。如杭州北新关是明代运河七关之一，初建于明宣德年间。现存一份较完整的明末《北新关商税则例》，列出了药材类商税标准。此本原为浙江省图书馆古籍部藏明代稿本。从内容看，与邓之诚所见《江湖必用买卖机关赋》2 卷附录的《北新关商税则例》相近。邓氏指出："商税中有纱帽男裙等物，或为明季所刊。"④

《北新关商税则例》所开列药物有⑤：

人参、竺黄、石蟹、熊胆、紫河车、牛黄、黄连、石燕、鹿茸、没石子、羚羊角、龟胶、阿胶、阿魏、鹿角胶、蜈蚣、蛇干、血竭、儿茶、芦会〔荟〕、象皮、石黄、胆凡〔矾〕、枸杞、贝母、肉果、肉桂、米片、射〔麝〕香、犀角、丁香、红花、龙胆草、兔〔菟〕丝子、胆星、续断、南星、秦艽、金银花、皂角刺、款冬花、刘寄奴、樟脑、当归、川芎、羌活、桔梗、附子、茯苓、白术、砂仁、豆蔻〔蔻〕、天花粉、香附米末、陈皮、甘草、青皮、升麻、苍术、巴豆、大黄、半夏、地黄、门冬、槟榔、信石、细辛、荆芥、防风、薄荷、黄柏、黄芪、知母、石膏、杏仁、木通、山栀、干姜、芍药、厚朴、泽泻、猪苓、山查〔楂〕、天麻、前胡、柴胡、姜黄、茱萸、乌头、白芷、芦干〔炉甘〕石、皮硝、冷饭块、海风滕〔藤〕、火麻仁、海螵蛸、银柴胡、紫石英、干菊花、狗脊、海石、海藻、白钦〔前？〕、白芨、草蔻、王不〔留〕行、毕拨子、全蝎、钩藤、龟板、龟甲、黑白丑、

① 陕西情况见赵廷瑞修，董健桥等校点. 陕西通志（下册）[M]. 西安：三秦出版社，2006：1823-1825；并参帖锐. 明代陕西岁贡药材征收数量研究[J]. 西安文理学院学报：社会科学版，2016（2）：59-62. 山东情况见《山东经会录》，并参申斌. 明朝嘉靖隆庆时期山东均徭经费初探：基于《山东经会录》的分析[M]//陈春声，刘志伟主编. 遗大投艰集·纪念梁方仲教授诞辰一百周年（上）. 广州：广东人民出版社，2012：549-588.

② 李集日. 六百年百泉药交会述略[M]//辉县文史资料（第 9 辑）. 辉县政协文史委员会编印. 2006：261-269.

③ 刘桐先. 河南百泉的乡村市集[M]//李文海. 民国时期社会调查丛编二编（乡村经济卷·中册）. 福州：福建教育出版社，2014：836.

④ 邓之诚著，邓瑞整理. 邓之诚文史札记（上册）[M]. 南京：凤凰出版社，2012：94.

⑤ 杭州运河文献集成[M]. 杭州：杭州出版社，2009：333-370.

蒙石、胡连、大腹皮、刺胃〔猬〕皮、干莴、草乌、亭力〔葶苈〕、槁〔藁〕本、锁阳、漏芦、磁石、梨芦、毕苏、诃子、地榆、班毛〔蝥〕、马辛、春花、石连、苦参、黄白药子、兜铃、青言〔盐?〕、管石、木鳖、石苇、沙参、草何〔河〕车、淡竹叶、海金、夜明沙、巨胜子、淫羊霍（藿）、草果、玄参、大枫子、薏苡仁、紫苑、蒲黄、五味子、山茝子、光明子、萝蔔子、郁金、蝉蜕、百合、紫苏、苏子、桑皮、杜仲、桃仁、娄（蒌）仁、兜铃、枣仁、茅香、藿香、荳〔豆〕豉、姜〔僵〕蚕、益母、牡砺〔蛎〕、连翘、川山甲、牛榜〔蒡〕子、韭菜子、千金子、雷公藤、梧桐、枇杷叶、碙砂、蜜〔密〕陀僧、无〔芜〕夷、地夫〔肤〕子、蒺藜、朴硝、甘松、三赖、三棱、昆布、滑石、常山、石斛、草仁、防己、良姜、黄精、艾叶、益志〔智〕、山药、芡实、扁豆、蓬术、川乌、石菖蒲、蛇床子、破故纸、天麻子、使君子、五加皮、白藓皮、车前子、柏子仁、莎草根

原文有不少俗名，本文尽量将现今常用名以方括号注于后，存疑者加问号。有的不是常用名称，如石黄，为雄黄之一种；肉果，即肉豆蔻；冷饭块，即土茯苓；狗春：即狗鞭；马辛，即杜衡；春花，疑指迎春花；山茝子，一说即山樱桃；光明子，即罗勒子。

药材类中共 214 种中药，除此之外另有草药、杂药、丸药、膏药等总类名目，但未列具体品种名称。详列这些药名，主要是体现两点：①种类覆盖大部分临床常用药，如果加上"香椒白蜡干果类"中的乳香、没药、檀香、速香、木香、硼砂、丁香、川胡椒、降香、茴香、枣子等，就更齐全了。②产地来自全国各地。当然如果细究之下，单中仍然缺少一些常用品种，例如党参、麻黄、桂枝、茵陈蒿等，同时也没有枳实、枳壳、乌药等浙江本土药材贡品。这些药材既可能进入杭州，也有可能沿运河北上运到北方省份，反映着药材全国性流通的加强。

与之相应的是，明末也有一份关于京师一带药材流通情况的史料，即崇祯十五年（1642）兵部郎中龚彝请求购买药料的文书《兵部行〈市办药料星赴督师军前〉稿》，其中提到在北京采购人言（信石）、大附子、大黄、樟冰、辰砂、干漆、巴豆、狼毒、铁脚莲、天雄、花椒等 50 多种药材的价格情况[①]。虽然已有学者论证这些药材并非用于医疗，而是用来制造毒药武器的[②]，但以此推测，京师市场上流通的药材种类也比较齐备。

随着药材市场的成熟，到了清初，太医院的药材采购制度终于发生了根本性的变化。《清实录·世祖实录》卷 64 载，顺治九年（1652）诏："各直省应解本色颜料、药材等项，除京师无从备办者仍解本色外，余俱应折银。"[③] 这里所说的京师无法备办的药材有多少不得而知。但最迟到康熙时期，药材实物进贡的制度已经基本废弃了。在清宫档案中，关于药材进贡的资料极少，据知仅存一册黄册，"为顺治间，收过各省解到药材钱粮及支用过数目等项，由礼部造报"[④]，此后再无记录。《钦定大清会典则例》卷 158《太医院》条载，康熙三年（1664）有"其直省岁解药材本色并折色钱粮均由户部收贮附库"[⑤]之诏，

① 龚彝. 兵部行《市办药料星赴督师军前》稿[M]//明清史料（乙编第4本）. 上海：商务印书馆，1936：389-390.

② 陈清莲，胡安徽. 《兵部行市办药料星赴督师军前稿》辑注[J]. 中国科技史杂志，2013（3）：376-378.

③ 清实录·世祖实录[M]. 北京：中华书局，1985：499.

④ 单士魁. 清代档案丛谈[M]. 北京：紫禁城出版社，1987：82.

⑤ 钦定大清会典则例 [M]. 景印文渊阁四库全书，第 625 册. 台北：台湾商务印书馆，1986：154.

但在康熙《杭州府志》卷 10《田赋上》中可以看到，"礼部本色"项下虽然列出应贡药材品种数量，后面却注明"药材改折银"①，表明这时药材土贡基本都已折银上交。由于这部分折银来自原来的"本色"（即实物），所以后来方志中又出现"药材本色银"这一名目。清宫太医院用药的制度为："内药房所需药材均按定例给价，令药商采办。"②地方仍有个别岁贡实物药材，但已经不是制度化的要求。如清宫档案③中有记载道光十四年（1834）四川总督鄂山进到黄连、贝母、三七，云南巡抚伊里布进到茯苓等；光绪五年（1879）广西巡抚祁墫进肉桂、千年健、三七、金果榄等。这些特产药材以各省抚督名义记录，可见并非固定制度。只有盛京将军进献虎胫骨、虎威骨属于"年例"，应是因为别处难得之故。恽丽梅整理了故宫博物馆所藏晚清贡药的情况，主要有浔桂、沉香、藏红花、厚朴花、豆蔻花、署内橘红（或苏泽堂橘红）、黎椒、梭萝子、杭玫瑰、杭菊花、铁莲花等物，多是市场不易得的特产④。

与此同期，京师周边的药材市场发育成熟，如鄚州（今河北任丘）药市，乾隆道经该处时作诗并有注说："凡各处地道药材之至京城及北省市售者，必集于此。"⑤著名中药老字号北京同仁堂药号，就是在清前期开始承办清宫药材采购任务，从而兴盛起来的。

四、药材贡赋对"道地药材"的影响

中国传统医学讲究应用"道地药材"，有时也写作"地道药材"，一般认为这一名称出现于唐代全国分设十道之后。但重视药材产地的思想自汉代《神农本草经》起就存在。南北朝时，药学家陶弘景说："江东以来，小小杂药多出近道，气力性理不及本邦，假令荆、益不通，则全用历阳当归……所以疗病不及往人。"⑥认为得不到道地药材令疗效变差，其重要性可见一斑。后世中医有"一张方开全国"说法，处方中的药名前常冠以地名简称，如"广陈皮""云茯苓""潞党参"等。然而药材产地天南地北，而中国幅员广阔，自然条件或政治因素又时常影响地区间的交流，一张方中若想配齐各种道地药材，殊非易事。史书中每每有方士道人到边远地方采药的记载，其实反映出古代寻找优质药材的艰难。大多数社会医生不可能像他们一样经常游历各地，他们的用药除了就近采集，唯有依赖市场流通。

学术界普遍认为到明清时期我国才基本形成城乡市场网络⑦，药材市场网络恐怕不能例外。傅衣凌先生有关明代商业的研究涉及到明代江西樟树、湖南洪江等区域性药材

① （康熙）杭州府志[M]. 康熙二十五年（1687）刻本，卷 10 之 43a.

② 钦定大清会典则例 [M]. 景印文渊阁四库全书，第 625 册. 台北：台湾商务印书馆，1986：154.

③ 恽丽梅. 论清代紫禁城药材来源及应用[M]. 郑欣淼，晋宏达主编. 中国紫禁城学会论文集（第 6 辑）下册. 北京：紫禁城出版社，2011：869.

④ 恽丽梅. 清宫医药与医事研究[M]. 北京：文物出版社，2010：249-252.

⑤ 乾隆. 御制诗集[M]. 景印文渊阁四库全书，第 1308 册. 台北：台湾商务印书馆，1986：377.

⑥ 李时珍. 本草纲目[M]. 太原：山西科学技术出版社，2014：22.

⑦ 许檀. 明清时期城乡市场网络体系的形成及意义[M]. 中国社会科学，2000（2）：191-202.

市场①，此外缺乏更多研究。近年也有研究者从价格角度分析明代药物的商业化。如梁其姿指出，明中叶，各地的都市如北京、汉口、杭州、广州、西安、韩城（陕西）、太原、太谷、曲沃（山西）等等，出现了许多闻名全国由医学家族经营的药店，显示全国性的药物商业化自15世纪开始稳定地发展，但只有较富裕的人才能负担药店所卖的昂贵医药②。邱仲麟也通过明代药材价格的考察也指出当时市场上的药材非一般平民所能购买③。证之史料，确实如此。如元末明初徐一夔《元故将仕郎金玉府军器提举司同提举夏君墓志铭》中提到："药材多出殊方异壤，其不易致者，一药或价直百金。"④明代小说《金瓶梅》有西门庆因经营药材而成巨富的描写；《明孝宗实录》卷19"弘治元年（1488）十月戊申"条提到礼部尚书周洪谟获罪的罪状之一是"令家人揽纳药材，多取价值"⑤，这些都表明当时药材业价昂利巨。从一般经济规律判断，应该与市场网络不发达，流通不充分有关，但缺乏系统性资料来佐证。

就药材史料而言，除医药著作外，历代史志中有关药材土贡的记载可能最系统，并且已经被用于研究道地药材的发展史⑥。贡赋制度本来是封建皇室对民间的一种免费或低价的物资掠夺方式，并非市场行为，但近年有学者注意到它也能反映市场的扩张变化⑦。本书在对史志药材土贡资料的考察中同样发现，药材土贡制度在明代贡赋改革中呈现出某些特殊性，从它的变化可以看到药材市场网络发展的宏观情况，甚至与对道地药材的知识发展有互动性影响。

有关"道地药材"系统性知识其实是到明代才发展成型的。药材作为天然产物，生长离不开特定的地域环境，故历代中药著作都注意记载药材的产地情况，其意义更多在于指导收采，同时也据此确定各地的药材土贡。在运用过程中，药学家认识到不同产地药材质量有差异，如唐代官修药典《新修本草》说："离其本土，则质同而效异。"⑧但当还较少能看到这些知识在医疗领域中的应用情况。有研究表明，到了南宋时期，始陆续有医书在方药后标注道地产地，到明代，"道地一词与药材名称结合的例证大量出现""与南宋方书中仅标示某味药材的道地性不同，明代方书常常是要求'上件俱要道地''具择道地精新者'"。⑨结合本文所述，笔者认为这一进程与市场网络发展状况是相对应的。在市场条件不具备的情况下，明代以前的医生对用药品质无法提太多要求。

前述研究中，提到明代对药材道地性标注较多的几本方书是《普济方》《奇效良方》和《古今医统大全》。略加考察，可以发现它们恰好全部有宫廷医疗的背景。《普济方》是明初朱元璋第五子朱橚带领王府医者编修的，《奇效良方》的两位作者董宿、方贤是前后

① 傅衣凌. 明清社会经济变迁论[M]. 北京：人民出版社，1989：131-138.

② 梁其姿. 明代社会中的医药[M]//法国汉学（第6辑）. 北京：中华书局，2002：354.

③ 邱仲麟. 明代的药材流通与药品价格[M]//中国社会历史评论（第9卷）. 天津：天津古籍出版社，2008：195-213.

④ 徐一夔著，徐永恩校注. 始丰稿校注[M]. 杭州：浙江古籍出版社，2008：244.

⑤ 明孝宗实录[M]. 台北：中央研究院历史语言研究所校. 1962：452.

⑥ "中国道地药材研究"课题组. 道地药材与方志和贡品[M]//胡世林主编. 中国道地药材论丛. 北京：中医古籍出版社，1997：3-18.

⑦ 刘志伟. 贡赋体制与市场[M]. 北京：中华书局，2019：27-30.

⑧ 尚志钧. 新修本草（辑复本）[M]. 合肥：安徽科学技术出版社，1981：12.

⑨ 黄璐琦，张瑞贤主编. 道地药材理论与文献研究[M]. 上海：上海科学技术出版社，2016：18-19.

两任太医院院判，《古今医统大全》作者徐春甫也是太医院御医。除此之外，中药著作中正式将"道地"列为药材知识一个条目，也是首见于明弘治时期太医院所编的《本草品汇精要》一书。在前市场化时期，只有太医院能够通过贡赋体系汇集各地道地药材。我们不难推论，由于太医院御医有条件比较各地药材差异，他们在积累和推进道地药材知识方面成为权威。《本草品汇精要》虽然当时未曾刊刻，但其他有太医院背景的明代医者著作，成为推崇和传播道地药材理念的引领者，其影响甚至广及境外。如明代中期时朝鲜医官来中国，太医傅懋光奉旨为其解答疑问，对方就药物方面提出不少疑问，其中问及该国所产青木香与南木香的区别。木香在《本草品汇精要》中注明"道地"者出自"昆仑"，为进口药材，又称南木香、广木香。傅懋光一一给予解答，明确指出："岂得以青、南同一用耶？"①

体现医者开始特别重视道地药材知识的，则是医生处方时"地名简称+药名"的书写方式，名中医干祖望称此风大概始于明代中叶②。明代的内廷医案没有保留下来，具体情况无从得知，但以清宫医案为参照，可看到清宫御医为帝妃所开的处方中大部分药名都如此书写，其详细程度足可供研究者分析当时道地药材的区划分布，而且在连续的医案中，可看到"广陈皮"改用"新会皮"，或用"沉香"代替"伽楠香"等情况，有的甚至要请旨批准③，可见有关知识已达到相当精细的程度。明代即使有所逊色，但应也较为接近。

正是由于太医院对道地药材方面的知识积累，加上为皇室服务的特定身分，使其拥有着所谓的"知识权力"，在明代阻止了药材实物进贡制度的彻底变革。与太医院的专业人员角色不同，地方官员面临的则是纾解民困的压力，因而努力推动地方层面的变革。区域范围内药材土贡货币化的实现，反过来又推动市场化的进程。

在知识层面，市场扩大的另一种作用是促进道地药材的消费。太医院作为知识权威，使得道地药材的理念深入民心。目前所知，首次完整出现"道地药材"一词的，不是医书，而是明代汤显祖的《牡丹亭》④。另外《万历野获编》还提到京师市面药店招牌多有书"地道药材"者⑤。反映这一观念被社会广为接受。但是，即使道地药材的市场流通有所加强，由于其稀缺性，仍不可能变成人人可用的普通商品。对清宫医案的研究发现，御医在为内廷下等人员开处方时，就直书药名，较少有"川""怀"等限定⑥。在社会上，这种阶层差别则体现为消费能力的差距，因为药材的道地与否在价格方面差异很大。以民国时期药物学家赵燏黄在祁州药市的调查为例，道地药材广木香的价格每斤 8～9 元，而非道地的川木香每斤不过 1 元⑦。明后期至清代各地涌现出许多大药号，都标榜应用道地药材。最有名的是康熙八年（1669 年）在北京开设的同仁堂乐家老铺，创办者乐凤梧称其父太医院吏目乐尊育"喜阅方书，辨药味地道疑似"，因此开办药号后其宗旨为"尊《肘

① 傅懋光. 医学疑问[M]. 海外回归中医善本古籍丛书，第 12 册，北京：人民卫生出版社，2003：546.

② 干祖望. 干祖望医书三种[M]. 济南：山东科学技术出版社，2002：272.

③ 陈可冀主编. 清宫医案研究[M]. 北京：中医古籍出版社，1990.

④ 黄璐琦，张瑞贤主编. 道地药材理论与文献研究[M]. 上海：上海科学技术出版社，2016：19.

⑤ 沈德符. 万历野获编（中册）[M]. 上海：上海古籍出版社，2012：515.

⑥ 胡世林主编. 中国道地药材论丛[M]. 北京：中医古籍出版社，1997：24.

⑦ 赵燏黄. 祁州药志[M]. 福州：福建科学技术出版社，2015：26.

后》，辨地产"购料不惜重资"①。把道地药材作为重要卖点，使该药号发展成为主要供应中上阶层的高端品牌。在江南富庶之区，类似的情况也颇多②。蒋竹山曾对人参在清代江南广泛应用的情况作过详细考察③，想见这些地区对各种道地药材也有足够消费力。市场的流通至少使社会上富庶阶层同样可以讲求"道地药材"，将"知识权力"转变为"知识消费"。医疗史研究中还有"明清时期，医学中心与经济文化中心相吻合，偏着于江南"④的说法，江南地区之所以发展成医药学术中心有多种因素，然而消费的带动恐怕也不可忽视。

① 同仁堂药目[M]. 北京：同仁堂. 光绪乙丑（1889）：乐凤鸣序 1a，本堂序 1 b.
② 夏和生. 近代名老药店应用药材的道地观[M]//胡世林主编. 中国道地药材论丛. 北京：中医古籍出版社，1997：165.
③ 蒋竹山. 人参帝国：清代人参的生产、消费与医疗[M]. 杭州：浙江大学出版社，2015.
④ 李经纬、鄢良、朱建平. 中国古代文化与医学[M]. 武汉：湖北科学技术出版社，1990：67.